W0263778

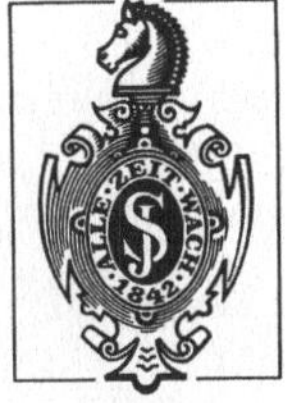
ALLE ZEIT WACH
1842

Prävention und Früherkennung des kolorektalen Karzinoms

Herausgegeben von P. Frühmorgen

Unter Mitarbeit von

U. Blum · J. G. Brecht · J. Cappel · H. Czeszak · P. Deyhle
V. F. Eckardt · H. F. Fehr · P. Frühmorgen · R. Gnauck
H. C. Heinrich · P. Hermanek · P. Herzog · K. Kern · D. Kutter
W. Matek · P. Otto · B.-P. Robra · W. Rösch · H. Schüler
F. W. Schwartz · E. Ungeheuer · G. Wagner · W. Weiss
U. Wolber

Springer-Verlag
Berlin Heidelberg New York Tokyo 1984

Professor Dr. med. PETER FRÜHMORGEN
Chefarzt der Medizinischen Klinik
(Schwerpunkt Gastroenterologie – Hepatologie)
Krankenanstalten Ludwigsburg
Posilipostraße 49
7140 Ludwigsburg

Mit 62 Abbildungen

ISBN-13:978-3-540-12865-6 e-ISBN-13:978-3-642-69388-5
DOI: 10.1007/978-3-642-69388-5

CIP-Kurztitelaufnahme der Deutschen Bibliothek
Prävention und Früherkennung des kolorektalen Karzinoms / hrsg. von P. Frühmorgen.
– Berlin ; Heidelberg ; New York ; Tokyo : Springer, 1983.
ISBN-13:978-3-540-12865-6

NE: Frühmorgen, Peter [Hrsg.]

2121/3130-543210

Inhaltsverzeichnis

Den Beiträgen sind jeweils Diskussionen angefügt

Mitarbeiterverzeichnis

BLUM, U., Dr., Chirurgische Klinik, Krankenhaus Nordwest, Steinbacher Hohl 2–26, 6000 Frankfurt/M 90

BRECHT, J. G., Dr., Zentralinstitut für die kassenärztliche Versorgung in der Bundesrepublik Deutschland, Haedenkampstr. 5, 5000 Köln 41

CAPPEL, J., Dr., Chirurgische Klinik, Krankenhaus Nordwest, Steinbacher Hohl 2–26, 6000 Frankfurt/M 90

CZESZAK, H., Dr., Medizinische Klinik, Krankenhaus Großburgwedel, 3006 Burgwedel 1

DEYHLE, P., Prof. Dr., Goldauer Str. 37, CH-8006 Zürich

ECKHARDT, V. F., Prof. Dr., Gastroenterologische Fachpraxis, Dotzheimer Str. 14–18, 6200 Wiesbaden

FEHR, H., Dr., Medizinische Klinik, Abteilung für Gastroenterologie, Kantonsspital, Bucherstrasse, CH-5001 Aarau

FRÜHMORGEN, P., Prof. Dr., Medizinische Klinik (Schwerpunkt Gastroenterologie–Hepatologie), Krankenanstalten Ludwigsburg, Posilipostr. 49, 7140 Ludwigsburg

GNAUCK, R., Dr., Deutsche Klinik für Diagnostik, Fachbereich Gastroenterologie, Aukammallee, 6200 Wiesbaden

HEINRICH, H. C., Prof. Dr., Abteilung Medizinische Biochemie, Universitätskrankenhaus, Eppendorf, Martinistr. 52, 2000 Hamburg 20

HERMANEK, P., Prof. Dr., Abteilung für Klinische Pathologie in der Chirurgischen Universitätsklinik, Maximiliansplatz, 8520 Erlangen

HERZOG, P., Dr., I. Medizinische Klinik, St.-Markus-Krankenhaus, Wilhelm-Epstein-Str. 2, 6000 Frankfurt/M 50

KERN, K., Dr., Statistisches Bundesamt, Gustav-Stresemann-Ring 11, 6200 Wiesbaden

KUTTER, D., Prof. Dr., 14, Rue Beck, L-1222 Luxemburg

MATEK, W., Dr., Medizinische Universitätsklinik, Krankenhausstr. 12, 8520 Erlangen

OTTO, P., Prof. Dr., Medizinische Klinik, Krankenhaus Großburgwedel, 3006 Burgwedel 1

ROBRA, B.-P., Dr., Institut für Epidemiologie und Sozialmedizin der Medizinischen Hochschule Hannover, Postfach, 3000 Hannover 61

RÖSCH, W., Prof. Dr., Medizinische Klinik, Krankenhaus Nordwest, Steinbacher Hohl 2–26, 6000 Frankfurt/M 90

SCHÜLER, H., Dr., Karl-Lange-Str. 9, 4630 Bochum 1

SCHWARTZ, F. W., Dr., Zentralinstitut für die kassenärztliche Versorgung in der Bundesrepublik Deutschland, Haedenkampstr. 5, 5000 Köln 41

UNGEHEUER, E., Prof. Dr., Chirurgische Klinik, Krankenhaus Nordwest, Steinbacher Hohl 2–26, 6000 Frankfurt/M 90

WAGNER, G., Prof. Dr., Institut für Dokumentation, Information und Statistik, DKFZ, Im Neuenheimer Feld 280, 6900 Heidelberg 1

WEISS, W., Dr., I. Medizinische Abteilung, Krankenanstalten Rudolfsstiftung, Juchgasse 25, A-1030 Wien

WOLBER, U., Dr., Institut für Dokumentation, Information und Statistik, DKFZ, Im Neuenheimer Feld 280, 6900 Heidelberg 1

Einführung

Das kolorektale Karzinom gehört bezüglich seiner Häufigkeit, der Therapiemöglichkeiten sowie der Früherkennung und Prävention zu den wichtigsten und interessantesten Malignomen des Menschen. Ätiopathologische Aspekte und Früherkennungsmaßnahmen werden ausgiebig, teilweise kontrovers diskutiert. Dabei sind die Diskussionen nicht immer durch notwendige Sachkunde und Informationsaustausch gekennzeichnet. Der Meinungsaustausch am Ende von Kongreßreferaten ist oft kurz und oberflächlich, Darstellung und Gegendarstellung in Fachzeitschriften führen häufig nicht zu einem allgemein verständlichen Ergebnis und praktischen Konsequenzen.

Es war daher naheliegend und beabsichtigt, Vertreter aller Fachdisziplinen an einem Tisch zu vereinen und nach kurzen Einführungsreferaten grundlegende Diskussionen zu führen. In dem angestrebten und hiermit vorliegenden Buch sollten neben den Vorträgen auch die Diskussionen zum Abdruck kommen.

Kolorektale Karzinome sind aufgrund ihrer Morbiditäts- und Mortalitätsraten ein wichtiges Problem der Volksgesundheit. Chirurgische Behandlungsverfahren setzen eine gesicherte Diagnose im Vor- oder Frühstadium voraus. Die Problematik der Erkennung und Behandlung kolorektaler Karzinome sei durch die Aussagen von Chirurgen erhellt: „Die operativen Verfahren haben einen solchen Standard technischer Reife erlangt, daß hier wesentliche Fortschritte nicht mehr zu erzielen sind“ (Winkler). „Da in absehbarer Zeit mit einer causalen konservativen Therapie der colo-rektalen Karzinome nicht gerechnet werden kann und die operativtechnischen Möglichkeiten als weitgehend ausgeschöpft gelten können, kann eine Besserung der Behandlungsergebnisse nur noch von der Verbesserung der Frühdiagnostik erwartet werden“ (Hoffmann). Das Hauptproblem ist dabei die diagnostische Latenz. Noch 1973 konnte Reifferscheid feststellen, daß sich die diagnostische Latenz zwischen erster Symptomatik und Therapie seit 1909 nicht wesentlich verändert habe, und laut Hegemann wird die Karzinomdiagnose im Mittel vom Patienten etwa 7 Monate und von ärztlicher Seite etwa 5 Monate verschleppt.

Seit dem 1. 1. 1977 haben wir in Deutschland eine kostenlose Vorsorgeuntersuchung. Sie hat und muß sich immer wieder an den Kriterien der Effektivität, Praktikabilität und Wirtschaftlichkeit messen lassen. 6 Jahre kostenlose Vorsorgeuntersuchung in der Bundesrepublik Deutschland waren deshalb ein weiteres Argument für eine erste Bestandsaufnahme.

Die Weltgesundheitsorganisation hat einen Katalog von Forderungen zusammengestellt, die ganz allgemein Vorsorgeuntersuchungen, nicht nur bei bösartigen Erkrankungen, erfüllen müssen. Als solche sind genannt:

1. Die Erkrankung muß ein wichtiges Problem der Volksgesundheit darstellen.
2. Es muß eine allgemein anerkannte Behandlung geben.
3. Einrichtungen zur Diagnostik und Therapie entdeckter Fälle müssen in erforderlichem Umfang zur Verfügung stehen.
4. Die Erkrankung muß ein erfaßbares Vor- und Frühstadium aufweisen.
5. Es muß eine geeignete Untersuchungsmethode vorhanden sein.
6. Der Test muß der Bevölkerung zugemutet werden können.
7. Der natürliche Verlauf der Erkrankung sollte hinreichend bekannt sein.
8. Es muß Einigkeit darüber herrschen, welche Stelle die Kranken zu behandeln hat.
9. Zwischen den Kosten für die Filteruntersuchung und den Aufwendungen für die Behandlung manifester Fälle muß eine vernünftige Relation bestehen.
10. Suchaktionen sollen nach Möglichkeit zur Dauereinrichtung werden.

Die Beantwortung der diesen Forderungen zugrundeliegenden Fragen soll im Mittelpunkt der Referate und Diskussionen stehen.

Abschließend bleibt der Dank an alle Referenten, welche an diesem ersten Ludwigsburger Symposium teilgenommen haben.

Der Springer-Verlag hat mit großer Sachkunde die Herstellung und das schnelle Erscheinen dieses Buches unterstützt und es in bekannt guter Weise ausgestattet.

PETER FRÜHMORGEN

Epidemiologie des kolorektalen Karzinoms

G. WAGNER[1]

Die analytische Epidemiologie, d. h. die Ursachenforschung des Dickdarmkrebses ist derzeit noch fragmentarisch und voller Widersprüche. Die deskriptive Epidemiologie läßt dagegen einige gesicherte Trends erkennen. Es ist jedoch zweckmäßig, gelegentlich zwischen Kolonkrebs und Mastdarmkrebs zu differenzieren, da beide Formen nicht immer parallele Tendenzen aufweisen.

Morbidität

Die heutzutage verläßlichsten Angaben über die *Inzidenz* des Darmkrebses, d. h. die Zahl jährlicher Neuerkrankungen, finden sich in dem Standardwerk *Cancer Incidence in Five Continents*, in dem die Unterlagen zahlreicher Krebsregister in aller Welt zusammengetragen und ausgewertet sind [23]. Tabelle 1 zeigt diesem Werk entnommene altersstandardisierte Morbiditätsraten in einigen ausgewählten Ländern im Berichtszeitraum 1973-1977. Dabei drängt sich der Eindruck auf, daß

Tabelle 1. Darmkrebs. Altersstandardisierte Inzidenzraten einiger ausgewählter Krebsregister 1973-1977. (Aus WATERHOUSE et al. [23])

Land bzw. Region	Kolonkrebs		Rektumkrebs		Darmkrebs insgesamt	
	Männer	Frauen	Männer	Frauen	Männer	Frauen
Finnland	8,3	9,4	8,7	6,6	17,0	16,0
Dänemark	19,0	18,7	17,0	10,5	36,0	29,2
BRD - Hamburg	16,5	14,9	12,9	9,2	29,4	24,1
DDR	10,7	10,8	13,3	9,8	24,0	20,6
U.K. - Birmingham	16,3	15,8	16,7	9,1	33,0	24,9
Spanien - Saragossa	6,6	6,4	6,2	5,2	12,8	11,6
Israel	13,9	12,8	13,1	11,9	27,0	24,7
USA - New York State	31,4	26,3	16,8	10,4	48,2	36,7
USA - New Mexico (spanische Bevölkerung)	10,9	13,3	6,0	5,9	16,9	19,2
Kolumbien - Cali	4,5	5,4	3,4	2,3	7,9	7,7
Indien - Bombay	5,5	3,5	4,5	3,1	10,0	6,6
Japan - Osaka	7,7	6,3	7,9	4,7	15,6	11,0

1 Institut für Dokumentation, Information und Statistik, DKFZ, Im Neuenheimer Feld 280, D-6900 Heidelberg 1

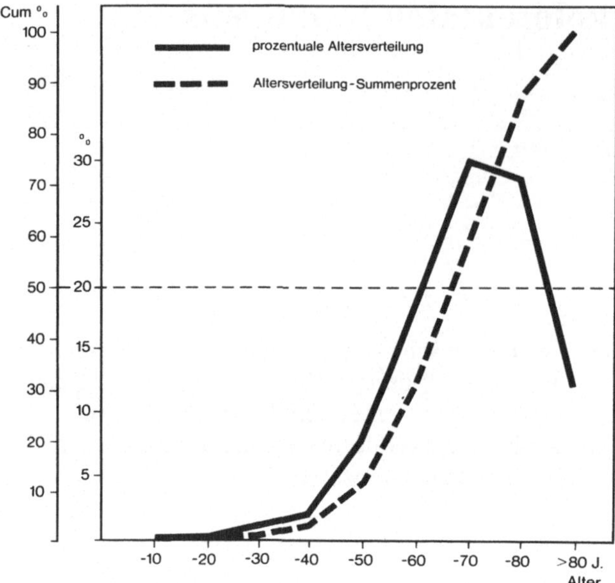

Abb. 1. Kolonkrebs. Alter bei Diagnosestellung. (1521 Fälle der ICPDS-Studie, 1982)

die Darmkrebshäufigkeit mit der industriellen und ökonomischen Entwicklung eines Landes in Beziehung zu stehen scheint. Besonders hohe Raten weisen Nordamerika, West-, Mittel- und Nordeuropa und Israel auf, mittlere Raten finden sich in Süd- und Osteuropa und niedrige Raten in den Entwicklungsländern Afrikas, Asiens und Südamerikas. Bemerkenswerte Ausnahmen von dieser Regel sind lediglich Finnland und Japan. Warum der Darmkrebs in Finnland nur halb so häufig ist wie in Dänemark oder Schweden [20], dafür hat man bis heute keine Erklärung. Ein Stadt-Land-Gefälle besteht offenbar nicht [3].

Tabelle 1 läßt weiter erkennen, daß beim Rektumkrebs das männliche Geschlecht häufiger befallen ist, während beim Kolonkrebs beide Geschlechter unge-

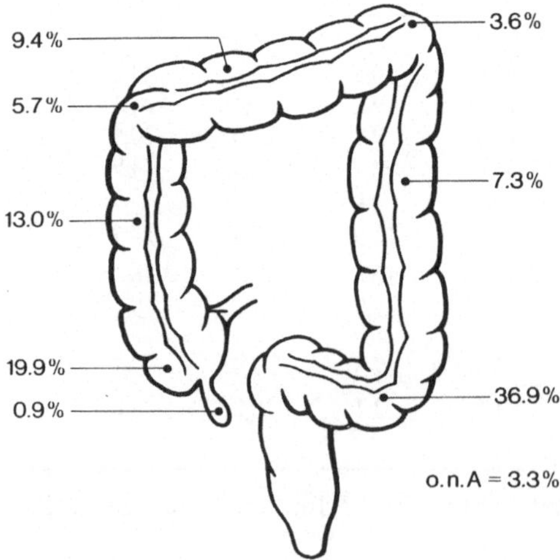

Abb. 2. Krebslokalisation bei 1521 Fällen von Kolonkrebs (ICPDS-Studie 1982)

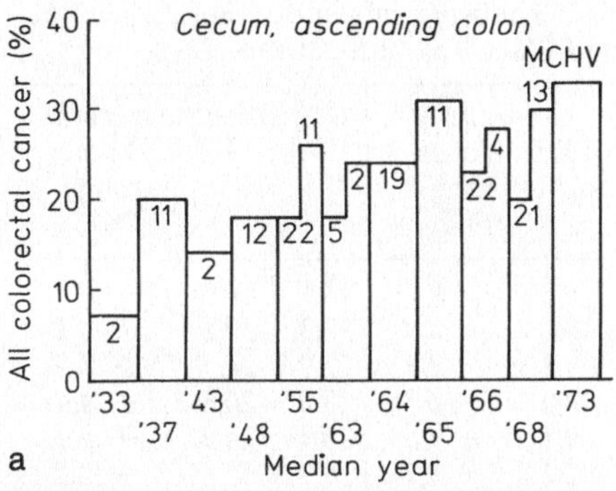

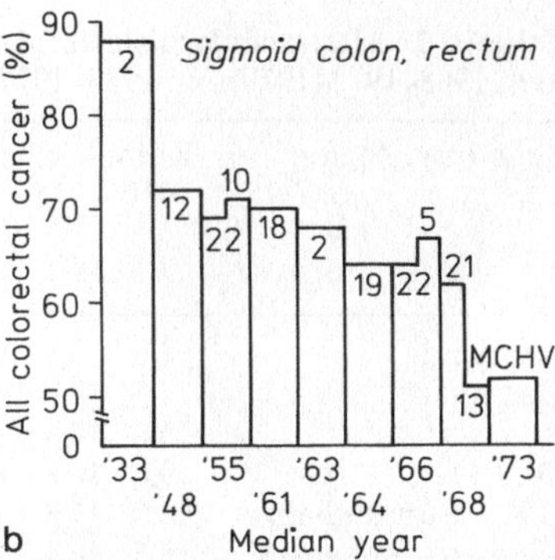

Abb. 3a, b. Kolonkrebs. **a** Zunahme der Lokalisation im Zäkum und Colon ascendens, **b** Abnahme der Lokalisation in Sigmoid und Rektum. (Die Zahlen in den Säulen entsprechen Projektnummern; nach [1])

fähr gleich häufig betroffen sind. Unter 1521 Kolonkrebsfällen der internationalen ICPDS-Studie der UICC, in der seit einigen Jahren die einschlägigen Patienten von 13 großen Krebszentren in Ost und West erfaßt werden, sind 812 (= 53 %) Männer und 709 (= 47 %) Frauen.

Das *Alter dieser Patienten bei Diagnosestellung* zeigt Abb. 1. Die durchgezogene Kurve der prozentualen Altersverteilung läßt erkennen, daß die meisten der Patienten zwischen dem 60. und 80. Lebensjahr erkrankten. Wie die gestrichelte Kurve der kumulierten prozentualen Häufigkeiten anzeigt, wurde die Hälfte der Fälle erst jenseits des 67. Lebensjahrs diagnostiziert. Im Vergleich zu zahlreichen anderen Krebsformen manifestiert sich der Darmkrebs also erst in relativ hohem Alter.

Tabelle 2. Altersstandardisierte Inzidenzraten einiger Krebsregister in den Berichtszeiträumen 1968–1972 (1970) und 1973–1977 (1975) für Männer. (Aus WATERHOUSE et al. [23])

Land bzw. Region	Kolonkarzinom			Rektumkarzinom			Darmkrebs insgesamt		
	1970	1975	Änderung *[%]*	1970	1975	Änderung *[%]*	1970	1975	Änderung *[%]*
Finnland	7,9	8,3	*+ 5,1*	7,7	8,7	*+13,0*	15,6	17,0	*+ 9,0*
Dänemark	16,2	19,0	*+17,3*	16,7	17,0	*+ 1,8*	32,9	36,0	*+ 9,4*
BRD - Hamburg	13,6	16,5	*+21,3*	12,0	12,9	*+ 7,5*	25,6	29,4	*+14,8*
DDR	9,6	10,7	*+11,5*	11,3	13,3	*+17,7*	20,9	24,0	*+14,8*
U.K. - Birmingham	16,5	16,3	*− 1,3*	16,1	16,7	*+ 3,7*	32,6	33,0	*+ 1,2*
Spanien - Saragossa	6,5	6,6	*+ 1,5*	6,9	6,2	*−10,1*	13,4	12,8	*− 4,5*
Israel	11,6	13,9	*+19,8*	10,6	13,1	*+23,6*	22,2	27,0	*+21,6*
USA - New York State	24,6	31,4	*+27,6*	13,7	16,8	*+22,6*	38,3	48,2	*+25,8*
USA - New Mexico (spanische Bevölkerung)	8,7	10,9	*+25,3*	6,7	6,0	*−10,5*	15,4	16,9	*+ 9,7*
Kolumbien - Cali	3,2	4,5	*+40,6*	3,1	3,4	*+ 9,7*	6,3	7,9	*+25,4*
Indien - Bombay	4,6	5,5	*+19,6*	4,4	4,5	*+ 2,3*	9,0	10,0	*+11,1*
Japan - Osaka	6,3	7,7	*+22,2*	6,9	7,9	*+14,5*	13,2	15,6	*+18,2*

Tabelle 3. Altersstandardisierte Inzidenzraten einiger Krebsregister in den Berichtszeiträumen 1968-1972 (1970) und 1973-1977 (1975) für Frauen. (Aus WATERHOUSE et al. [23])

Land bzw. Region	Kolonkarzinom 1970	1975	Änderung [%]	Rektumkarzinom 1970	1975	Änderung [%]	Darmkrebs insgesamt 1970	1975	Änderung [%]
Finnland	8,0	9,4	*+17,5*	6,1	6,6	*+ 8,2*	14,1	16,0	*+13,5*
Dänemark	17,5	18,7	*+ 6,9*	10,8	10,5	*− 2,8*	28,3	29,2	*+ 3,2*
BRD - Hamburg	13,6	14,9	*+ 9,6*	9,3	9,2	*− 1,1*	22,9	24,1	*+ 5,2*
DDR	9,6	10,8	*+12,5*	8,4	9,8	*+16,7*	18,0	20,6	*+14,4*
U.K. - Birmingham	15,0	15,8	*+ 5,3*	8,7	9,1	*+ 4,6*	23,7	24,9	*+ 5,1*
Spanien - Saragossa	5,5	6,4	*+16,4*	4,4	5,2	*+18,2*	9,9	11,6	*+17,2*
Israel	11,7	12,8	*+ 9,4*	9,9	11,9	*+20,2*	21,6	24,7	*+14,4*
USA - New York State	22,6	26,3	*+16,4*	8,7	10,4	*+19,5*	31,3	36,7	*+17,3*
USA - New Mexico (spanische Bevölkerung)	11,0	13,3	*+20,9*	4,7	5,9	*+25,5*	15,7	19,2	*+22,3*
Kolumbien - Cali	3,4	5,4	*+58,8*	3,3	2,3	*−30,3*	6,7	7,7	*+14,9*
Indien - Bombay	3,3	3,5	*+ 6,0*	2,6	3,1	*+19,2*	5,9	6,6	*+11,9*
Japan - Osaka	5,0	6,3	*+26,0*	4,7	4,7	± 0	9,7	11,0	*+13,4*

Die bevorzugte *Lokalisation* des Kolonkrebses ist einerseits das Sigmoid, andererseits der Anfangsteil des Dickdarms. Bei den 1521 Fällen der bereits erwähnten UICC-Studie saßen 32,9% der Tumoren in Zäkum und Colon ascendens, 36,9% im Colon sigmoideum (Abb. 2); nur relativ selten werden das Colon transversum und das Colon descendens befallen. In verschiedenen Untersuchungen wurde gefunden, daß im Laufe der letzten Jahrzehnte das Karzinom des Zäkums und Colon ascendens deutlich zunimmt, während das Karzinom des Sigmoids zurückgeht (Abb. 3) [1, 17].

Der Vergleich der Erkrankungshäufigkeiten in den Jahren 1968-1972 und 1973-1977 zeigt in fast allen Ländern einen Anstieg des Kolonkrebses, bei den Männern im Mittel um 15-20% (Tabelle 2); nur gelegentlich (wie z. B. im Register von Birmingham) wird ein geringfügiger Rückgang der gemeldeten Fälle beobachtet.

Beim Mastdarmkrebs ist die Situation nicht so einheitlich: Die verschiedenen Länder zeigen erhebliche Schwankungen der Zuwachsraten, einige auch deutliche Rückgänge. Insgesamt gesehen ist der Darmkrebs zweifellos auf dem Vormarsch.

Ganz ähnliche Verhältnisse zeigen sich auch bei den Frauen (Tabelle 3).

Mortalität

Wesentlich mehr Angaben als über die Morbidität liegen über die Mortalität der verschiedenen Krebsformen vor. Fast alle Länder der Erde haben eine amtliche Sterbefallstatistik, nur wenige dagegen erfassen bisher die Erkrankungshäufigkeiten in ihrer Bevölkerung in sog. Krebsregistern.

Tabelle 4. Standardisierte Sterberaten an Darmkrebs (Kolon und Rektum) in einigen Ländern für Männer (*Kursiv* Angabe der Rangzahl unter 40 miteinander verglichenen Ländern). (Nach [18])

		Krebssterblichkeit insgesamt		Magenkrebs		Darmkrebs (Kolon + Rektum)		Lungenkrebs		Prostatakrebs	
	USA	164,2	*18*	6,8	*36*	19,2	*17*	53,3	*6*	14,5	*13*
	Japan	149,6	*23*	54,5	*1*	11,2	*26*	20,6	*30*	2,3	*34*
Nordeuropa	Island	118,1	*33*	28,2	*11*	12,9	*22*	16,3	*32*	9,4	*24*
	Norwegen	144,6	*27*	17,4	*24*	16,0	*20*	23,5	*29*	19,3	*3*
	Schweden	148,1	*24*	15,3	*28*	18,3	*18*	24,6	*28*	21,0	*1*
Westeuropa	England/Wales	192,4	*9*	19,1	*20*	22,1	*7*	74,4	*3*	12,0	*17*
	Nordirland	172,8	*15*	18,3	*23*	23,8	*3*	56,4	*5*	11,7	*18*
	Schottland	210,3	*2*	19,1	*21*	25,7	*1*	86,9	*1*	10,8	*21*
Südeuropa	Bulgarien	128,7	*32*	28,6	*10*	9,9	*28*	35,8	*23*	5,9	*32*
	Griechenland	145,1	*26*	13,1	*32*	6,1	*33*	42,5	*21*	6,2	*31*
	Spanien	147,4	*25*	23,7	*17*	10,9	*27*	29,4	*26*	12,5	*16*
Mitteleuropa	Österreich	192,9	*8*	29,2	*8*	23,8	*4*	51,8	*8*	14,7	*12*
	Belgien	204,2	*3*	16,8	*27*	21,1	*10*	71,7	*4*	16,2	*5*
	Dänemark	170,3	*16*	12,8	*33*	24,0	*2*	47,5	*19*	13,7	*14*
	Frankreich	202,8	*4*	14,9	*29*	20,2	*13*	38,7	*22*	14,8	*9*
	BR Deutschland	190,5	*10*	25,5	*14*	23,2	*6*	49,1	*13*	15,8	*7*
	Ungarn	197,9	*7*	35,8	*4*	20,4	*12*	49,8	*12*	15,3	*8*
	Holland	201,5	*6*	20,5	*18*	19,7	*14*	75,6	*2*	16,2	*6*
	Polen	175,1	*13*	35,0	*5*	11,5	*25*	48,7	*14*	8,3	*28*
	Schweiz	181,5	*12*	18,4	*22*	19,5	*15*	48,5	*16*	18,7	*4*

Um den *weltweiten Vergleich* der Krebssterblichkeit hat sich der japanische Epidemiologe Segi [18] verdient gemacht. Die Tabellen 4 und 5 zeigen standardisierte Sterberaten für Männer und Frauen sowie die entsprechenden Rangzahlen unter 40 miteinander verglichenen Ländern aus dem Jahre 1976. Danach liegt bei den Männern (Tabelle 4) Schottland mit 25,7 weltweit an der Spitze der Darmkrebssterblichkeit (Kolon- und Rektumkrebs zusammengefaßt); dicht dahinter folgt Dänemark (24,0). Österreich liegt mit 23,8 hinter Nordirland auf Platz 4, die Bundesrepublik mit 23,2 auf Platz 6. Die Sterbeziffern der übrigen mitteleuropäischen Länder und die der britischen Inseln liegen höher als die skandinavischen und südeuropäischen Mortalitätsraten. Die Darmkrebssterberate der USA entspricht in etwa der mitteleuropäischen, die Japans liegt erheblich niedriger. Bei den Frauen (Tabelle 5) liegen die Rangfolgen ähnlich, jedoch führt hier weltweit Neuseeland vor Nordirland und Schottland.

Die derzeitige Situation der Krebssterblichkeit in *Mitteleuropa* haben wir [22] anhand der Mortalitätsdatenbank der WHO analysiert, in der seit Anfang der 50er Jahre die Sterbefallstatistiken vieler Länder gespeichert werden. In den Vergleich haben wir folgende 10 Länder einbezogen: Dänemark, Holland, Belgien, Frankreich, Schweiz, Bundesrepublik Deutschland, Österreich, Tschechoslowakei, Ungarn, Polen.

Tabelle 5. Standardisierte Sterberaten an Darmkrebs (Kolon und Rektum) in einigen Ländern für Frauen (*Kursiv* Angabe der Rangzahl unter 40 miteinander verglichenen Ländern). (Nach [18])

		Krebssterblichkeit insgesamt		Mammakarzinom		Uteruskarzinom (Corpus + Cervix)		Magenkrebs		Darmkrebs		Lungenkrebs	
	USA	109,6	*17*	22,5	*13*	7,4	*29*	3,2	*37*	15,0	*14*	13,8	*5*
	Japan	91,3	*30*	4,9	*36*	8,5	*21*	27,5	*1*	8,4	*27*	6,2	*16*
Nord-europa	Island	107,8	*18*	15,4	*22*	7,4	*28*	17,9	*4*	11,5	*22*	9,8	*9*
	Norwegen	105,9	*21*	17,9	*20*	8,6	*20*	8,2	*24*	14,4	*17*	4,6	*30*
	Schweden	111,0	*15*	19,0	*18*	8,0	*24*	8,0	*25*	13,7	*18*	5,2	*20*
West-europa	England/Wales	125,9	*7*	28,0	*2*	8,8	*19*	8,7	*23*	17,2	*8*	15,4	*3*
	Nordirland	118,7	*10*	25,1	*8*	7,0	*31*	10,3	*17*	19,4	*4*	12,8	*7*
	Schottland	132,9	*4*	26,3	*5*	9,1	*17*	10,2	*18*	20,0	*2*	18,3	*2*
Süd-europa	Bulgarien	82,8	*35*	13,2	*26*	7,4	*30*	15,6	*7*	7,6	*29*	6,0	*19*
	Griechenland	83,9	*34*	12,9	*27*	6,1	*35*	7,8	*27*	7,0	*31*	6,1	*18*
	Spanien	86,6	*32*	13,5	*25*	8,4	*22*	12,1	*15*	9,3	*25*	3,7	*33*
Mitteleuropa	Österreich	123,9	*8*	19,9	*16*	13,7	*8*	15,0	*8*	16,6	*10*	6,7	*15*
	Belgien	115,7	*11*	22,8	*12*	7,9	*26*	9,5	*19*	17,7	*6*	5,8	*22*
	Dänemark	139,9	*2*	28,6	*1*	12,9	*10*	7,0	*30*	19,4	*3*	13,2	*6*
	Frankreich	101,0	*27*	18,7	*19*	9,2	*16*	6,5	*31*	13,4	*19*	3,6	*34*
	BR Deutschland	126,9	*5*	21,0	*14*	10,0	*14*	13,2	*10*	18,3	*5*	5,3	*24*
	Ungarn	134,8	*3*	19,6	*17*	16,3	*5*	16,8	*6*	16,2	*12*	9,0	*11*
	Holland	113,6	*13*	25,7	*7*	7,8	*27*	9,2	*21*	15,3	*13*	4,6	*28*
	Polen	105,6	*22*	13,8	*24*	12,9	*11*	13,6	*9*	8,4	*26*	5,7	*23*
	Schweiz	105,2	*23*	23,5	*10*	8,8	*18*	7,9	*26*	13,2	*20*	4,7	*27*

Für den Gesamtraum Mitteleuropa lag im Jahre 1975 bei den Männern der Lungenkrebs mit 25,2% aller Krebsformen deutlich an erster Stelle (Tabelle 6). An zweiter Stelle stand der Magenkrebs mit 13,5% aller Krebssterbefälle, an dritter Position der Dickdarmkrebs mit 11,0%. Bei den Frauen lag der Darmkrebs mit 13,6% bereits an zweiter Stelle hinter dem Mammakarzinom. Die höchste altersstandardisierte Sterberate bei beiden Geschlechtern hat dabei die Bundesrepublik Deutschland (Männer: 37,2, Frauen: 27,9), die niedrigste Polen (Männer: 15,7, Frauen: 12,3).

Die gegenüber der Statistik von SEGI [18] höher liegenden Sterberaten erklären sich aus dem unterschiedlichen Bezug: SEGI bezog die rohen Sterbefallzahlen auf den von ihm entwickelten Standard der „Weltbevölkerung", wir dagegen auf die uns für den mitteleuropäischen Vergleich besser geeignet erscheinende „standard European population". Da der Standard von SEGI stärker die jugendlichen Jahrgänge, der europäische Standard dagegen vermehrt die höheren Altersklassen berücksichtigt (Abb. 4), müssen die auf die „Weltbevölkerung" standardisierten Zahlen natürlich niedriger liegen.

Während der Magenkrebs in Mitteleuropa in den letzten beiden Dezennien (genauer: von 1956–1975) bei den Männern um 34,2%, bei den Frauen um 45,7% zu-

Tabelle 6. Krebssterblichkeit in Mitteleuropa 1975 für die 3 häufigsten Krebsformen bei beiden Geschlechtern. (Nach [22])

	Männer							Frauen						
	Krebs-mortalität (SMR)	Lunge		Magen		Darm		Krebs-mortalität (SMR)	Mamma		Darm		Magen	
		SMR	%	SMR	%	SMR	%		SMR	%	SMR	%	SMR	%
Österreich	282,3	75,9	*26,9*	45,9	*16,3*	36,7	*13,0*	178,4	27,1	*15,2*	27,1	*15,2*	23,6	*13,2*
Belgien	303,8	100,1	*32,9*	30,4	*10,0*	33,1	*10,9*	171,4	35,4	*20,7*	26,0	*15,2*	16,8	*9,8*
Tschechoslowakei	314,1	97,1	*30,9*	49,4	*15,7*	35,6	*11,3*	170,3	24,5	*14,4*	26,7	*15,7*	23,6	*13,9*
Dänemark	248,0	68,0	*27,4*	22,8	*9,2*	35,4	*14,3*	190,9	36,7	*19,2*	27,9	*14,6*	12,4	*6,5*
Frankreich	285,8	52,2	*18,3*	23,6	*8,3*	31,8	*11,1*	143,1	26,7	*18,7*	21,6	*15,1*	11,0	*7,7*
BRD	278,5	70,6	*25,4*	41,9	*15,0*	37,2	*13,4*	179,9	29,2	*16,2*	27,9	*15,5*	22,3	*12,4*
Ungarn	291,1	69,3	*23,8*	53,6	*18,4*	33,2	*11,4*	188,8	27,6	*14,6*	24,9	*13,2*	26,5	*14,0*
Holland	299,5	107,6	*35,9*	33,4	*11,2*	31,7	*10,6*	170,2	38,3	*22,5*	25,6	*15,0*	15,2	*8,9*
Polen	233,9	64,2	*27,4*	51,2	*21,9*	15,7	*6,7*	144,0	18,3	*12,7*	12,6	*8,8*	21,2	*4,7*
Schweiz	270,4	70,6	*26,1*	29,0	*10,7*	31,9	*11,8*	155,3	36,0	*23,2*	19,2	*12,4*	14,5	*9,3*
Mitteleuropa	281,0	70,9	*25,2*	37,8	*13,5*	30,8	*11,0*	165,2	27,9	*16,9*	22,4	*13,6*	18,5	*11,2*

rückgegangen ist, stieg der Darmkrebs im gleichen Zeitraum kontinuierlich an (Männer: +23,5%, Frauen: +14,0%). 8 der 10 miteinander verglichenen Länder weisen einen Anstieg der Darmkrebsmortalität der Männer aus (Tabelle 7), am stärksten Polen (+169%), Ungarn (+83%), die CSSR (+65%) und die Bundesrepublik Deutschland (+59%). In der Schweiz ist die Mortalität im Berichtszeitraum annähernd konstant geblieben; nur in Dänemark ist ein geringer Rückgang (-6,6%) zu erkennen. Allerdings ist dieser Rückgang ausschließlich auf die Abnahme der

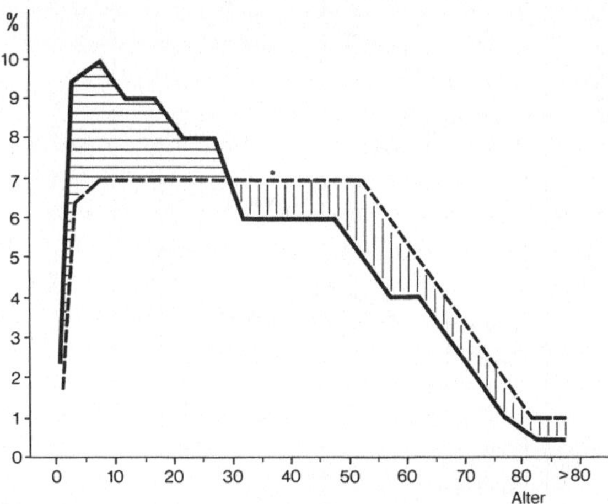

Abb. 4. Vergleich des Altersaufbaus von Segis „Weltbevölkerung" *(durchgezogene Linie)* mit dem der „europäischen Standardpopulation *(gestrichelte Linie)*

Tabelle 7. Trend der Darmkrebsmortalität in Mitteleuropa 1956–1975

Land	Männer		Veränderung	Frauen		Veränderung
	1956	1975	[%]	1956	1975	[%]
Polen	5,8	15,2	+169,0	5,3	12,6	+137,8
Ungarn	18,2	33,2	+ 82,6	15,2	24,9	+ 63,6
Tschechoslowakei	21,6	35,6	+ 64,5	14,5	21,7	+ 49,7
Österreich	30,1	36,7	+ 21,9	22,1	27,1	+ 22,7
BR Deutschland	23,3	37,2	+ 59,8	15,8	27,9	+ 76,5
Schweiz	32,0	31,9	− 0,3	22,0	19,2	− 12,8
Dänemark	37,9	35,4	− 6,6	33,6	27,9	− 17,0
Belgien	30,7	33,1	+ 7,7	28,7	26,0	− 9,4
Holland	25,5	31,7	+ 24,3	25,7	25,6	− 0,4
Frankreich	28,3	31,8	+ 12,3	23,3	21,6	− 7,3

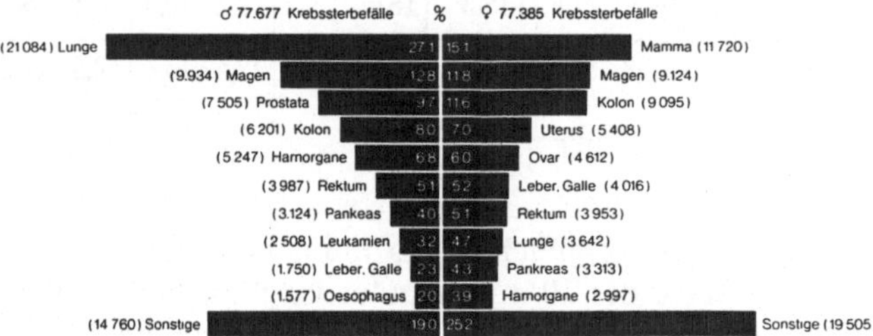

Abb. 5. Die 10 häufigsten Krebsarten unter den Sterbefällen 1978 in der Bundesrepublik Deutschland

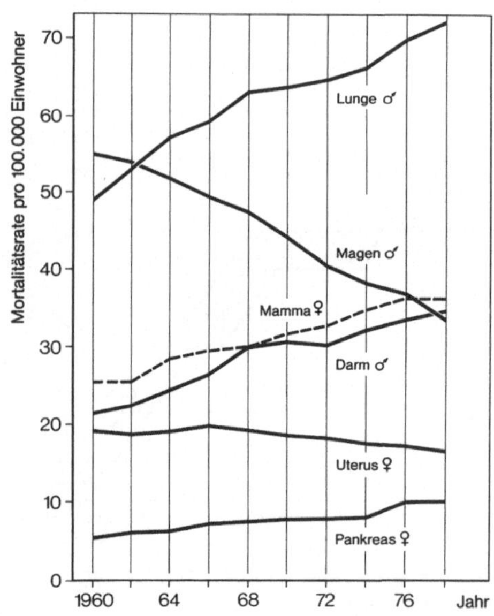

Abb. 6. Trend der Mortalität an einigen Krebsformen in der Bundesrepublik Deutschland in den Jahren 1960–1978

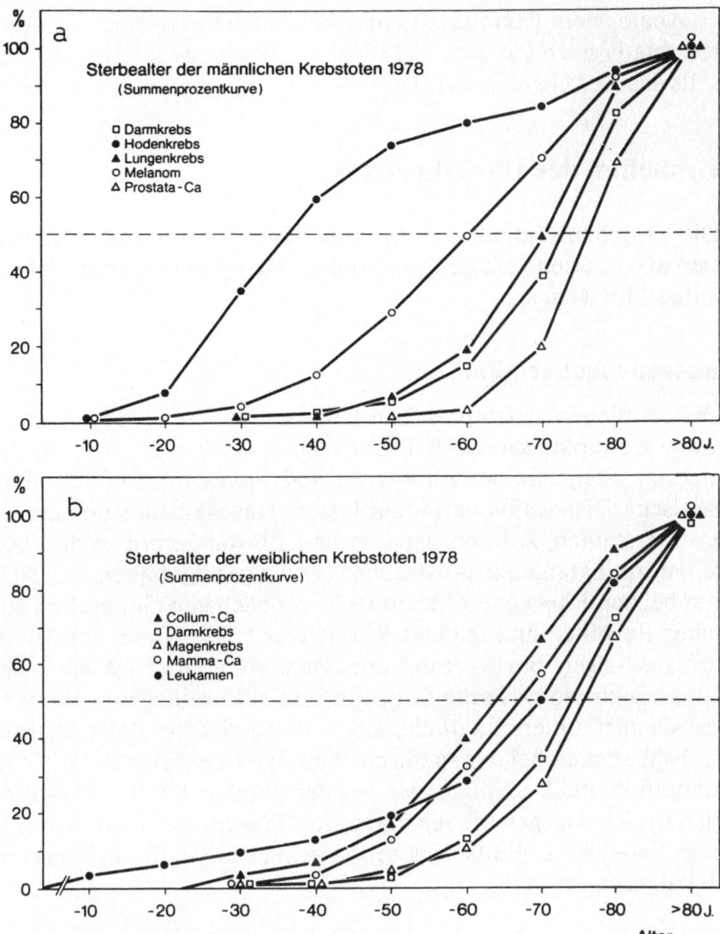

Abb. 7a, b. Sterbealter bei einigen ausgewählten Krebsformen bei Männern (a) und Frauen (b) in der Bundesrepublik Deutschland 1978

Sterberate des Rektumkarzinoms (-24 %) zurückzuführen. Die Sterblichkeit an Kolonkrebs hat in den letzten 20 Jahren in allen Ländern Mitteleuropas deutlich zugenommen.

Bei den Frauen zeigt sich ein zunehmender Trend in Polen, Ungarn, der CSSR, Österreich und der Bundesrepublik - also im östlichen und zentralen Teil Mitteleuropas -, ein Abfall dagegen in Holland, Belgien, Frankreich, Dänemark und der Schweiz.

In der Bundesrepublik Deutschland lag die Darmkrebssterblichkeit 1978 bei beiden Geschlechtern an zweiter Stelle (Abb. 5). Bei den Männern entfielen auf Kolon- und Rektumkarzinom zusammengenommen 13,1 %, bei den Frauen 16,7 % aller Krebstodesfälle. Seit 1978 liegt die Darmkrebssterberate der Männer auch hierzulande höher als die des Magenkrebses (Abb. 6).

Analog dem Erkrankungsalter liegt auch das Sterbealter der Darmkrebspatienten relativ hoch (Abb. 7). 1978 lag der Medianwert bei beiden Geschlechtern jenseits des 70. Lebensjahrs [21].

Ursachen des Darmkrebses

Die Ursachen sind noch weitgehend ungeklärt. Im folgenden sollen die am häufigsten diskutierten verdächtigen ätiologischen Faktoren und Faktorenkomplexe kurz aufgezählt werden.

Rassenzugehörigkeit

Die deutlichen geographischen Unterschiede in der Häufigkeit des Darmkrebses (hohe Erkrankungsraten bei Kaukasiern, insbesondere West- und Nordeuropäern, niedrige Frequenz bei Schwarzen und Japanern) könnten eine unterschiedliche rassische Disposition vermuten lassen. Dagegen sprechen die Ergebnisse von Migrationsstudien, z. B. bei japanischen Einwanderern in den USA [10] und polnischen Immigranten in Australien [19], die gezeigt haben, daß sich das Inzidenzmuster bei den Einwanderern bereits in der nächsten Generation an das der einheimischen Bevölkerung angleicht. Wo sich die Einwanderer den Sitten und Gebräuchen der ansässigen Bevölkerung anpassen, adaptieren sie auch deren Krebserkrankungsrisiko; wo rassische Gruppen ihre kulturellen Eigenheiten bewahren, behalten sie auch unterschiedliche Erkrankungsrisiken. Beispielsweise liegt die Darmkrebshäufigkeit bei der spanischstämmigen Bevölkerung in Texas und bei den Indianern deutlich niedriger als bei der übrigen US-Bevölkerung [11]. Zunehmend gleicht sich dagegen die schwarze Bevölkerung der USA, deren Darmkrebsrate bis zum Ende des 2. Weltkriegs sehr niedrig war, an die Erkrankungsrate der weißen Bevölkerung an [13].

Familiäre Disposition

Dennoch scheinen genetische Faktoren beim Darmkrebs eine größere Rolle zu spielen als bei allen anderen Krebsformen des Verdauungstrakts (Tabelle 8). Fast

Tabelle 8. Genetische Faktoren beim Darmkrebs. (Nach [15])

Hereditäre Kondition	Risiko
Polyposis intestinalis	+++
Gardner-Syndrom	+
Peutz-Jeghers-Syndrom	+
Polyposis juvenilis	+
Colitis ulcerosa	+
M. Crohn	(+)
Zöliakie	++
Kolonkrebsfamilien	+++

jeder Träger einer erblichen Polyposis coli bekommt einen Kolonkrebs; bei anderen familiären Polyposen (Gardner-Syndrom, Peutz-Jeghers-Syndrom, Polyposis juvenilis) besteht ein erhöhtes Risiko. Das gleiche gilt für die Colitis ulcerosa; dagegen wurde für den damit verwandten M. Crohn bisher ein sicher erhöhtes Risiko nicht nachgewiesen.

Ein hohes Risiko — nicht nur für Darmkrebs, sondern auch für andere Krebse des Verdauungstrakts und Lymphome — tragen auch Patienten mit Zöliakie. Schließlich sind Sippen mit hohem Kolonkrebsrisiko beschrieben worden, bei denen keine Polypen vorliegen. Mitglieder solcher Sippen pflegen sehr früh (meist schon zwischen dem 30. und 40. Lebensjahr) zu erkranken [15].

Sozioökonomische Faktoren

Die deutliche Beziehung des Darmkrebses zum ökonomischen und industriellen Entwicklungsstand wurde schon eingangs erwähnt. In fast allen Entwicklungsländern ist der Darmkrebs eine seltene Krankheit. Für die USA konnten Blot et al. [2] eine deutliche Korrelation der Darmkrebssterblichkeit mit der Bevölkerungsdichte, der Einkommenshöhe sowie der ethnischen Herkunft nachweisen. Nach Ansicht der Autoren können diese Faktoren allein die geographischen Differenzen in den USA jedoch nicht hinreichend erklären. Sie geben möglicherweise Hinweise auf unterschiedliche Ernährungsgewohnheiten.

Ernährung

Das Problem der Ernährung spielt aus naheliegenden Gründen in der Diskussion über die Ätiologie des Darmkrebses seit eh und je die größte Rolle. Inzwischen existiert allein hierzu eine nicht mehr übersehbare Literatur mit einer Unmenge bewiesener und unbewiesener Thesen, die aber insgesamt noch lange kein klares Bild ergeben. Sicher erscheint, daß Ernährungsfaktoren beim Zustandekommen des Darmkrebses eine Rolle spielen; weitgehend ungeklärt erscheinen dagegen die ätiologischen Zusammenhänge und pathogenetischen Mechanismen. Den Anstieg der Kolonkrebsrate in Puerto Rico um 95 % zwischen 1950 und 1968 führten Burkitt et al. [4] auf die Anpassung der puertorikanischen Bevölkerung an die nordamerikanische Ernährungsweise zurück. Auch bei den Japanern wird der Kolonkrebs in dem Maße häufiger, in dem sie sich gemischter „westlicher" Kost anpassen. Dagegen weiß man beispielsweise nicht, warum Dickdarmkrebs und Magenkrebs in vielen Ländern ein gegensätzliches Verhalten zeigen: Wo ersterer häufig ist, ist letzterer selten und umgekehrt (Abb. 8, [31]).

Im Tierversuch konnte durch Verfütterung von Gemüsen aus der Familie der Kreuzblütler (z. B. Weißkohl, Rosenkohl, Blumenkohl, Brokkoli) eine tumorinhibierende Wirkung nachgewiesen werden. Bestimmte in diesen Gemüsen enthaltene Indole sollen die Aryl-Hydrocarbon-Hydroxylase-Aktivität anregen, eines Enzyms, das angeblich als metabolische Schutzbarriere gegen schädliche Stoffe aus der Umwelt wirksam sein soll [24].

In den letzten Jahren wurde insbesondere die Bedeutung der Ballaststoffe und des Fettverzehrs erörtert. Von Burkitt [3, 4] wird die Hypothese vertreten, daß die

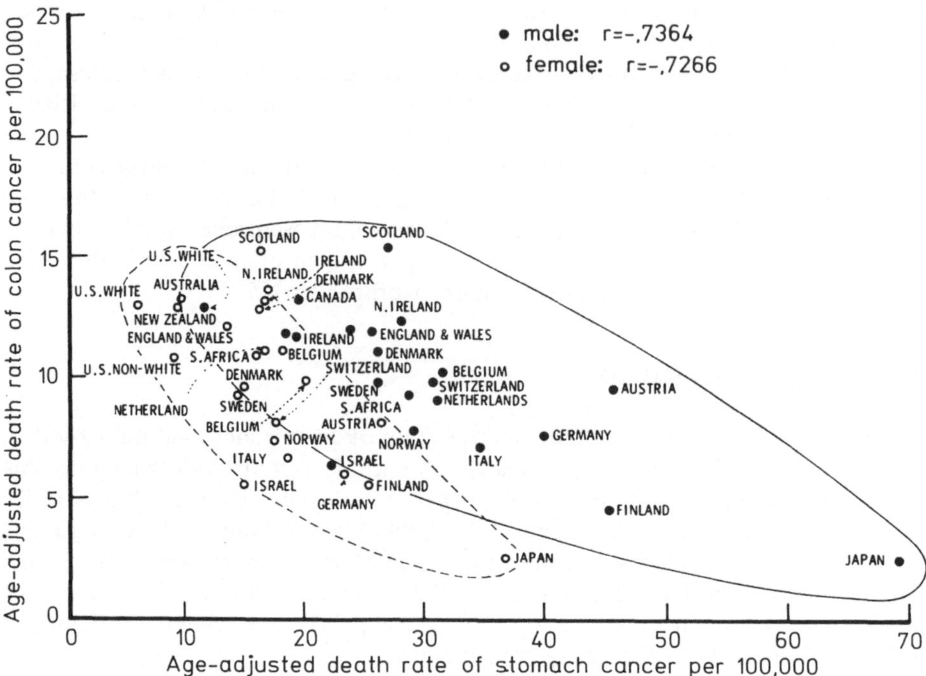

Abb. 8. Gegenläufige Häufigkeit von Kolonkrebs und Magenkrebs. (Nach [31])

rohfaserarme Nahrung der Westeuropäer und Nordamerikaner zu einer verlangsamten Darmpassage und damit zu einem verlängerten Kontakt der Darmwand mit in der Nahrung enthaltenen oder beim bakteriellen Nahrungsabbau entstehenden Karzinogenen führt. Die rohfaserreiche Ernährung der afrikanischen Bevölkerung soll dagegen zu voluminösen Stühlen mit häufiger Darmentleerung führen. Die *Faserhypothese* von Burkitt wird allerdings zunehmend angezweifelt. Nach GRAHAM et al. [7] ist es nicht erwiesen, daß ein hoher Fasergehalt der Nahrung die Transitzeit des Stuhls durch den Darm erniedrigt.

Von zahlreichen Autoren [z. B. 12, 25, 30] wird ein hoher *Fettverzehr* als wichtigster Schlüsselfaktor für ein hohes Darmkrebsrisiko angesehen. WYNDER u. REDDY [29] fanden für verschiedene Länder eine enge Korrelation zwischen Fettkonsum und Mortalität an Kolonkrebs (Abb. 9).

Eine fettreiche Ernährung verursacht eine erhöhte Ausscheidung von neutralen Sterolen und Gallensäuren, die wiederum von anaeroben Darmbakterien zu Metaboliten mit teilweise karzinogener Wirkung abgebaut werden sollen. Eine ganze Reihe von Einzelbefunden sind mit dieser Hypothese in Einklang zu bringen, beispielsweise die unterschiedliche Darmflora bei Amerikanern und Japanern [16] oder die größere Seltenheit des Darmkrebses bei den Tschechen, die bei gleicher Gesamtkalorienzahl sehr viel weniger tierische Fette und Proteine zu sich nehmen als die Amerikaner [8]. WINKLER [27] führt den starken Anstieg des Kolonkrebses in der BRD auf eine Änderung unserer Ernährungsweise zurück. Von 1936 bis 1974 ist der Pro-Kopf-Fleischverbrauch unserer Bevölkerung von 38,6 kg auf 81,8 kg

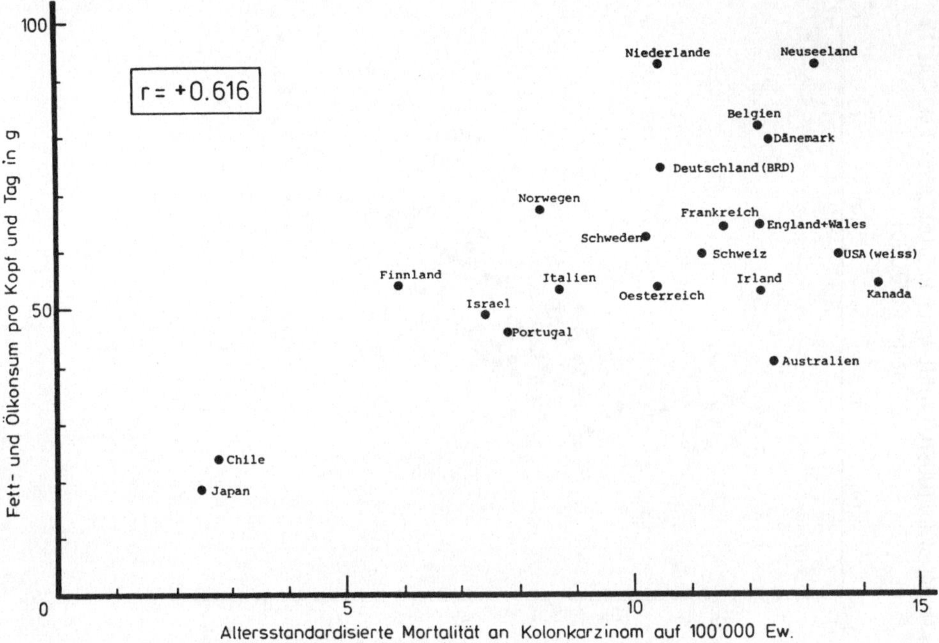

Abb. 9. Fettkonsum und Kolonkrebsmortalität in 21 Ländern. (Nach [29])

jährlich angestiegen, während gleichzeitig die wichtigsten Ballaststofflieferanten Getreide und Kartoffeln um 25 % bzw. 35 % weniger verzehrt werden.

Wynder u. Reddy [30] fanden hohe bakterielle β-Glukuronidaseaktivitäten im Stuhl bei Amerikanern mit hohem Fett- und Fleischkonsum, mittlere Aktivitäten bei 7-Tage-Adventisten und niedrige bei amerikanischen Vegetariern, Japanern und Chinesen. Da einige kanzerogene Stoffwechselprodukte als Glukuronsäurekonjugate ausgeschieden werden, könnten diese Befunde dafür sprechen, daß bestimmte Darmbakterien diese Metaboliten abbauen und die kanzerogenen Stoffe dabei freisetzen.

Andere Befunde sind weniger gut mit der Fetthypothese in Einklang zu bringen, beispielsweise die inverse Relation zwischen dem Serumcholesterinspiegel und der Kolonkrebsfrequenz, die 1981 in 3 großen Studien in verschiedenen Bevölkerungsgruppen (Hawaii, Puerto Rico, Jugoslawien) nachgewiesen wurde.

Die gleiche gegenläufige Beziehung — je niedriger das Serumcholesterin, desto häufiger Kolonkarzinome — konnte neuerdings auch an Daten aus der Framingham-Studie bestätigt werden [26].

Für die Annahme der Fetthypothese ist es nach Meinung von Graham et al. [7] noch zu früh, solange prospektive Studien fehlen, die den Nachweis erbringen, daß die Umstellung von einer fettreichen auf eine fettarme Diät die Häufigkeit des Kolonkrebses zu senken vermag [14].

Für den Rektumkrebs fand Enstrom [5] einen Zusammenhang mit dem Bierkonsum. Der Vergleich der Mastdarmkrebsinzidenzraten von 1950–1967 mit dem Pro-Kopf-Bierverbrauch von 1941–1960 (Abb. 10) zeigt für 47 Staaten der USA

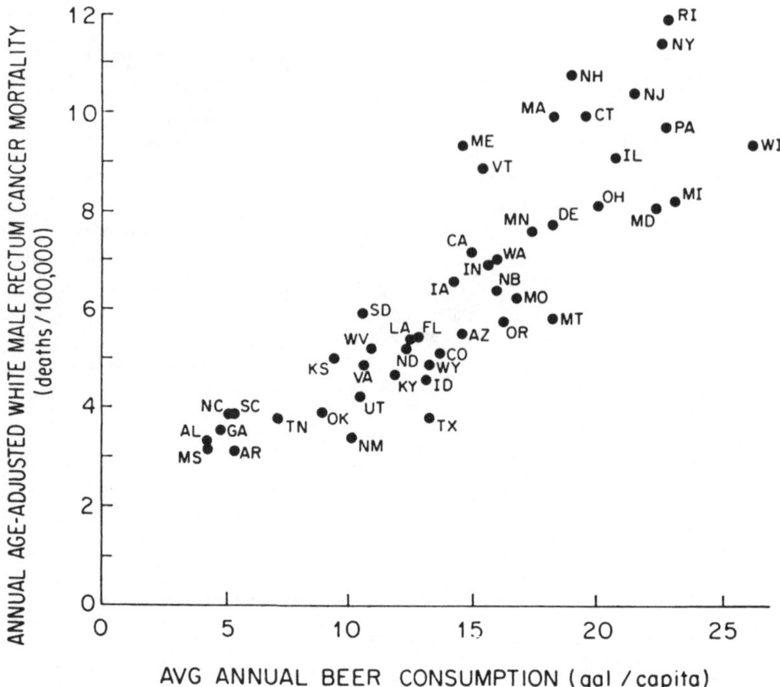

Abb. 10. Rektumkrebs und Bierkonsum in den US-Bundesstaaten. (Nach [5])

einen deutlichen Zusammenhang mit einem Korrelationskoeffizienten von 0,87. Ob diese Korrelation kausale Bedeutung hat, steht allerdings dahin.

Assoziationen mit anderen Krankheiten

Auf die Bedeutung bestimmter familiärer Darmkrankheiten für das Zustandekommen von Darmkrebs wurde bereits hingewiesen. Daneben sind korrelative Beziehungen zwischen Cholezystitis, Cholelithiasis und Kolonkrebs wiederholt beschrieben worden. Als verbindende Mechanismen wurden auch hier Veränderungen der Gallensäureproduktion und -ausscheidung, veränderte Zusammensetzung und verlangsamter Transport der Fäzes sowie Dysbakterien erörtert. Ob hier und bei anderen mit dem Kolonkrebs assoziierten Krankheiten (wie koronare Herzkrankheiten, Divertikulose, Appendizitis, chronische Obstipation, Varikose etc.) echte kausale Zusammenhänge bestehen, erscheint vorerst sehr fraglich. Die enge Korrelation zwischen der Brustkrebs- und der Kolonkrebsmorbidität in verschiedenen Ländern (Abb. 11), auf die LOWENFELS u. ANDERSON [14] hingewiesen haben, erklärt sich nach WYNDER [28] durch die gleiche Ätiologie, nämlich den erhöhten Fettkonsum.

Besser gesichert erscheint der ursächliche Zusammenhang zwischen adenomatösen Darmpolypen und dem Kolonkrebs. Man nimmt heute an, daß die Mehrzahl der Dickdarmkrebse sich auf dem Boden von Adenomen entwickelt. Dabei scheint

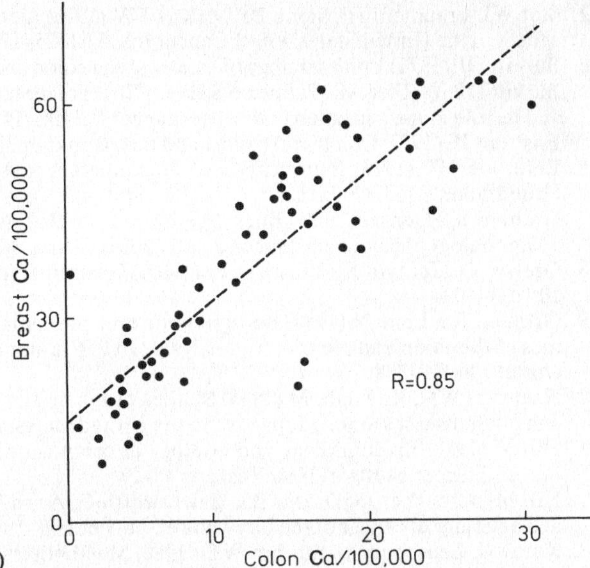

Abb. 11. Korrelation zwischen Brustkrebs- und Kolonkrebsmortalität. (Nach [28])

die maligne Entartung von der Art und der Größe der Polypen abhängig zu sein. Während weniger als 1 cm große Polypen nur sehr selten (unter 1 %) entarten, zeigen über 2,5 cm große Tumoren zu rund 15 % malignes Wachstum [9]. Rein villöse Adenome sollen sehr viel häufiger entarten als die tubulären Typen [6].

Zusammenfassung

Auf dem Gebiet der Ursachenforschung beim Kolonkarzinom sind in den letzten Jahren - oft in sehr mühsamer Kleinarbeit - zahlreiche, Mosaiksteinchen vergleichbare Einzelbefunde zusammengetragen worden. Leider passen diese Befunde nicht immer nahtlos zusammen: es ergeben sich auch Widersprüche, und „missing links" sind noch häufig. Nach KURTZ et al. [13] sind die „Untersuchungen zur Ursächlichkeit des Kolonkarzinoms alle deshalb so verwirrend und widersprüchlich, weil hier nur Epiphänomene der schon lange untersuchten und unverstandenen Erscheinung ‚Zivilisation' analysiert werden".

Man kann sich m. E. der Meinung der Autoren anschließen, daß die bisher vorliegenden zahlreichen Hypothesen zur Entstehung des Darmkrebses zwar zur Stimulation der wissenschaftlichen Diskussion beitragen; es erscheint aber verfrüht, praktische Konsequenzen daraus zu ziehen.

Literatur

1. Abrams JS, Reines HD (1979) Increasing incidence of right-sided lesions in colorectal cancer. Am J Surg 137:522-526

2. Blot WJ, Fraumeni JF, Stone BJ, McKay FW (1976) Geographical pattern of large bowel cancer in the United States. J natl Cancer Inst 57:1225-1231
3. Burkitt DP (1971) Epidemiology of cancer of the colon and rectum. Cancer 28:3-13
4. Burkitt DP, Walker AR, Painter NS (1972) Effect of dietary fiber of stools and transit times and its role in the causation of disease. Lancet II:1408-1412
5. Enstrom JE (1977) Colorectal cancer and beer drinking. Br J Cancer 35:674-683
6. Enterline HT (1978) Significance of adenomatous polyps in colon carcinogenesis. In: Grundmann E (ed) Colon cancer. Fischer, Stuttgart New York, pp 57-65
7. Graham S, Haenszel WM, Bock FG, Lyon JL (1979) Need to pursue new leads in the epidemiology of colorectal cancer. J natl Cancer Inst 63:879-881
8. Gregor O, Toman R, Prusova F (1969) Gastrointestinal cancer and nutrition. Gut 10:1031-1034
9. Grinnell RS, Lane N (1958) Benign malignant adenomatous polyps and papillary adenomas of the colon and rectum. An analysis of 1,856 tumours in 1,335 patients. Surg Gynecol Obstet 106:519-538
10. Haenszel WM, Kurihara M (1968) Studies of Japanese migrants. I. Mortality from cancer and other diseases among Japanese in the United States. J natl cancer Inst 40:43-68
11. Hill M (1978) Epidemiology and etiology of colon cancer. In: Grundmann E (ed) Colon cancer. Fischer, Stuttgart New York, pp 15-27
12. Hill MJ, Crowther JS, Drasar BS, Hawksworth G, Aries V, Williams REO (1971) Bacteria and aetiology of cancer of the large bowel. Lancet I:95-100
13. Kurtz W, Leuschner U, Strohm WD (1980) Metabolische Aspekte zur Epidemiologie des Kolonkarzinoms. Z Gesamte Inn Med 7:76-84
14. Lowenfels AB, Anderson ME (1977) Diet and cancer. Cancer [Suppl] 39:1809-1814
15. McConnel RB (1978) Genetic aspects of colonic cancer. In: Grundmann E (ed) Colon cancer. Fischer, Stuttgart New York, pp 51-56
16. Reddy BS, Mastromarino A, Wynder EL (1975) Further leads on metabolic epidemiology of large bowel cancer. Cancer Res 35:3403-3406
17. Rhodes JB, Holmes FF, Clark GM (1977) Changing distribution of primary cancers in the large bowel. J. Am med Assoc 238:1641-1643
18. Segi M (1981) Age-adjusted death rates for cancer for selected sites (A-classification) in 40 countries in 1976. Segi Institute of Cancer Epidemiology, Nagoya
19. Staszewski J, McCall MG, Stenhouse NS (1971) Cancer mortality in 1962-66 among Polish migrants to Australia. Br J Cancer 25:599-610
20. Teppo L, Saxén E (1979) Epidemiology of colon cancer in Scandinavia. Isr J med Sci 15:322-328
21. Wagner G (1982) Die Epidemiologie des Krebses - Aktueller Stand. Arzt im Krnkh. 35:169-176, 235-245
22. Wagner G, Becker N (1982) Vergleichender Überblick über die Krebssituation in Mitteleuropa. Öffentl Gesundheitswes 44:702-711
23. Waterhouse J, Muir C, Shanmugaratnam K, Powell J (eds) (1982) Cancer incidence in five continents, vol IV. IARC, Lyon; vol III (1976). IARC, Lyon
24. Wattenberg LW (1971) Studies of polycyclic hydrocarbon hydroxylases of the intestine possibly related to cancer. Cancer 28:99-102
25. Weisburger JH, Reddy BS, Wynder EL (1977) Colon cancer: Its epidemiology and experimental production. Cancer 40:2414-2420
26. Williams RR, Sorlie PD, Feinleib M, McNamara PM, Kannel WB, Dawber TR (1981) Cancer incidence by levels of cholesterol. J Am med Assoc 245:247-252
27. Winkler R (1978) Das kolorektale Karzinom. Fortschr Med 96:115-119
28. Wynder EL (1976) Nutrition and cancer. Fed Proc 35:1309-1315
29. Wynder EL, Reddy BS (1975) Dietary fat and colon cancer. J natl Cancer Inst 54:7-10
30. Wynder EL, Reddy BS (1978) Etiology of cancer of the colon. In: Grundmann E (ed) Colon cancer. Fischer, Stuttgart New York, pp 1-14
31. Wynder EL, Shigematsu T (1967) Environmental factors of cancer of the colon and rectum. Cancer 20:1520-1561

Diskussion

Gnauck: Herr Wagner, ist es möglich, von den Inzidenzzahlen kolorektaler Karzinome aus dem Hamburger Krebsregister Rückschlüsse auf die Gesamtzahl an Neuerkrankungen in der Bundesrepublik Deutschland zu ziehen?

Wagner: Ich würde dies nicht empfehlen, weil Hamburg sicherlich nicht für die gesamte Bundesrepublik als repräsentativ gelten kann. Man müßte zumindest das Saarland noch mit hinzunehmen. Aber auch wenn wir beide Register zusammenfassen, haben wir weniger als 5 % der bundesdeutschen Gesamtbevölkerung. Ich glaube nicht, daß man aus dieser geringen Stichprobe repräsentative Schlußfolgerungen ziehen kann. Was wir brauchen, sind weitere 3 bis 4 Krebsregister, die so angelegt sind, daß sie dann zusammen eine repräsentative Stichprobe von etwa 15 bis 20 % unserer gesamten Bevölkerung erfassen. Damit wäre eine Aussage möglich. Solange wir diese Krebsregister nicht haben, sind wir lediglich auf Mortalitätsangaben angewiesen und müssen bezüglich weiterer Daten, wie Neuerkrankungen pro Jahr, die entsprechenden Statistiken aus Dänemark oder Norwegen heranziehen.

Hermanek: Für die von Herrn Gnauck angeschnittene Frage wäre es wichtig zu wissen, ob es aufgrund der Mortalitätsstatistik irgendwelche Hinweise gibt, daß die Mortalität innerhalb der einzelnen Länder Deutschlands unterschiedlich ist. Gibt es solche Beobachtungen?

Wagner: Ja, dies haben wir ja in unserem Krebsatlas dargestellt. Das eigentliche Ziel, die Zahlen auf Kreisebene zu analysieren, haben wir nicht realisieren können, da uns diese Zahlen nicht zur Verfügung standen. Die statistischen Landesämter haben uns lediglich die Landeszahlen insgesamt zur Verfügung stellen können, und so haben wir lediglich die Länder gegenübergestellt. Die Zahlen in der Südwestecke der Bundesrepublik und Schleswig-Holstein liegen im Durchschnitt und sind lediglich im Jahr 1965 erhöht. Rheinland-Pfalz und Bremen zeigen in mindestens 2 der dargestellten 3 Dezennien über dem Bundesdurchschnitt liegende Zahlen. Das Saarland lag 1955 im Durchschnitt, 1965 über dem Durchschnitt und 1975 unter dem Durchschnitt. Diese Zahlen sind jedoch für statistische Analysen insgesamt kaum verwertbar.

Robra: Ich darf ergänzen, daß der Bundesinnenminister einen Auftrag erteilt hat, um die Krebssterblichkeit regional und zeitlich auszuwerten. Dies macht der Technische Überwachungsverein Rheinland auf Dienstleistungsbasis. Soweit ich weiß, waren bei diesem Programm die Epidemiologen in Deutschland nicht beteiligt. Die beiden Bände, die vorliegen, werten die Mortalität der Jahre 1970 bis 1978 für die einzelnen Bundesländer aus. Sie finden dort für die einzelnen Bundesländer auch den zeitlichen Trend über diesen Zeitraum dargestellt. Eine Darstellung der Mortalität auf Kreisebene ist jedoch zu umfangreich und vorläufig kaum zu erwarten.

Wagner: Es ist schon bemerkenswert, daß der Technische Überwachungsverein Rheinland von den Statistischen Landesämtern alle Daten erhält, um die sich das Deutsche Krebsforschungszentrum teilweise vergeblich bemüht. Wir werden unseren Krebsatlas in einer verbesserten Auflage herausbringen und hoffen, daß wir die Zahlen in der nächsten Auflage auch auf Kreisebene darstellen können, um lokal auftretende erhöhte Morbiditätszahlen zu erfassen.

Ewe: Ich habe eine Frage zur Karzinomentstehung nach Cholezystektomie. Es sind ja erste Beobachtungen veröffentlicht worden, die zeigen, daß zumindest bei Frauen nach Cholezystektomie eine signifikante Häufung von Kolonkarzinomen in der rechten Kolonhälfte aufgetreten ist. Ätiologisch wurden hierbei die Gallensäuren diskutiert.

Wagner: Diese Hypothese wird ja auch von Wynder vertreten. Es gibt eine Stellungnahme hierzu von Wynder in dem Buch von Grundmann über das Kolonkarzinom.

Frühmorgen: Ich möchte noch die Frage zur Latenzzeit der Karzinogenese ansprechen. Sie haben erwähnt, daß der Einfluß gewisser Ernährungsgewohnheiten nur durch konsequente Elimination bestimmter Nahrungsmittel unter Beweis gestellt werden kann. Die Zeit der Karzinogenese ist jedoch sehr lang.

Wagner: Ganz genau wissen wir nicht, wie lang die Latenzzeit ist. Ich möchte vermuten, daß sie mindestens 20 Jahre beträgt. Lediglich in den erblichen Fällen ist sie sicher kürzer.

Frühmorgen: Das heißt also, daß diätetische Umstellungen in der Jugend oder Kindheit beginnen müssen.

Wagner: Das ist ja das Problem. Es ist sehr schwierig, ernährungsphysiologische oder ernährungsätiologische Untersuchungen durchzuführen. Und deshalb wissen wir über diesen Bereich auch so wenig. Allein die retrospektiven Ernährungsanamnesen sind außerordentlich schwierig und problematisch. Was weiß man schon, was man in den letzten 20 Jahren oder vor 20 Jahren gegessen hat. Darüber hinaus ernährt man sich ja auch nicht einseitig. Wenn überhaupt, müßte man hier sehr spezielle Gruppen, z. B. Vegetarier, nehmen und diese mit Nichtvegetariern vergleichen. Hier könnte man dann grobe Anhaltszahlen gewinnen.

Hermanek: Herr Wagner, es gibt ja das „Experiment" der Ernährung während des Weltkriegs. Ergeben sich hier irgendwelche Folgerungen für die Karzinominzidenz oder -mortalität, kann man etwa verschiedene Generationen hier vergleichen?

Wagner: 1. war die Zeit zu kurz, und 2. gibt es hierüber keine Statistiken. Das würde ja genau unsere Generation betreffen.

Heinrich: Ich habe noch eine Frage zur Problematik der Zöliakie. Ich vermute, daß sich das doppelt so hohe Risiko auf nicht glutenfrei ernährte Zöliakiepatienten bezog, denn die seit 1950 behandelbaren Patienten mit Zöliakie sind ja noch gar nicht in dem Alter.

Wagner: Das sind sicher unbehandelte Fälle.

Heinrich: Gibt es irgendwelche Befunde dafür, daß es dann, wenn die Zottenatrophie bestehen bleibt, auch zu einem erhöhten Karzinomrisiko kommt?

Wagner: Darüber ist mir nichts bekannt.

Heinrich: Ich bin etwas skeptisch, denn ich muß sagen, etwas Ähnliches hat man ja auch für die Entstehung von Magenkarzinomen bei Perniciosapatienten behauptet. Wir haben in 30 Jahren etwa 100 Perniciosapatienten verfolgt. Kein einziger dieser Patienten ist an einem Magenkrebs verstorben.

Frühmorgen: Ich glaube, solche Zahlen sind generell etwas problematisch. Wir zitieren beispielsweise bei der Karzinominzidenz einer Colitis ulcerosa seit Jahren die Arbeiten von Golliger und Mac Douglas aus dem Jahr 1976 mit einer enormen Zunahme der Karzinominzidenz ab dem 10. Erkrankungsjahr um jeweils 20 % pro Dekade bei Colitis ulcerosa totalis. Und nun ist soeben von Prior in Gut eine Arbeit erschienen, wo er in einer prospektiven Studie nachgewiesen hat, daß es eine Korrelation bezüglich der Krankheitsjahre nicht gibt, sondern daß für die Colitis ulcerosa totalis generell ein 11mal höheres Risiko besteht, daß sich aus dieser chronisch-entzündlichen Darmerkrankung ein Karzinom entwickelt. Das Risiko selbst ist jedoch bei Erkrankungsbeginn in den ersten Jahren genauso gegeben wie nach einer längeren Zeit, wobei sogar ab dem 45. Jahr nach der Erstmanifestation dieses Risiko dann nicht mehr größer ist als jenes einer Vergleichspopulation. Da sind offensichtlich doch Wandlungen erfolgt, die möglicherweise auch damit zusammenhängen, daß in den letzten Jahren eine konsequente und in der Regel lebenslange Behandlung mit Salazopyrin durchgeführt wird.

Erfassung und Darstellung menschlicher Karzinome durch das Statistische Bundesamt

K. KERN[1]

Vorbemerkung

Als Indikator für Tumorerkrankungen können absolute Zahlen und Daten der Morbidität oder der Mortalität dienen. Abgesehen von Ergebnissen aus dem Mikrozensus gibt es in der Bundesrepublik Deutschland keine flächendeckenden Daten über an Krebs erkrankte Personen. Da aber auch die in der Mikrozensuserhebung auf „Fragen zur Gesundheit" erhaltenen subjektiven Angaben aus verschiedenen Gründen ungeeignet sind, das Ausmaß der Erkrankungen an bösartigen Geschwülsten wiederzugeben, muß bei bundesweiten Untersuchungen (Analysen) auf die Ergebnisse der Todesursachenstatistik zurückgegriffen werden. Dieser Beitrag basiert deshalb auch nur auf den Erkenntnissen aus der Todesursachenstatistik.

Vorher soll noch kurz auf die Datenlage zur Versorgung von Krebskranken eingegangen werden. In der amtlichen Statistik der Bundesrepublik Deutschland werden sowohl in bezug auf die stationäre als auch die ambulante Versorgung keine umfassenden Diagnosestatistiken geführt. Aufgrund von Vereinbarungen zwischen dem Bundesministerium für Arbeit und Soziales und den Bundesverbänden der Krankenkassen wird auf freiwilliger Basis eine Krankheitsartenstatistik der gesetzlichen Krankenversicherung (Arbeitsunfähigkeits- und Krankenhausfälle nach Krankheitsarten) geführt. Damit ist nur ein begrenzter Personenkreis erfaßt (Versicherte der RVO-Kassen); an statistischen Erhebungen stehen dem Statistischen Bundesamt nur die Angaben der Ortskrankenkassen zur Verfügung. In diesem Zusammenhang sind auch die Rehabilitationsmaßnahmen (hier medizinische Maßnahmen) der gesetzlichen Kranken- und Rentenversicherungen zu nennen, die zum größten Teil den Bereich der beruflichen Wiedereingliederung betreffen und in der amtlichen Statistik veröffentlicht werden. Eine Aussage über das Ausmaß der Versorgung von Krebskranken ist auch anhand dieser Statistiken nicht möglich.

Grundlagen der Todesursachenstatistik

Im Rahmen der amtlichen Statistik der Bundesrepublik Deutschland werden die Sterbefälle nicht nur nach persönlichen Merkmalen der Gestorbenen, sondern auch nach Todesursachen ausgewiesen.

1 Statistisches Bundesamt, Gustav-Stresemann-Ring 11, D-6200 Wiesbaden

Rechtsgrundlage dieser Statistik ist das Gesetz über die Statistik der Bevölkerungsbewegung und die Fortschreibung des Bevölkerungsstandes vom 14. März 1980 (BGBl.I S.308) in Verbindung mit dem Personenstandsgesetz nebst einigen Durchführungsverordnungen. Die Statistik beruht auf den Angaben der Ärzte, die die Todesursachen (besser: Sterbediagnosen) im vertraulichen Teil der Todesbescheinigung dokumentieren. Die Todesbescheinigungen werden über das für den Wohnort des Verstorbenen zuständige Gesundheitsamt dem jeweiligen Statistischen Landesamt zur statistischen Auswertung zur Verfügung gestellt. Dort werden die Todesbescheinigungen (Leichenschauscheine) mit den zugehörigen Sterbefallzählkarten des Standesamts zusammengeführt. Die Angaben der Ärzte über die Todesursachen sind nach der Internationalen Klassifikation der Krankheiten, Verletzungen und Todesursachen (ICD) der Weltgesundheitsorganisation (WHO) zu signieren.

Nach Aufbereitung der Daten in den Statistischen Landesämtern, wo dann entsprechende Landesergebnisse erstellt werden, übernimmt das Statistische Bundesamt die Zusammenfassung auf Bundesebene. Die Ergebnisse werden vierteljährlich nach dem Geschlecht und jährlich nach Alter und Geschlecht der Verstorbenen zusammengestellt und veröffentlicht. Pro Sterbefall wird jeweils nur eine Todesursache, und zwar das zum Tode führende Grundleiden statistisch ausgewertet (unikausale Todesursachenstatistik).

Was die Verläßlichkeit der auf dem Totenschein angegebenen Todesursachen angeht, so gibt es Unterschiede zwischen den großen Krankheitsgruppen. Krebs gehört zu den Krankheitsgruppen mit einer hohen Reliabilität, wie durch Vergleich aufgrund anderer klinischer Unterlagen festgestellt wurde. Bei der großen Zahl der zu verschlüsselnden Todesursachen (rund 5000 Positionen) ist das sorgfältige Ausfüllen des Leichenschauscheins ein zentrales Problem dieser Statistik. Besonderer Wert ist daher auf eine eindeutige Angabe der Todesursache sowie deren Überprüfung in den Gesundheitsämtern zu legen. Zur Erstellung einer zuverlässigen Todesursachenstatistik ist die engagierte Mitarbeit der Ärzteschaft unerläßliche Voraussetzung. Was die Auswahl des Grundleidens und seine Verschlüsselung nach den einheitlichen Regeln der WHO angeht, so werden die Mitarbeiter der Statistischen Landesämter vom Statistischen Bundesamt in der einheitlichen Anwendung der Klassifikationsregeln der ICD geschult.

Ausmaß und Verteilung der Krebssterbefälle

Die bösartigen Neubildungen einschließlich Neubildungen des lymphatischen und hämatopoetischen Gewebes stellten auch 1981 nach den Herz-Kreislauf-Krankheiten die zweitgrößte Gruppe der Todesursachen. Ihr Anteil an allen Todesursachen (722 100 Sterbefälle) betrug 22 %. An malignen Tumoren starben 158 600 Menschen, und zwar Männer und Frauen fast zu gleichen Teilen. Die Verteilung der Krebssterbefälle 1981 nach Lokalisationen zeigt dagegen bei Männern und Frauen ein unterschiedliches Bild.

Bei den Männern war mit 21 100 Gestorbenen oder 27 % aller bösartigen Geschwülste der Lungenkrebs die häufigste Todesursache. Es folgten Darmkrebs (9700 Gestorbene oder 12 %), Magenkrebs (9100 Gestorbene oder 11 %), Prostatakrebs (7900 Gestorbene oder 10 %), Neubildungen des lymphatischen und hämatopoetischen Gewebes (4500 Gestorbene oder 6 %), Pankreaskrebs (3400 Gestorbene oder 4 %) sowie Leber- und Gallenkrebs (2700 Gestorbene oder 3 %).

Bei den Frauen waren Brustkrebs sowie Darmkrebs (12800 und 12600 Gestorbene oder je 16%) die häufigsten Todesursachen, gefolgt von Magenkrebs (8500 Gestorbene oder 11%), Gebärmutterkrebs (5200 oder 7%), Leber- und Gallenkrebs, bösartige Neubildungen des Eierstocks sowie des lymphatischen und hämatopoetischen Gewebes (4900, 4600 und 4400 Gestorbene oder je 6%). Von Bedeutung waren weiter Lungenkrebs sowie Pankreaskrebs (4000 und 3700 Gestorbene oder je 5 %).

Bezogen auf 100000 Einwohner wurde bei den Männern höhere Krebssterblichkeit als bei den Frauen festgestellt, was weitgehend auf den hohen Anteil der Lungenkrebssterbefälle zurückzuführen ist.

Bei den Frauen, bei denen früher der Magenkrebs am häufigsten war, trat 1972 der Brustkrebs an die erste Stelle, zeitweilig jedoch von dem sich immer weiter verbreitenden Darmkrebs (1974-1980) übertroffen. Von 22400 im Jahre 1981 an Darmkrebs gestorbenen Personen waren 57 % Frauen (s. Tabelle 2).

Entwicklung der Krebsmortalität im zeitlichen Vergleich

Innerhalb der letzten 20 Jahre (1962-1981) hat sich die Zahl der Krebssterbefälle insgesamt um 29 % erhöht (s. Tabelle 1). Am stärksten wirkte sich die Zunahme der Sterbefälle beim Dickdarmkrebs (+110%), Pankreaskrebs (+95%) und Lungenkrebs (+50%) aus. Im genannten Zeitraum ist v. a. die Zahl der Sterbefälle an Ma-

Tabelle 1. Sterbefälle und Sterbeziffern an bösartigen Neubildungen einschließlich Neubildungen des lymphatischen und hämatopoetischen Gewebes nach Geschlecht

Jahr	Insgesamt	Männlich	Weiblich	Insgesamt	Männlich	Weiblich
	Anzahl			Je 100 000 Einwohner		
1962	123 371	61 143	62 228	216,7	227,7	206,9
1963	127 518	62 993	64 525	221,4	231,4	212,5
1964	130 849	64 802	66 047	224,0	234,2	214,8
1965	134 738	66 466	68 272	228,3	237,1	220,4
1966	137 245	68 001	69 244	230,1	239,7	221,4
1967	137 886	68 021	69 865	230,3	239,4	222,1
1968	141 630	70 323	71 307	234,7	245,6	224,9
1969	142 367	70 975	71 392	234,0	245,0	223,9
1970	142 423	70 721	71 702	234,8	245,0	225,6
1971	145 125	72 246	72 879	236,7	246,9	227,5
1972	144 125	72 113	72 012	233,1	244,1	223,0
1973	146 649	73 182	73 467	236,6	246,9	227,2
1974	148 828	74 297	74 531	239,8	250,4	230,1
1975	152 402	76 452	75 950	246,5	259,2	234,9
1976	152 590	76 191	76 399	247,3	259,2	236,5
1977	153 250	76 967	76 283	249,6	263,2	237,2
1978	155 062	77 677	77 385	252,8	265,9	241,0
1979	154 656	77 032	77 624	252,1	263,3	241,8
1980	156 734	78 236	78 498	253,9	265,2	243,5
1981	158 589	79 065	79 524	257,1	268,0	247,1

genkrebs um ein Drittel zurückgegangen. Die geschlechtsspezifischen Krebslokalisationen zeigen folgende Entwicklung hinsichtlich der Sterbefälle: Bei den Männern stieg die Zahl der Sterbefälle an Prostatakrebs von 4600 (1962) auf 7900 im Jahre 1981, bei den Frauen erhöhte sich die Zahl der Sterbefälle an Brustdrüsenkrebs von 7900 (1962) auf 12800 im Jahre 1981, während im gleichen Zeitraum die Sterbefälle an Gebärmutterkrebs von 5600 auf 5200 zurückgegangen sind.

Will man Zu- bzw. Abnahme der Sterbefälle richtig einschätzen, so ist eine Differenzierung nach Alter und Geschlecht unerläßlich, insbesondere weil sich der Anteil der über 65jährigen erheblich vergrößert hat und in dieser Altersgruppe über 70% der Krebssterbefälle zu beklagen sind (1981: 72%).

Untersucht man aus Gründen der besseren Vergleichbarkeit in bezug auf den medizinischen Entwicklungsstand den Zeitraum von 1970 bis 1981, so verlief die Entwicklung bei den Karzinomen der einzelnen Organe bzw. Organsysteme keineswegs einheitlich, wie sich bei der Differenzierung nach Alter und Geschlecht zeigen läßt (Tabelle 2 und 3).

Der zeitliche Verlauf der Krebsmortalität wird wegen des geringen Anteils der unter 35jährigen (1970: 2,2%; 1981: 1,5%) auf die ab dem 35. Lebensjahr an dieser Krankheit Gestorbenen beschränkt. Die Sterbeziffern werden für Männer und Frauen getrennt dargestellt, und zwar in den Altersabschnitten 35 bis unter 65 Jahren und 65 Jahre und mehr.

Für die Gesamtgruppe der bösartigen Neubildungen läßt sich in der Gliederung nach Geschlecht und Alter im Zeitraum 1970-1981 folgender Trend ablesen: Einer Zunahme der Sterbeziffer von 11% bei den Männern im Alter von 65 Jahren und mehr stand eine Abnahme (-1%) bei den gleichaltrigen Frauen gegenüber, allerdings gilt dies bei den Frauen nur bis 1979, in den Jahren 1980 und 1981 war wieder eine Zunahme zu verzeichnen. Für die Männer und Frauen in der Altersgruppe von 35 bis unter 65 Jahren verringerten sich die Gesamtkrebssterbeziffern, und zwar bei den Frauen mit 17% stärker als bei den Männern (-14%).

Bei den angesprochenen Krebslokalisationen läßt sich anhand der alters- und geschlechtsspezifischen Sterbeziffern für die Zeit von 1970 bis 1981 folgender Trend ablesen: Eine Zunahme der Sterbeziffern trat für die 65jährigen und älteren Männer und Frauen beim Dickdarmkrebs, Bauchspeicheldrüsenkrebs, Lungenkrebs und bei den Neubildungen des lymphatischen und hämatopoetischen Gewebes auf.

Für die geschlechtsspezifischen Krebslokalisationen erhöhte sich bei den Männern dieser Altersgruppe die Sterbeziffer des Prostatakrebses (+30%) und bei den gleichaltrigen Frauen diejenige des Brustdrüsenkrebses (+22%). Am stärksten zurückgegangen sind die Sterbeziffern des Magenkrebses, und zwar für die über 64jährigen Frauen um 35% und für die Männer in dieser Altersgruppe um 30%. Nahezu unverändert blieben für die Männer und Frauen dieser Altersgruppe die Sterbeziffern des Mastdarmkrebses.

Für die Altersgruppe der 35- bis unter 65jährigen ist im untersuchten Zeitraum überwiegend eine Abnahme der Sterbeziffern festzustellen.

Da auch innerhalb der untersuchten Altersspannen (unter 35, 35 bis unter 65, 65 Jahre und älter) nennenswerte Unterschiede in der Sterblichkeit auftraten, werden zusätzlich die Sterbefälle an Dickdarm- und Mastdarmkrebs je 100000 Einwohner gleichen Alters und Geschlechts nachgereicht (Tab. 4).

Tabelle 2. Sterbefälle nach ausgewählten Krebslokalisationen und Altersgruppen sowie nach Geschlecht

Todesursache		1970		1975		1978		1979		1980		1981	
	Alter (Jahre)	35–65	65 und mehr	35–65	65 und mehr	35–65	65 und mehr	35–65	65 und mehr	35–65	65 und mehr	35–65	65 und mehr
Bösartige Neubildungen[a]	männlich	22 271	46 699	21 006	53 938	20 325	55 928	20 091	55 607	20 623	56 287	21 395	56 375
	weiblich	24 332	45 926	22 524	52 246	20 858	55 326	20 322	56 226	19 771	57 728	20 110	58 401
	zusammen	46 603	92 625	43 530	106 184	41 183	111 254	40 413	111 833	40 394	114 015	41 505	114 776
Darunter:													
Magen	männlich	3 562	9 127	2 868	8 410	2 305	7 584	2 243	7 338	2 111	7 180	2 086	6 948
	weiblich	2 150	8 865	1 670	8 315	1 418	7 662	1 363	7 484	1 320	7 346	1 341	7 106
	zusammen	5 712	17 992	4 538	16 725	3 723	15 246	3 606	14 822	3 431	14 526	3 427	14 054
Dickdarm	männlich	1 387	3 580	1 355	4 382	1 376	4 784	1 312	4 430	1 312	4 607	1 368	4 529
	weiblich	1 706	5 154	1 794	6 467	1 787	7 270	1 594	6 862	1 579	7 224	1 598	7 136
	zusammen	3 093	8 734	3 149	10 849	3 163	12 054	2 906	11 292	2 891	11 831	2 966	11 665
Mastdarm	männlich	1 070	2 703	989	3 262	887	3 084	864	3 063	857	3 078	849	2 952
	weiblich	1 070	2 453	974	2 979	854	3 089	816	3 175	775	3 201	719	3 151
	zusammen	2 140	5 156	1 963	6 241	1 741	6 173	1 680	6 238	1 632	6 279	1 568	6 103
Bauchspeicheldrüse	männlich	997	1 600	945	1 900	1 003	2 110	1 058	2 156	1 080	2 174	1 070	2 356
	weiblich	730	1 807	629	2 163	668	2 636	677	2 741	707	2 928	701	3 017
	zusammen	1 727	3 407	1 574	4 063	1 671	4 746	1 735	4 897	1 787	5 102	1 771	5 373
Luftröhre, Bronchien und Lunge	männlich	6 760	11 197	6 369	13 795	6 276	14 997	5 899	14 675	6 298	14 827	6 428	14 597
	weiblich	1 064	1 830	1 094	2 357	1 106	2 742	1 034	2 646	1 058	2 835	1 113	2 899
	zusammen	7 824	13 027	7 463	16 152	7 382	17 739	6 933	17 321	7 356	17 662	7 541	17 496
Brustdrüse	männlich	40	84	47	98	46	111	32	73	35	82	23	67
	weiblich	4 992	4 963	5 076	6 124	4 871	6 733	5 078	7 067	5 010	7 112	5 127	7 546
	zusammen	5 032	5 047	5 123	6 222	4 917	6 844	5 110	7 140	5 045	7 194	5 150	7 613
Gebärmutter[b]	männlich	-	-	-	-	-	-	-	-	-	-	-	-
	weiblich	3 148	2 696	2 578	3 129	2 111	3 203	1 888	3 263	1 672	3 364	1 720	3 349
	zusammen	3 148	2 696	2 578	3 129	2 111	3 203	1 888	3 263	1 672	3 364	1 720	3 349
Prostata	männlich	675	5 181	615	6 740	546	6 954	508	7 138	483	7 058	548	7 342
	weiblich	-	-	-	-	-	-	-	-	-	-	-	-
	zusammen	675	5 181	615	6 740	546	6 954	508	7 138	483	7 058	548	7 342
Lymphatisches und hämatopoetisches Gewebe	männlich	1 603	1 940	1 552	2 489	1 441	2 928	1 288	2 483	1 318	2 509	1 375	2 642
	weiblich	1 377	1 964	1 305	2 734	1 201	3 091	1 099	2 677	1 067	2 913	1 127	2 997
	zusammen	2 980	3 904	2 857	5 223	2 642	6 019	2 387	5 160	2 385	5 422	2 502	5 639

[a] Einschließlich bösartige Neubildungen des lymphatischen und hämatopoetischen Gewebes
[b] Einschließlich Gebärmutterhals

Tabelle 3. Sterbefälle nach ausgewählten Krebslokalisationen und Altersgruppen sowie nach Geschlecht je 100 000 Einwohner

Todesursache		1970		1975		1978		1979		1980		1981	
	Alter (Jahre)	35–65	65 und mehr	35–65	65 und mehr	35–65	65 und mehr	35–65	65 und mehr	35–65	65 und mehr	35–65	65 und mehr
Bösartige Neubildungen[a]	männlich	227,0	1 512,8	199,8	1 611,0	188,9	1 630,4	185,4	1 613,3	188,5	1 633,9	194,5	1 675,2
	weiblich	205,8	936,5	188,9	934,8	176,1	931,0	172,2	928,9	167,6	941,4	170,6	959,5
	zusammen	215,4	1 159,2	194,0	1 188,1	182,1	1 186,9	178,5	1 177,3	177,6	1 190,5	182,2	1 214,3
Darunter:													
Magen	männlich	36,3	295,7	27,3	251,2	21,4	221,1	20,7	212,9	19,3	208,4	19,0	206,5
	weiblich	18,2	180,8	14,0	148,8	12,0	128,9	11,6	123,6	11,2	119,8	11,4	116,7
	zusammen	26,4	225,2	20,2	187,1	16,5	162,7	15,9	156,0	15,1	151,7	15,0	148,7
Dickdarm	männlich	14,1	116,0	12,9	130,9	12,8	139,5	12,1	128,5	12,0	133,7	12,4	134,6
	weiblich	14,4	105,1	15,0	115,7	15,1	122,3	13,5	113,4	13,4	117,8	13,6	117,2
	zusammen	14,3	109,3	14,0	121,4	14,0	128,6	12,8	118,9	12,7	123,5	13,0	123,4
Mastdarm	männlich	10,9	87,6	9,4	97,4	8,2	89,9	8,0	88,9	7,8	89,3	7,7	87,7
	weiblich	9,0	50,0	8,2	53,3	7,2	52,0	6,9	52,5	6,6	52,2	6,1	51,8
	zusammen	9,9	64,5	8,7	69,8	7,7	65,9	7,4	65,7	7,2	65,6	6,9	64,6
Bauchspeicheldrüse	männlich	10,2	51,8	9,0	56,7	9,3	61,5	9,8	62,6	9,9	63,1	9,7	70,0
	weiblich	6,2	36,8	5,3	38,7	5,6	44,4	5,7	45,3	6,0	47,7	5,9	49,6
	zusammen	8,0	42,6	7,0	45,5	7,4	50,6	7,7	51,6	7,9	53,3	7,8	56,8
Luftröhre, Bronchien und Lunge	männlich	68,9	362,7	60,6	412,0	58,3	437,2	54,5	425,8	57,6	430,4	58,4	433,8
	weiblich	9,0	37,3	9,2	42,2	9,3	46,1	8,8	43,7	9,0	46,2	9,4	47,6
	zusammen	36,2	163,0	33,3	180,7	32,7	189,3	30,6	182,3	32,3	184,4	33,1	185,1
Brustdrüse	männlich	–	–	–	–	–	–	–	–	–	–	–	–
	weiblich	42,2	101,2	42,6	109,6	41,1	113,3	43,0	116,8	42,5	116,0	43,5	124,0
	zusammen	–	–	–	–	–	–	–	–	–	–	–	–
Gebärmutter[b]	männlich	–	–	–	–	–	–	–	–	–	–	–	–
	weiblich	26,6	55,0	21,6	56,0	17,8	53,9	16,0	53,9	14,2	54,9	14,6	55,0
	zusammen	–	–	–	–	–	–	–	–	–	–	–	–
Prostata	männlich	6,9	167,8	5,8	201,3	5,1	202,7	4,7	207,1	4,4	204,9	5,0	218,2
	weiblich	–	–	–	–	–	–	–	–	–	–	–	–
	zusammen	–	–	–	–	–	–	–	–	–	–	–	–
Lymphatisches und hömatopoetisches Gewebe	männlich	16,3	62,8	14,8	74,3	13,4	85,4	11,9	72,0	12,0	72,8	12,5	78,5
	weiblich	11,6	40,1	10,9	48,9	10,1	52,0	9,3	44,2	9,0	47,5	9,6	49,2
	zusammen	13,8	48,9	12,7	58,4	11,7	64,2	10,5	54,3	10,5	56,6	11,0	59,7

[a] Einschließlich bösartige Neubildungen des lymphatischen und hämatopoetischen Gewebes
[b] Einschließlich Gebärmutterhals

Tabelle 4. Sterbefälle an bösartigen Neubildungen des Dickdarmes (Pos.-Nr. 153 der ICD[a]) und des Mastdarmes (Pos.-Nr. 154 der ICD[a]) im Bundesgebiet (Statistisches Bundesamt VII D)

Jahr	Todesursache	Geschlecht	Insgesamt	Davon im Alter von ... bis unter ... Jahren: unter 35	35–40	40–45	45–50	50–55	55–60	60–65	65–70	70–75	75–80	80–85	85–90	90 u. mehr
			je 100 000 Einwohner													
1970	BN des Dickdarmes	m	17,4	0,3	2,3	5,2	8,0	12,2	20,7	41,8	74,1	112,4	160,3	215,9	214,4	181,2
		w	21,7	0,3	2,6	4,2	8,3	14,3	22,5	32,5	57,5	91,5	142,4	189,9	227,5	203,9
		z	19,7	0,3	2,5	4,7	8,2	13,4	21,8	36,5	64,6	99,4	148,5	198,8	222,9	196,0
	BN des Mastdarmes	m	13,2	0,2	0,8	2,7	5,2	7,9	19,3	34,0	59,9	88,5	116,8	144,2	151,4	123,2
		w	11,2	0,2	1,2	2,4	4,3	9,4	14,5	21,3	33,7	47,7	60,7	81,9	79,9	73,8
		z	12,1	0,2	1,0	2,5	4,7	8,8	16,5	26,7	44,9	63,1	79,9	103,4	105,0	91,0
1971	BN des Dickdarmes	m	17,0	0,3	1,7	4,7	7,1	13,7	21,7	41,3	67,5	113,1	166,4	191,1	237,9	215,3
		w	22,6	0,3	1,4	4,1	7,9	14,4	22,6	37,4	57,5	90,3	145,6	201,7	239,0	200,7
		z	19,9	0,3	1,6	4,4	7,6	14,1	22,2	39,0	61,8	99,1	152,6	198,1	238,6	206,0
	BN des Mastdarmes	m	13,6	0,2	1,7	2,7	5,5	9,9	19,5	33,7	60,7	89,0	113,1	166,4	178,6	131,9
		w	11,3	0,1	0,9	2,4	4,5	10,8	14,4	20,4	31,0	45,6	66,3	83,0	91,3	100,4
		z	12,4	0,1	1,3	2,6	5,0	10,5	16,5	26,0	43,6	62,4	82,1	111,1	121,3	111,4
1972	BN des Dickdarmes	m	17,1	0,3	2,3	4,4	7,6	12,6	24,4	43,1	69,6	107,0	154,3	217,6	197,1	219,0
		w	22,9	0,2	2,3	3,4	7,9	15,6	24,1	34,6	56,8	90,5	148,1	199,7	224,7	240,7
		z	20,1	0,3	2,3	3,9	7,8	14,3	24,2	38,2	62,2	96,9	150,2	205,5	215,5	233,3
	BN des Mastdarmes	m	13,3	0,2	1,4	2,0	6,2	9,6	19,2	34,3	54,9	87,1	124,9	146,7	179,7	121,3
		w	11,6	0,1	1,2	1,9	3,4	8,5	14,2	20,5	32,5	47,4	69,3	79,6	107,3	98,7
		z	12,4	0,2	1,3	1,9	4,6	9,0	16,3	26,3	41,9	62,9	87,9	101,6	131,5	106,4
1973	BN des Dickdarmes	m	17,4	0,2	2,1	4,5	8,1	12,9	24,1	41,1	72,3	118,1	164,0	219,7	249,3	202,0
		w	23,6	0,2	1,8	4,1	8,9	13,8	25,9	38,9	57,8	94,2	136,9	208,9	228,1	222,2
		z	20,8	0,2	2,0	4,3	8,5	13,4	25,2	39,8	63,8	103,6	145,9	212,3	235,0	215,5
	BN des Mastdarmes	m	13,7	0,1	1,0	3,2	4,9	10,4	16,9	35,3	62,4	90,2	120,1	149,7	173,2	158,9
		w	11,9	0,1	1,0	2,6	5,1	8,4	14,8	20,8	31,3	47,8	65,1	93,0	94,8	102,8
		z	12,7	0,1	1,0	2,9	5,0	9,2	15,7	26,7	44,2	64,5	83,5	111,0	120,3	121,5
1974	BN des Dickdarmes	m	18,4	0,2	2,4	3,8	8,2	13,6	24,4	41,1	72,7	121,9	174,1	220,7	247,6	220,1
		w	24,4	0,2	2,1	3,9	8,5	15,8	22,4	38,4	59,7	90,0	145,9	207,5	260,2	238,2
		z	21,5	0,2	2,2	3,8	8,4	14,9	23,2	39,5	65,0	102,7	155,4	211,6	256,2	232,2
	BN des Mastdarmes	m	13,8	0,1	1,2	2,6	5,6	9,3	19,3	33,9	60,9	93,0	113,7	164,4	165,1	142,4
		w	12,3	0,1	1,3	2,6	4,9	9,5	16,0	28,1	31,4	48,6	66,1	87,6	99,9	88,3
		z	13,0	0,1	1,2	2,6	5,3	9,4	17,4	26,9	43,4	66,2	82,1	111,5	120,5	106,0
1975	BN des Dickdarmes	m	19,6	0,2	2,0	4,6	8,3	12,7	22,4	44,4	77,6	130,4	177,4	248,4	239,7	212,0
		w	25,6	0,2	1,9	4,1	8,8	15,0	23,8	40,1	59,3	96,0	145,9	231,1	255,8	224,2
		z	22,8	0,2	2,0	4,4	8,6	14,0	23,3	41,9	66,6	109,6	156,7	236,4	250,9	220,5

	BN des Mastdarmes	m	14,5	0,1	1,0	2,8	5,5	10,6	20,3	30,7	58,0	95,8	136,0	171,4	195,4	177,2
		w	12,3	0,1	1,2	2,3	4,5	8,3	12,5	22,0	33,0	48,2	65,4	85,0	106,1	106,1
		z	13,3	0,1	1,1	2,5	5,0	9,3	15,7	25,5	43,0	67,0	89,5	111,2	133,6	129,1
1976	BN des Dickdarmes	m	19,3	0,3	2,4	3,9	8,0	13,3	20,3	38,6	74,3	122,0	174,9	247,2	289,3	233,7
		w	26,8	0,2	1,7	3,8	8,0	16,2	26,9	39,5	63,2	97,5	151,3	222,9	275,2	228,1
		z	23,2	0,3	2,1	3,8	8,0	15,0	25,0	39,2	67,6	107,1	159,5	230,1	279,5	229,8
	BN des Mastdarmes	m	14,3	0,1	1,0	2,4	6,2	10,9	17,3	33,6	58,3	88,2	125,3	176,1	190,6	190,1
		w	12,3	0,1	0,8	2,1	3,6	9,8	12,7	20,2	32,0	46,1	64,8	90,8	98,7	99,2
		z	13,2	0,1	0,9	2,3	4,9	10,3	14,6	25,6	42,4	62,7	85,8	116,2	126,2	127,6
1977	BN des Dickdarmes	m	20,6	0,2	1,8	3,0	9,1	15,8	25,6	45,8	77,8	125,3	192,6	238,8	310,2	253,8
		w	27,1	0,2	1,8	3,6	7,2	15,3	27,2	38,4	59,1	96,5	151,7	223,2	286,2	284,9
		z	24,0	0,2	1,8	3,3	8,2	15,5	26,5	41,3	66,4	107,7	166,1	227,8	293,1	275,4
	BN des Mastdarmes	m	14,1	0,1	1,0	2,6	4,9	9,4	18,4	32,2	56,4	91,9	129,3	163,9	145,6	146,8
		w	12,3	0,1	1,0	1,3	4,1	6,4	13,9	20,8	32,5	47,2	69,0	81,3	95,1	82,0
		z	13,2	0,1	1,0	2,0	4,5	7,7	15,7	25,4	41,9	64,6	90,2	105,6	109,7	101,8
1978	BN des Dickdarmes	m	21,2	0,3	2,5	3,4	9,3	13,8	24,9	48,1	78,9	126,3	191,8	267,5	289,7	274,3
		w	28,3	0,3	1,9	4,2	9,0	15,3	26,2	43,1	60,0	93,8	150,8	232,4	309,3	280,9
		z	24,9	0,3	2,2	3,8	9,2	14,6	25,7	45,1	67,4	106,3	165,3	242,7	303,8	278,7
	BN des Mastdarmes	m	13,6	0,1	1,2	1,5	6,6	8,3	16,1	33,4	49,6	88,0	126,3	149,0	188,1	156,3
		w	12,3	0,1	0,8	1,8	3,5	7,4	13,7	20,5	29,7	45,4	63,5	89,3	100,0	91,9
		z	12,9	0,1	1,0	1,6	5,1	7,8	14,6	25,6	37,5	61,8	85,8	106,8	124,8	111,1
1979	BN des Dickdarmes	m	19,8	0,2	1,9	3,1	8,0	14,4	27,0	43,2	67,2	118,3	177,3	249,6	259,5	257,1
		w	26,4	0,2	2,1	3,7	6,8	15,0	24,6	38,1	55,5	91,7	141,3	201,8	250,5	298,9
		z	23,2	0,2	2,0	3,4	7,4	14,7	25,6	40,2	60,1	101,7	154,2	215,9	253,0	286,8
	BN des Mastdarmes	m	13,5	0,1	1,2	2,4	5,7	7,6	17,2	31,4	50,7	81,3	122,1	153,1	199,1	157,1
		w	12,5	0,1	0,9	1,7	3,3	6,7	13,9	19,7	27,5	42,9	65,2	90,0	118,8	105,5
		z	12,9	0,1	1,0	2,1	4,5	7,2	15,2	24,3	36,5	57,4	85,5	108,6	140,7	120,5
1980	BN des Dickdarmes	m	20,1	0,2	2,0	3,8	6,3	15,7	24,7	42,6	74,5	119,9	176,7	241,3	289,6	269,8
		w	27,4	0,2	2,3	3,4	6,6	14,1	24,7	37,8	59,0	93,5	139,4	211,5	263,8	287,7
		z	23,9	0,2	2,1	3,6	6,5	14,9	24,7	39,7	65,0	103,3	152,7	220,4	270,7	282,6
	BN des Mastdarmes	m	13,4	0,1	0,9	2,3	5,2	8,8	17,9	27,1	50,9	81,3	121,4	151,7	176,3	177,1
		w	12,4	0,04	1,2	2,0	3,0	6,1	13,0	18,1	29,0	42,6	66,0	84,7	98,8	118,3
		z	12,8	0,1	1,0	2,1	4,1	7,5	15,0	21,6	37,4	57,0	85,8	104,8	119,4	135,1
1981	BN des Dickdarmes	m	20,1	0,1	2,1	3,9	7,6	13,9	28,2	38,5	69,0	115,7	184,3	247,0	274,7	242,3
		w	27,2	0,2	1,9	3,5	7,7	13,1	25,2	36,0	57,5	90,0	135,7	208,5	273,2	240,4
		z	23,8	0,2	2,0	3,7	7,6	13,5	26,5	37,0	61,9	99,5	152,9	220,2	273,6	240,9
	BN des Mastdarmes	m	12,9	0,1	1,0	1,8	5,7	9,3	15,5	25,7	47,5	76,4	114,7	156,6	193,9	152,7
		w	12,1	0,1	1,1	1,4	3,0	6,5	11,2	16,0	27,1	40,4	63,2	88,6	107,3	91,7
		z	12,5	0,1	1,1	1,6	4,4	7,9	13,0	19,9	34,9	53,6	81,4	109,3	129,7	108,7

[a] Internationale Klassifikation der Krankheiten, Verletzungen und Todesursachen 1979, 9. Revision.

Diskussion

Frühmorgen: Bevor wir in die Sachdiskussion einsteigen, bitte ich Sie um Definition des Begriffes „Microzensus".

Kern: Unter Mikrozensus verstehen wir eine Stichprobe im Rahmen einer Volksbefragung, wo neben Fragen der Erwerbstätigkeit, der Kranken- und Rentenversicherung auch alle 2 Jahre, in Zukunft alle 3-5 Jahre, Fragen zur Gesundheit gestellt werden und die Bevölkerung eine Selbsteinschätzung vornimmt.

Frühmorgen: Herr Kern, Sie beklagen generell die Insuffizienz der Erfassung. Sie haben dabei die Problematik aufgezeigt, relativieren jedoch auch sogleich die Aussagekraft dieser Daten. Wenn wir die Politiker veranlassen wollen, daß diese Daten tatsächlich erfaßt werden, so müssen wir sicher sein, daß wir da mit Daten dann auch etwas anfangen können und keine Datenfriedhöfe anlegen.

Kern: Ja, ich habe gesagt, daß Daten der Kranken- und Rentenversicherung von der Auswahl des Klientels her zu epidemiologisch fragwürdigen Ergebnissen führen könne, daß sie jedoch immerhin auf eine Versorgungssituation aufmerksam machen, zu deren Beschreibung die erwähnten Zahlen dringend erforderlich sind.

Wagner: Ich glaube, Herr Kern hat aber auch gesagt, daß gerade beim Krebs die Angaben auf dem Totenschein besser sind als für viele andere Krankheitsgruppen. Dies sollte man nicht vergessen. Der Krebskranke kommt doch fast immer irgendwann einmal in eine stationäre Behandlung. Es liegt in einem sehr hohen Prozentsatz ein histologischer Befund vor, so daß wir uns beim Krebs häufiger auf das verlassen können, was auf dem Totenschein steht, als bei manchen anderen Krankheiten.

Herzog: Sie verwenden die Begriffe „mehr oder weniger zuverlässig" oder „nicht zuverlässig", welche jedoch sehr allgemeinen Charakter haben. Gibt es Angaben, wie genau die Todesursachenbescheinigung beim kolorektalen Krebs ist?

Kern: Es gibt Untersuchungen, bei denen die Todesursachenstatistik mit anderen Erhebungen, wie klinischen Unterlagen und Befragungen, verglichen werden, wobei sich eine gute Übereinstimmung zeigt.

Herzog: Ich meine, wie groß ist die Schwankung. Sind da Fehler von 10% oder von 60% möglich?

Kern: Ich würde sagen, diese Schwankungen liegen bei etwa 5%.

Frühmorgen: Herr Kern, ich darf nochmals auf die Inzidenz des kolorektalen Karzinoms zurückkommen. Ich habe da eine Zahl aus dem Jahr 1981 gelesen, welche insgesamt unter der Häufigkeitsangabe von 1980 lag. Welchen Aussagewert haben diese neuesten Zahlen?

Kern: Nun, es gibt natürlich Schwankungen innerhalb der Jahre. Daß da eine gewisse Stagnation ist, kann man feststellen. Von einem Rückgang der Zahlen würde ich jedoch nicht sprechen.

Frühmorgen: Nein sicher nicht. Aber wir hatten bis 1980 eine kontinuierliche Zunahme und 1980 ist dann erstmals in den Zahlen des Statistischen Bundesamtes eine Plateaubildung, ja ein geringer Rückgang festzustellen. Können Sie diese Zahlen nochmals konkretisieren?

Kern: Für das Dickdarmkarzinom kann ich sie Ihnen sagen. Es waren 1980 14771 Todesfälle und im Jahre 1981 14683 Todesfälle gemeldet. Das ist in der Tat ein Stillstand, und der jahrelange Anstieg ist erstmals nicht fortgeführt.

Wagner: Es ist jedoch festzustellen, daß diese absolute und keine standardisierten Zahlen sind. Die Bevölkerung ist ja auch zurückgegangen. Es kommt dabei immer darauf an, welchen Standard man zu Rate zieht.

Kern: Das ist richtig, ich habe hier keine Standardzahlen. Nimmt man beispielsweise die Population von 1970 zum Vergleich und betrachtet jene Altersgruppe, bei der die Sterblichkeit eine besondere Rolle spielt, so hat man bei den über 64jährigen eine Verschiebung des Bevölkerungsanteils von 13% (1970) im Durchschnitt auf 15% (1981), d.h. insgesamt hat sich in diesem Zeitraum die genannte Altersgruppe um 18 % vergrößert. Die Zahl der Sterbefälle an kolorektalem Karzinom wuchs im gleichen Zeitraum um 16%. Damit wird einfach das Anwachsen der älteren Population gezeigt und nicht die standardisierte Sterblichkeit an kolorektalem Karzinom. Deshalb sollte man diese Vergleiche an spezifischen Gruppen anstellen, und dann noch auf das besondere Sterblichkeitsrisiko dieser Gruppe hinweisen.

Frühmorgen: Herr Weiss, darf ich Sie zu einer Stellungnahme aus österreichischer Sicht bitten? Haben Sie auch Probleme mit dem Datenschutz?

Weiss: Darauf wollte ich gerade hinweisen. Ich gehe doch recht in der Annahme, daß pro verstorbenem Patienten eine Todesursache ausgewiesen wird.

Kern: Ja.

Weiss: Und das ist genau unser Problem. Ich bin überzeugt, daß die Schwierigkeiten nicht bei der Auswertung der Daten, sondern bereits bei der Einspeicherung vorhanden sind. Bei uns ist es eine jahrzehntelange Tradition, daß immer die Unerfahrensten diese Blätter anlegen. Hinzu kommt, daß bei einem 50jährigen Mann, der kurativ an einem Kolonkarzinom operiert wurde und nach 9 Tagen an einer Lungenembolie verstirbt, als Todesursache die Lungenembolie hingeschrieben wird und das Kolonkarzinom unberücksichtigt bleibt, welches ja die eigentliche Todesursache dargestellt hat. Ich sehe eine Lösung nur darin, und dies ist auch bei uns geschehen, daß eine gesetzliche Meldepflicht für Krebserkrankungen eingeführt wird. Das heißt, hier wird ungeachtet der Tatsache, was mit diesem Karzinompatienten passiert, bei einem Kontakt mit einer offiziellen Gesundheitsstelle ein Krebsblatt ausgefüllt. Wir haben da sicher liberalere Datenschutzbestimmungen als Sie, d. h. die Patienten werden namentlich und mit ihrer Versicherungsnummer gemeldet. Es hat einige Jahre gedauert, bis man von der Notwendigkeit einer solchen Datenerfassung auch bei uns überzeugt war. Zwischenzeitlich funktioniert das System jedoch sehr gut, und ich bin der Meinung, daß dies der einzige Weg ist, wie wir zu vernünftigen Zahlen kommen können.

Wagner: Herr Kern hat das Hauptproblem angesprochen. Mit den gemeldeten Zahlen können wir keine wissenschaftliche Aussage machen. Auch die standardisierten Zahlen sind problematisch, da es darauf ankommt, auf welchen Standard man sich bezieht. Ideal sind Vergleiche von 5-Jahres-Altersgruppen. Man müßte dabei die gesamte Bevölkerung in 5-Jahres-Altersgruppen teilen und dann sehen was im Laufe von 10 Jahren mit der Altersgruppe geschieht. Dabei wird es sicher so sein, daß es in verschiedenen Altersgruppen unterschiedliche Phänomene gibt, die auch eine unterschiedliche Entwicklung zeigen. Da die Plateaubildung gemeldeter Sterbefälle am kolorektalen Karzinom mit einem Rückgang der Gesamtbevölkerung in der Bundesrepublik im gleichen Zeitraum korreliert, sind aus den vorliegenden Zahlen keinerlei aussagekräftige Rückschlüsse zu ziehen.

Kern: Ich kann Ihnen kurz die Zahlen für den Dickdarmkrebs nennen. Der Vergleich unserer Zahlen aus den Jahren 1980 und 1981 zeigt in den Altersgruppen 55 bis unter 60 Jahre eine Verschiebung von 24,7 auf 26,5 Todesfälle je 100000 Einwohner, in der Altersgruppe 60 bis unter 65 Jahre eine Verschiebung von 39,7 auf 37 Todesfälle, in der Altersgruppe von 70 bis unter 75 Jahre eine Verschiebung von 103 auf 100 Todesfälle und in der Altersgruppe 80 bis 85 Jahre eine gleichbleibende Zahl von 220 Todesfällen pro 100000 Einwohner.

Frühmorgen: Damit ist in der relevanten Altersgruppe von 60 bis 75 Jahren 1981 im Vergleich zu 1980 eine rückläufige Inzidenz zu beobachten. In der Bewertung dieser Zahlen sollte man sicher sehr vorsichtig sein und abwarten, ob sich hier tatsächlich eine Trendwende anzeigt. Herr Fehr, darf ich Sie um einen Kommentar zu diesem Thema aus Schweizer Sicht bitten?

Fehr: Man muß sich wirklich fragen, was in Deutschland eigentlich interessiert. Ist von Bedeutung, woran man stirbt, oder interessiert die Zahl der Erkrankungen? Die Erfassung der Mortalität in der Schweiz ist anders. Ich kenne die Zettel in Deutschland nicht im einzelnen, aber bei uns wird zwischen der unmittelbaren Todesursache und der Haupterkrankung unterschieden, und zusätzlich wird noch eine Nebenkrankheit vermerkt. Ich glaube, es gibt auch noch eine Angabe über Krebs in der Grundkrankheit, die dann tatsächlich auch in die Statistik eingeht. Eine Morbiditätsstatistik haben wir auch nicht, wobei die schweizerische Arbeitsgruppe für klinische Krebsforschung sich darum bemüht, eine solche aufzubauen.

Frühmorgen: Gibt es auch bei Ihnen Probleme mit dem Datenschutz?

Fehr: Ja, selbstverständlich. Bezüglich der erwähnten Aktivitäten der schweizerischen Arbeitsgruppe für klinische Krebsforschung, wo wir lediglich die Initialen der Patienten erfassen, wurden wir schon von einer Rechtsschutzorganisation in einen Prozeß verwickelt.

Wagner: Herr Kern, Sie haben gesagt, daß die jährlichen Zusammenstellungen nach Alter und Geschlecht differenziert werden. Wäre es nicht möglich, daß wenigstens beim Karzinom nach Alter, Geschlecht und länderweise differenziert wird. Dies würde uns doch ganz erheblich weiterbringen und wäre sicher keine große Arbeit für das Statistische Bundesamt.

Kern: Wir sind dabei, eine Datenbank entsprechend aufzubauen. Das kostet natürlich etwas Zeit.

Eckardt: Ich muß doch nochmals auf die Aussage zurückkommen, daß die Sterberate bezüglich des kolorektalen Karzinomes in der Bundesrepublik Deutschland rückläufig ist.

Frühmorgen: Dies wurde nicht gesagt. Wir sprachen lediglich von einer Plateaubildung und haben sie entsprechend den 5-Jahres-Altersgruppen zu interpretieren versucht.

Wagner: In meinem Referat hatte ich lediglich die Daten bis 1978 auswerten können. Jüngere Daten standen mir nicht zur Verfügung. Das Phänomen ist offenbar erst zwischen 1980 und 1981 eingetreten. Herr Robra, auch bei Ihnen beginnt dieser Trend erst ab 1980.

Robra: Das war 1979/80 und man muß sich daher fragen, ob dies möglicherweise mit der Einführung der neuen Todesursachenklassifikation (ICD 9) ab 1979 zusammenhängt. Ich persönlich glaube nicht daran, sondern möchte annehmen, daß in jüngster Zeit tatsächlich eine Trendwende in der Mortalität kolorektaler Karzinome angefangen hat.

Frühmorgen: Herr Robra, wir sollten vielleicht nicht zuletzt im Hinblick auf die ergänzende Frage von Herrn Eckhardt nochmals festhalten, daß hier möglicherweise eine gewisse Trendwende sich anbahnt. Es ist selbstverständlich verlockend, nach deren Ursache zu fragen. Dies erscheint mir jedoch zu früh, und wir müssen abwarten, wie die Zahlen in den 5-Jahres-Altersgruppen im nächsten Jahr aussehen. Mehr kann man auf die Frage von Herrn Eckhardt sicher nicht sagen.

Otto: Diese Diskussion erscheint mir insofern von besonderer Bedeutung, als in Vorträgen und auch Publikationen die Zahlen des Statistischen Bundesamtes doch vielfach falsch oder überinterpretiert werden. Es ist zur Beurteilung der gesamten Problematik bei der Früherkennung kolorektaler Karzinome unabdingbar, daß uns die altersstandardisierten Zahlen in 5-Jahres-Altersgruppen zur Verfügung gestellt werden.

Histopathologie kolorektaler Polypen und Karzinome (Adenom-Karzinom-Sequenz)*

P. Hermanek[1]

Das kolorektale Karzinom, Begriffsdefinition

Innerhalb neoplastischer Veränderungen des Kolorektums können in der Mukosa, also oberhalb der Muscularis mucosae, stark atypische drüsige Proliferationen mit allen zytologischen Merkmalen der Malignität auftreten. Diese Proliferationen können sich dabei entweder noch innerhalb der präexistenten Krypten befinden (Abb. 1, links) oder sie können die Basalmembran durchbrochen haben und in die Lamina propria mucosae vorgedrungen sein (Abb. 1, Mitte), womit auch histologische Malignitätskriterien vorliegen. Schließlich können diese atypischen Proliferationen durch die Muscularis mucosae in die Submukosa vorgedrungen sein (Abb. 1, rechts).

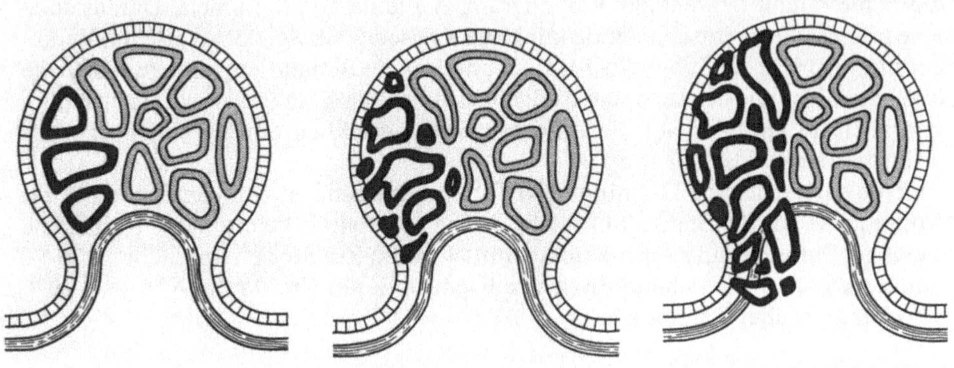

Abb. 1. Unterschiedliche Definition des kolorektalen Karzinoms bei UICC [12] und WHO [10]

---

* Mit Unterstützung durch die DFG (SFB 118). Herrn Professor Dr. med. K. Elster in Verbundenheit zum 65. Geburtstag gewidmet

1 Abteilung für Klinische Pathologie in der Chirurgischen Klinik der Universität Erlangen-Nürnberg, Maximiliansplatz, D-8520 Erlangen

Tabelle 1. Begriffsdefinition des Karzinoms im Kolorektum

UICC 1978/1982 [12]:	(p)Tis:	Pre-invasive carcinoma (carcinoma in situ)
	(p)T1:	Tumour limited to the mucosa or mucosa and submucosa
WHO 1976 [10]:		Invasive carcinoma in an intestinal adenoma should be diagnosed only when the tumour has traversed the muscularis mucosae

Wie sollen nun diese verschiedenen morphologischen Situationen gekennzeichnet werden? Tabelle 1 zeigt die derzeit gültigen Formulierungen der UICC und der WHO (10, 12). Die UICC zählt zu den Karzinomen auch die sog. präinvasiven Karzinome, d. h. also zytologisch entsprechend atypische drüsige Strukturen, die aber noch nicht die Lamina propria mucosae infiltriert haben (Abb. 1, links), weiter auch die auf die Schleimhaut beschränkten infiltrativen Wucherungen (Abb. 1, Mitte). Demgegenüber steht die WHO auf dem Standpunkt, daß ein infiltratives Karzinom nur diagnostiziert werden soll, wenn die Muscularis mucosae durchsetzt ist und die Infiltration bis in die Submukosa reicht (Abb. 1, rechts). Die auf die Mukosa begrenzten Läsionen (Abb. 1, links und Mitte) werden von der WHO als Adenome mit schweren Zellatypien oder Adenome mit schwerer Dysplasie bezeichnet.

Für das klinisch-biologische Verhalten ist wesentlich, daß im Kolorektum - im Gegensatz zu den Verhältnissen im Magen - Lymphgefäße nur bis zur Muscularis mucosae reichen, nicht aber in der Lamina propria mucosae zwischen den Krypten vorhanden sind [2]. Dadurch erklärt sich, daß lymphogene Metastasen bei den auf die Schleimhaut begrenzten Veränderungen niemals vorkommen. Daraus folgt eine grundsätzlich entscheidende klinische Konsequenz: Bei der atypischen Veränderung, die nicht die Submukosa erreicht hat, ist die Behandlung eine rein örtliche und eine Chirurgie des Lymphabflußgebiets überflüssig. In diesem klinischen Sinn und auch im Hinblick auf die Prognose liegt tatsächlich ein Karzinom erst vor, wenn die Submukosa infiltriert ist.

Eine entsprechende Definition des Karzinombegriffs ist nun von beträchtlicher Konsequenz für die Statistik (Tabelle 2). Die Häufigkeit kolorektaler Karzinome steigt bei Einbeziehung der Adenome mit schweren Zellatypien um mehr als 20 %. Parallel dazu erhöht sich die Frequenz diagnostizierter Frühkrebse von etwa 10 % auf über 25 % aller Karzinome.

Tabelle 2. Einfluß der unterschiedlichen Krebsdefinition auf statistische Aussagen (Abtl. Klin. Path. Erlangen)

	Adenome mit schweren Zellatypien (Adenome mit schwerer Dysplasie)	
	einbezogen	ausgeschlossen
1978–1981		
Zahl aller beobachteter Karzinome	1105	905
Anteil von pT1-Tumoren (Frühkrebsen)	290 (26,2 %)	90 (9,8 %)
1978–1980/31. 12. 1981		
5-Jahres-Überlebensrate alterskorrigiert, postoperative Letalität einbezogen	63 %	55 %

Natürlich ist die Karzinomdefinition auch für die Statistik der Heilerfolge von Bedeutung. Die alterskorrigierte 5-Jahres-Überlebensrate beträgt z. B. im Erlanger Krankengut der Jahre 1978–1980 ohne Adenome mit schweren Zellatypien 55%, mit diesen Adenomen jedoch 63%.

Bei allen statistischen Aussagen über kolorektale Karzinome ist daher zunächst festzuhalten, ob Adenome mit schweren Zellatypien einbezogen oder ausgeschlossen sind. An der Erlanger Chirurgischen Klinik wie auch am St. Mark's Hospital halten wir uns aus klinischen Gründen strikt an die WHO-Klassifikation [10], d. h. wir sprechen nur dann von Karzinom, wenn die Submukosa infiltriert ist.

Entwicklung kolorektaler Karzinome

Es gibt 3 gesicherte präkanzeröse Läsionen, auf deren Boden sich kolorektale Karzinome entwickeln können. Nur jeweils weniger als 1% aller Karzinome lassen sich auf eine Adenomatose oder eine lange bestehende Colitis ulcerosa zurückführen. Die überwiegende Mehrzahl kolorektaler Karzinome entsteht auf dem Boden von Adenomen, wir sprechen hierbei von Adenom-Karzinom-Sequenz [4, 9]. Gelegentlich sind polypoide Strukturen makroskopisch deutlich erkennbar, in der Regel aber ist der Nachweis präexistenter benigner Adenomteile nur histologisch möglich. Bei großen Tumoren hat sich die Großflächenschnittechnik zur Demonstration von Adenomteilen bewährt [4, 5].

Selbstverständlich ist die Häufigkeit des Nachweises von Adenomresiduen von der histologischen Untersuchungstechnik entscheidend abhängig. Seit 1978 haben wir diesbezüglich - unter Unterstützung durch die Deutsche Forschungsgemeinschaft - eine sehr aufwendige Untersuchungstechnik mit Großflächenschnitten, Einbettung aller Randpartien und Stufenschnitten angewandt. Wir konnten mit dieser speziellen Technik in einem Drittel der Fälle Adenomresiduen feststellen, während mit den Routinemethoden dies bei uns wie auch am St. Mark's Hospital nur in 10–15% der Fälle möglich war (Abb. 2).

Unbeschadet der Technik ist die Häufigkeit des Nachweises von Adenomresten um so größer, je weniger tief der Tumor in die Darmwand vorgedrungen ist (Tabelle 3). Dies findet seine zwanglose Erklärung darin, daß mit fortschreitendem Karzi-

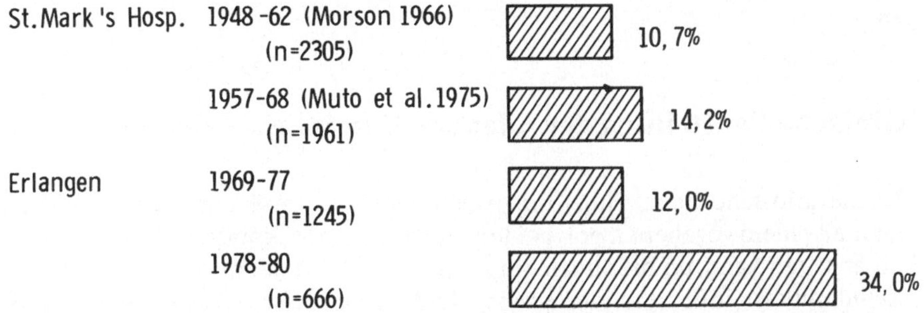

Abb. 2. Kolorektales Karzinom: Häufigkeit des histologischen Nachweises von Adenomresten

Tabelle 3. Häufigkeit des histologischen Nachweises von Adenomresiduen (*B*) in Karzinomen (*A*). Abhängigkeit von der Infiltrationstiefe. (Nach HERMANEK [5])

Infiltrationstiefe	St. Mark's 1948–1962			Erlangen 1969–1977			1978–1980		
	A n	B n	[%]	A n	B n	[%]	A n	B n	[%]
Submukosa	76	43	56,6	104	68	65,4	73	62	84,9
Muscularis propria	317	58	18,3	246	38	15,4	111	48	43,2
Jenseits der Muscularis propria	1912	145	7,6	890	44	4,9	479	117	24,4

nomwachstum eben die Vorläufer, die benignen Adenomteile, zerstört und überwuchert werden.

Von seiten des Morphologen kann die Adenom-Karzinom-Sequenz direkt nur anhand des Nachweises von Residuen benigner Adenome in Karzinomen und der histologischen Demonstration des stufenweisen Übergangs vom benignen Adenom über diverse Zwischenstufen zum Vollbild des metastasierenden Karzinoms bewiesen werden.

Ein indirektes morphologisches Argument für die tatsächliche Existenz der Adenom-Karzinom-Sequenz geben auch experimentelle Untersuchungen. Zur chemischen Induktion kolorektaler Karzinome an der Ratte stehen zwei unterschiedliche Modellstrukturen zur Verfügung, die systemische und die lokale Applikation eines Karzinogens. Die systemische Anwendung wurde insbesondere im Modell der subkutanen Injektion von Dimethylhydrazin schon in den 60er Jahren von DRUCKREY et al. [1] genau untersucht. Von FILIPE [3] wurde 1975 hierbei die Adenom-Karzinom-Sequenz eingehend beschrieben. Auch bei der lokalen chemischen Induktion ist diese Entwicklung der Karzinome über die Zwischenstufe Adenom bei entsprechender Dosierung des Karzinogens nachzuweisen. HERMANEK u. GIEDL [7] konnten dies bei Ratten zeigen, bei denen am Institut für Toxikologie und Chemotherapie des Deutschen Krebsforschungszentrums durch lokale Anwendung von AMMN kolorektale Tumoren erzeugt wurden. Die hierbei zu findenden Adenome mit wechselnd schwerer Dysplasie und Adenome mit Adenokarzinomen sind absolut identisch mit den beim Menschen zu sehenden Veränderungen.

Klinische Beurteilung der Adenom-Karzinom-Sequenz

Für die klinische Beurteilung der Adenom-Karzinom-Sequenz entscheidend ist, daß man einem gegebenen polypoiden Gebilde makroskopisch niemals mit Sicherheit ansehen kann, ob hier noch ein Adenom vorliegt oder nicht doch schon ein in die Submukosa infiltrierender Krebs. Gewisse statistische Hinweise ergeben sich aus der Größe und der makroskopischen Wuchsform des Polypen (Tabelle 4). Bei Adenomen bis 10 mm Durchmesser ist die Wahrscheinlichkeit invasiver Karzino-

Tabelle 4. Häufigkeit von Karzinomen in Adenomen nach dem ERCRP[a] 1978–1981. Berücksichtigt sind nur Karzinome im Sinne der WHO [10] (Infiltration zumindest in die Submukosa)

	Gesamtzahl n	Davon mit Karzinom n	[%]
Abhängigkeit von der Adenomgröße			
<10 mm	2279	9	0,4
11–20 mm	688	45	6,5
21–30 mm	230	63	27,4
31–40 mm	116	48	41,4
>40 mm	269	183	68,0
Abhängigkeit von der makroskopischen Wuchsform			
Gestielt	731	26	3,6
Tailliert	480	15	3,1
Sessil	2335	285	12,2
Abhängigkeit vom histologischen Adenomtyp			
Tubulär	2623	102	3,9
Tubulovillös	768	136	17,7
Villös	197	91	46,2

[a] Erlanger Register kolorektaler Polypen

me unter 1%, sie steigt mit der Größe beträchtlich an und erreicht bei Adenomen mit einem Durchmesser von 21-30 mm bereits mehr als 25%. Karzinome finden wir bei gestielten und taillierten Adenomen in nur 3-4%, bei sessilen Adenomen jedoch in über 10% der Fälle.

Schließlich ist die Wahrscheinlichkeit, daß bei einem Adenom sich bereits ein Karzinom entwickelt hat, abhängig vom histologischen Adenomtyp (Tabelle 4). Bei tubulären Adenomen sahen wir Krebse in knapp 4%, bei tubulovillösen Adenomen in über 15% und bei villösen Adenomen in über 45% der Fälle.

Eine detaillierte statistische Analyse der Faktoren, die für das maligne Potential von Adenomen maßgeblich sind, zeigte, daß die Malignitätsrate (Häufigkeit maligner Areale) in Adenomen beeinflußt wird von

1. der Größe der Adenome,
2. der Beziehung zwischen Größe und histologischem Typ (tubulär, tubulovillös, villös),
3. dem makroskopischen Wachstumstyp (gestielt, tailliert, sessil).

Als ohne Einfluß erwiesen sich die Zahl der Adenome, ihre Lokalisation und das Geschlecht des Patienten [6].

Aber all dies sind statistische Aussagen, und im Einzelfall wissen wir niemals, ob sich in einem gegebenen Adenom nicht schon ein Karzinom entwickelt hat. Daraus folgt die entscheidende klinische Konsequenz unserer Kenntnisse über die Adenom-Karzinom-Sequenz: Bei adenomatösen Proliferationen im Kolorektum ist eine definitive Diagnose nur nach kompletter Entfernung des polypoiden Gebildes möglich. Die komplette Polypektomie ist Verfahren der Wahl im Hinblick auf die Diagnose und nach den vorliegenden Fakten auch im Hinblick auf eine Karzinomverhütung.

Literatur

1. Druckrey H, Preussmann R, Matzkies F, Ivankovic S (1967) Selektive Erzeugung von Darmkrebs bei Ratten durch 1,2-Dimethylhydrazin. Naturwissenschaften 54:285-286
2. Fenoglio CM, Kaye GI, Lane N (1973) Distribution of human colonic lymphatics in normal, hyperplastic, and adenomatous tissue. Gastroenterology 64:51-66
3. Filipe ML (1975) Mucus secretion in rat colonic mucosa during carcinogenesis induced by dimethylhydrazine. A morphological and histochemical study. Br J Cancer 32:60-77
4. Hermanek P (1982) Pathology of the adenoma-carcinoma sequence. Coloproctology 4:57-64
5. Hermanek P (1982) Evolution and pathology of rectal cancer. World J Surg 6:502-509
6. Hermanek P, Frühmorgen P, Guggenmoos-Holzmann I, Altendorf A, Matek W (1983) The malignant potential of colorectal polyps - a new statistical approach. Endoscopy 15:16-20
7. Hermanek PJ jun, Giedl J (1983) The adenoma-carcinoma sequence in AMMN induced colonic carcinogenesis. Path Res Pract (In Preparation)
8. Morson BC (1966) Factors influencing the prognosis of early cancer of the rectum. Proc R Soc Med 59:607-608
9. Morson BC (ed) (1978) The pathogenesis of colorectal cancer. Saunders, Philadelphia London Toronto
10. Morson BC, Sobin LH (1976) Histological typing of intestinal tumours. International histological classification of tumours no. 15. WHO, Geneva
11. Muto T, Bussey HJR, Morson BC (1975) The evolution of cancer of the colon and rectum. Cancer 36:2251-2270
12. UICC (1982) TNM classification of malignant tumours. UICC, Geneva [Harmer MH (ed) 3rd edn 1978, enlarged and revised]

Diskussion

Frühmorgen: Zwei Dinge möchte ich zunächst aufgreifen. Zum einen die von Ihnen sehr klar ausgesprochene und unabdingbare Aufforderung zur Verwendung einer ausschließlich und einheitlichen WHO-Klassifikation. Ich glaube, andere Befundungen sollte es nicht mehr geben. Zum zweiten: Sie haben bezüglich der Klassifikation kolorektaler Polypen und Karzinome sehr strenge Kriterien angelegt, die sicher aus Ihrer Sicht und von Ihnen realisierbar sind. Die Frage ist jedoch, inwieweit wir diesen hohen Standard allgemein erwarten und dann auch statistisch erfassen können. Wir haben ja vorhin feststellen müssen, daß wir froh sind, wenn die Karzinome als solche wenigstens einigermaßen sicher registriert werden.

Hermanek: Ich glaube, daß diese Forderung ohne besondere Schwierigkeiten realisierbar ist, wenn sich die nationalen Gesellschaften für Pathologie darauf einigen können, den Karzinombegriff einheitlich im Sinne der WHO anzuwenden. Die meisten Fälle, die in die Statistik eingehen, sind ja irgendwann und irgendwo einmal mit einem histologischen Befund deklariert worden. Wenn hier einheitliche Kriterien angewandt werden, und in der Deutschen Gesellschaft für Pathologie und auch in England ist das der Fall, dann werden wir dieses Ziel erreichen. Es gibt jedoch, und das darf nicht unerwähnt bleiben, auch Länder, wo die WHO-Klassifikation noch nicht in letzter Konsequenz angewandt wird.

Gnauck: Herr Hermanek, die meisten Karzinome entstehen aus Adenomen. Ich möchte Sie nun umgekehrt fragen, wieviel Prozent von den ja klinisch diagnostizierbaren Adenomen von etwa 5 mm Größe in welcher Zeit eine Größenzunahme auf 1 cm erkennen lassen und wieviel Prozent der über 1 cm großen Adenome in welcher Zeit zu invasiven Adenokarzinomen werden?

Hermanek: Herr Gnauck, Sie haben mich gefragt, was ich schätze. Und das ist gut, denn diese Frage kann keiner mit harten Zahlen beantworten. Morson hat am St. Marks Hospital 4 Adenome in der Größenordnung von über 2 cm beobachtet. Es wurden jeweils nur Biopsien entnommen, da die Patienten den operativen Eingriff und die komplette Entfernung verweigert hatten. In allen 4 Fällen hat sich in einem Zeitraum zwischen $2^1/_2$ und 10 Jahren, im Durchschnitt nach 7 Jahren, ein Karzinom entwickelt. Dies ist eine deutliche und harte Zahl. Mehr weiß ich nicht.

Ewe: Es gibt ja auch das Naturexperiment der familiären Adenomatose. Morson argumentiert so: Das Durchschnittsalter des Auftretens eines Karzinoms bei familiärer Polypose liegt bei 27 Jahren. Wird nicht operiert, so entsteht das Karzinom im Durchschnitt im Alter von 39 Jahren, hat also eine Latenzzeit von 12 Jahren.

Hermanek: Das ist ein indirekter Hinweis, der ebenfalls mit gewissen Fragezeichen zu versehen ist, weil die Biologie des Adenoms im Rahmen der Adenomatose möglicherweise eine andere ist. Man kann indirekte Argumente hinsichtlich des Zeitfaktors insofern angeben, als das Durchschnittsalter der Träger von Adenomen, die symptomfrei sind, und das Durchschnittsalter symptomfreier Karzinomträger um etwa 7 Jahre differiert. Wenn ich mich nicht festlegen muß, so würde ich meinen, daß von den Adenomen unter 5 mm Größe sicher ein verschwindend kleiner Prozentsatz zu einem Kolonkarzinom wird, wenn man nichts unternimmt.

Frühmorgen: Vielleicht kann Herr Matek noch etwas zu diesem Thema sagen, da wir ja an der Medizinischen Universitätsklinik Erlangen eine prospektive Langzeitbeobachtung auch kleinerer Polypen durchführen.

Matek: Wir haben in unserem Krankengut auch Patienten untersucht, die Polypen mit einem Durchmesser von <5 mm hatten, und haben nachgesehen, wie sich diese im weiteren Verlauf verhalten. Dabei traten nach etwa $2^1/_2$ Jahren in 5% der Fälle Polypen von >5 mm Größe auf, die man mit der Schlinge entfernen konnte.

Frühmorgen: Diese nunmehr auch prospektiv dokumentierten Befunde decken sich ja mit der täglichen Erfahrung, daß bei Nachkontrollen von Patienten mit kleinsten Polypen, die bei der Erstuntersuchung nicht mit der Schlinge entfernt wurden, auch nach längeren Zeiträumen häufig makroskopisch kein Größenwachstum feststellbar ist. Darüber hinaus wissen wir ja von früher, wo noch keine koloskopische Polypektomie möglich war, daß radiologisch Polypen über Monate und Jahre beobachtet wurden, bis ein eindeutiges Größenwachstum feststellbar war.

Die Adenom-Karzinom-Sequenz wird ja durch viele Indizien und Fakten wahrscheinlich gemacht. Herr Hermanek, können wir nach dem, was Sie jetzt in ihrem Referat gesagt haben, davon ausgehen, daß die Adenom-Karzinom-Sequenz als gesichert gelten kann?

Hermanek: Ich meine, daß dies gesichert ist. Gesichert durch direkte Argumente, die ich vorgetragen habe, und gesichert durch indirekte Argumente, die Sie angedeutet haben.

Frühmorgen: Sie haben gesagt, daß etwa 1% der Karzinome andere Ursachen, wie beispielsweise eine Kolitis, haben. Kann man daraus schließen, daß 99% der Karzinome auf der Adenom-Karzinom-Sequenz beruhen, oder ist da möglicherweise noch ein ätiologisches Moment, das wir heute noch nicht benennen können?

Hermanek: Es ist durchaus denkbar, daß es noch andere Faktoren gibt, die wir derzeit noch nicht kennen. Vielleicht gibt es in 5 Jahren ein neues Argument für einen neuen Weg der Karzinomentstehung im kolorektalen Bereich. Nach unserem heutigen Wissen müssen wir allerdings annehmen, daß der größte Teil wohl über den Weg der Adenome zustande kommt.

Rösch: Wenn man die deutschen Publikationen zugrunde legt, dann fällt auf, daß die Zahl der Frühkarzinome im Kolon in Ihren Publikationen, Herr Hermanek, identisch ist mit denen vom St. Marks Hospital, aber deutlich höher liegt als bei anderen Zentren, die sich damit beschäftigen. Wie ist das zu erklären? Wird nicht in allen Fällen subtil genug untersucht?

Hermanek: Sicher spielt die diagnostizierende Klinik oder der zuweisende Arzt eine erhebliche Rolle. Wir bekommen einen großen Teil der Patienten aus der Medizinischen Universitätsklinik Erlangen, wo ein typischer Selektionsfaktor anzunehmen ist.

Deyhle: Herr Hermanek, Sie haben in der Statistik Adenome mit einem invasiven Karzinom und 5-Jahres-Überlebensraten von 63 bzw. 50% gezeigt. Haben diese Fälle auch Metastasen gehabt?

Hermanek: Das ist die Gesamtzahl aller Krebse, kurativ und nichtkurativ operiert. Wenn man alle Stadien betrachtet, sind von vornherein in etwa 15% der Fälle Fernmetastasen zu erwarten.

Deyhle: Müssen wir demzufolge an unserer Taktik der Polypektomie oder operativer Maßnahmen etwas ändern? Insbesondere in jenen Fällen mit invasivem Karzinom, Malignitätsgrad I oder II, welches endoskopisch im Gesunden entfernt wurde und keinen Lymphgefäßbefall zeigt. Genügt hier die endoskopische Entfernung?

Hermanek: Sicher. Unsere diesbezüglichen Zahlen beweisen, daß dieses Vorgehen eine diesem Stadium des Krebses angemessene Therapie ist.

Frühmorgen: Wir sollten auch hier nochmals betonen, daß anders als bei den jüngsten Meinungen zu Magenpolypen im kolorektalen Bereich nach wie vor das Postulat der Ektomie aller Polypen gilt.

Hermanek: Das möchte ich ganz nachdrücklich betonen.

Otto: Herr Hermanek, ich sehe auf einem Ihrer Bilder die schwere Zellatypie, wobei sie gleichzeitig aber auch den Begriff der Dysplasie verwenden. Können Sie das noch einmal erläutern?

Hermanek: Die offizielle Nomenklatur der WHO beschreibt ein Adenom mit schwerer Zellatypie, wofür im angelsächsischen Raum im gleichen Sinne auch der Ausdruck schwere Dysplasie Verwendung findet. Dies ist dasselbe, aber die offizielle Bezeichnung ist noch schwere Zellatypie.

Frühmorgen: Wenn wir schon bei Nomenklaturfragen sind, so darf ich Herrn Hermanek noch ergänzend um eine eindeutige Definition der Dukes-Stadien bitten.

Hermanek: Unter Dukes-Stadien verstehen wir einmal die Originaldefinition von Cuthbert Dukes, wie sie bis heute im St. Marks Hospital und auch bei uns Anwendung findet. Diese Definition lautet: Hat der Tumor nach Resektion in klassischer Radikaloperation keine Lymphknotenmetastasen, dann kann er ein Dukes-Stadium A oder B sein. Der Unterschied zwischen beiden Stadien liegt darin, daß beim Dukes-Stadium A das Karzinom maximal in die Muscularis propria infiltriert und beim Dukes-Stadium B diese Infiltration über die Muscularis propria hinaus fortschreitet. Bestehen gleichzeitig auch Lymphknotenmetastasen, dann handelt es sich um ein Dukes-Stadium C. Dieses wird zum Teil noch unterteilt nach der Lokalisation der Metastasen in C1 und C2, d.h. tumornah und tumorfern. Wichtig erscheint mir jedoch, noch darauf hinzuweisen, daß eine Dukes-Klassifikation nur nach einer durchgeführten klassischen Radikaloperation möglich ist. Dies bedeutet Entfernung des Tumors einschließlich des Lymphknotenabflußgebiets. Und damit fallen natürlich in der heutigen Zeit rund 15% aller operierten und kurativ behandelten Fälle aus, weil man rund 15% der Patienten heute an den meisten Kliniken nur noch durch eine eingeschränkte Operation endoskopisch oder chirurgisch behandelt. Außerdem möchte ich anregen, daß wir in Zukunft nicht mehr die Dukes-Klassifikation, sondern die prägnantere, präzisere und universell anwendbare Klassifikation der Tumorausbreitung nach dem TNM-System verwenden.

Frühmorgen: Die Dukes-Klassifikation hatte ja für den Kliniker primär prognostische Bedeutung. Danach hatte das Dukes-Stadium A eine 5-Jahres-Überlebensrate von 90%, das Dukes-Stadium B von etwa 50–60% und das Dukes-Stadium C etwa 25%. Gibt es auch für die TNM-Klassifikation entsprechende Zahlen?

Hermanek: Selbstverständlich. Diese sind noch viel trennschärfer, wodurch eine wesentlich klarere Abgrenzung der einzelnen Gruppen erzielt werden kann. Die TNM-Klassifikation unterscheidet 4 Stadien, wobei das Stadium I, ins Alltägliche umgesetzt, heißt, daß hier ein Tumor vorliegt, der nur auf die Submukosa begrenzt ist und komplett entfernt wurde. Bei diesem Tumor des Stadiums I besteht eine beobachtete 5-Jahres-Überlebensrate von 90% und alterskorrigiert von 100%. Unter Stadium II verstehen wir jene Tumoren, die weiter als in die Submukosa vordringen, keine Fernmetastasen und keine Lymphknotenmetastasen haben. Diese Tumoren haben eine 5-Jahres-Überlebensrate von rund 70%. Unter dem Stadium III der TNM-Klassifikation sind jene Tumoren definiert, die keine Fernmetastasen, aber Lymphknotenmetastasen haben und deren 5-Jahres-Überlebensrate bei ungefähr 30–35% liegt. Im Stadium IV letztlich finden wir Tumoren mit Fernmetastasen und einer 5-Jahres-Überlebensrate von 0–5%. Unter Anwendung dieser Klassifikation sind alle Tumoren zu charakterisieren und die große Gruppe der nach Dukes nicht klassifizierbaren Tumoren entfällt.

Rösch: Herr Hermanek, bleibt ein tubuläres Adenom, wenn es größer wird, ein tubuläres Adenom, oder kommt mit dem Größenwachstum eine villöse Komponente hinzu? Damit steigt ja die Gefahr der malignen Entartung, wenn man Morson folgt, der diese bei tubulären Adenomen mit 5% und bei villösen Adenomen mit 20% angegeben hat.

Hermanek: Diese mögliche Entwicklung kann keiner belegen. Wenn ich nach einer Polypektomie das Präparat histologisch untersuche und ein tubuläres Adenom finde, kann man nicht wissen, ob aus ihm später ein villöses Adenom geworden wäre. Faktum ist jedoch, daß je größer ein Adenom ist, desto häufiger eine villöse Komponente gefunden wird, sei es in Kombination, sei es in reiner Form. Die villösen Adenome sind die größten Adenome, die tubulären die kleinsten. Es ist also durchaus denkbar, daß sich hier ein kontinuierlicher Übergang mit zunehmendem Größenwachstum vollzieht.

Ewe: Wenn der Polyp abgetragen wird, dann ergibt sich in der Praxis die sehr wichtige Frage des Zeitintervalls einer Nachuntersuchung. Eines der gängigen Schemata geht von 5 Jahren, entsprechend der Tumorverdopplungszeit eines Adenomes, aus. Wenn ich nun sicher bin, daß nach der Endoskopie und Polypektomie der Darm frei von Polypen ist, wie soll ich weiter vorgehen?

Matek: Wenn wir, ich habe das vorher schon angesprochen, durch Endoskopie und Polypektomie eine Situation hergestellt haben, bei der die gesamten Polypen, die noch im Darm waren, unter 5mm Größe hatten, dann haben wir nach $2^1/_2$ Jahren in etwa 5% der Fälle positive Befunde erhoben. Nach $3^1/_2$ Jahren sind es 10% und, allerdings mit einem sehr großen Vertrauensbereich, hochgerechnet bei 8 Jahren 50%. So lange Beobachtungszeiten liegen jedoch noch nicht vor.

Frühmorgen: Herr Matek, wir haben ja nunmehr seit 3 Jahren in Erlangen eine prospektive und histologiebezogene Nachsorge betrieben. Das Raster basierte auf retrospektiven und vorläufigen Erfahrungen. Können Sie aufgrund Ihrer Nachuntersuchungen nunmehr sagen, daß dieses früher gewählte und histologiebezogene Raster sich in seiner Maschengröße bewährt hat? Dies ist deshalb von besonderer Bedeutung, weil es bei großen Polypektomiefrequenzen personell und technisch unmöglich sein dürfte, alle polypektomierten Patienten in kurzen Intervallen nachzuuntersuchen. Wir müssen also ein Raster finden, das auf der einen

Seite eng genug ist, damit uns nicht zu viele Polypen entgehen, und auf der anderen Seite weit genug, damit es praktikabel ist.

Matek: Das histologiebezogene Raster der Nachsorge wird in etwa bestätigt. Allerdings sollte man mehr die Gesamtsituation berücksichtigen, d.h., wenn man nur noch Polypen im Darm hat, die kleiner als 5mm sind, dann kann man sich Zeit lassen und wird die Untersuchungsabstände sicher auf 3 Jahre ausdehnen können.

Frühmorgen: Das würde also bedeuten, daß jene Patienten, die bei der letzten Untersuchung keine oder kleine Polypen mit einer Größe von 4-5mm hatten, frühestens nach 3 Jahren nachuntersucht werden müssen.

Matek: Ja. Wenn man ein kleines Adenom biopsiert hat, und es nicht im Gesunden entfernt wurde, braucht man dies darüber hinaus nicht, wie wir es früher getan haben, nach einem Vierteljahr nachzukontrollieren. Dies ist völlig überflüssig, da hier ein Zeitintervall von 3 Jahren aufgrund unserer bisherigen Untersuchungen ausreichend ist.

Heinrich: Die erste Gilbertson-Studie hat gezeigt, daß eine prophylaktische Polypektomie das Auftreten kolorektaler Karzinome auf 15% der statistisch zu erwartenden Malignome reduziert. Sind diese Zahlen in Deutschland oder Europa bisher reproduziert worden?

Herzog: Diese Studie wurde ja ohne Kontrollkollektiv mit einer Schätzung der erwarteten Karzinome durchgeführt. Eine solche Untersuchung wurde bisher an keiner anderen Stelle durchgeführt. Es laufen jedoch prospektive Untersuchungen seit etwa 3 Jahren, deren Daten jedoch noch nicht bekannt sind.

Heinrich: Schätzen Sie die genannte Zahl von 15% als richtig ein?

Herzog: Das kann ich nicht sagen. Gilbertson hat ja nur regelmäßig eine Rektosigmoidoskopie durchgeführt. Dabei hat er erstaunlicherweise einen sehr hohen Anteil auch weiter proximal gelegener Karzinome dadurch erfaßt, daß sie geblutet haben. Wenn man davon ausgeht, daß im rektosigmoidalen Bereich nur etwa 50% aller Karzinome auftreten und daß man durch eine routinemäßige Rektosigmoidoskopie die Letalität bis auf etwa 15% senken kann, dann muten diese Zahlen ja schon etwas merkwürdig an.

Gnauck: Wir reden ja jetzt nur von der Inzidenz in diesem einsehbaren Bereich, d.h. diese Zahl gilt nur für das Rektosigmoid. In diesem Bereich stimmt die Zahl sicher, und es gibt keinen Grund, sie anzuzweifeln.

Herzog: Nein, er hat auch Karzinome im Kolon diagnostiziert und hat diese Zahlen mitberücksichtigt.

Deyhle: Das Wesentliche an dieser Studie ist doch die Tatsache, daß Gilbertson im einsehbaren Bereich die Inzidenz etwa um das 7fache gesenkt hat, und das meiner Ansicht nach noch Wesentlichere dieser Studie ist, daß er nachkontrolliert hat und die Karzinome, die er dann erfaßt hat, sich alle im sog. Dukes-Stadium A befanden.

Frühmorgen: Darf ich noch einmal ganz konkret fragen, ob die Gilbertson-Studie dafür einen Beweis liefert, daß die routinemäßige Polypektomie eine wirkungsvolle Karzinomprophylaxe darstellt?

Deyhle: Nach den vorgelegten Ergebnissen scheint dies so zu sein. Ich kann jedoch die Zahlen nicht nachvollziehen, da es insgesamt 120000 Patientenjahre waren. Es gibt aber noch andere Studien, z.B. von Rider aus dem Jahr 1959, in der er unter etwa gleichen Bedingungen zu einem ähnlichen Ergebnis, d.h. Abnahme der Karzinomentwicklung, gekommen ist. Leider waren die diagnostischen Maßnahmen beider Studien unterschiedlich, wobei Rider radiologische Kontrolluntersuchungen durchgeführt hat. Die Tendenz ist jedoch in beiden Studien zweifelsfrei nachzuweisen. In einer von uns über 5 Jahre durchgeführten kontrollierten Studie sind ebenfalls die statistisch zu erwartenden Karzinome nicht aufgetreten.

Frühmorgen: Diese Annahme wird natürlich sehr handfest durch die Adenom-Karzinom-Sequenz gestützt. Wenn sie Realität ist, und davon waren wir ja ausgegangen, dann muß sich diese Karzinomprophylaxe nach Polypektomie beim einzelnen Individuum auch niederschlagen.

Otto: Man sollte jedoch bezüglich der Nachsorgeintervalle darauf hinweisen, daß auch endoskopisch Polypen übersehen werden können.

Frühmorgen: Daß auch endoskopisch namentlich kleine Polypen übersehen werden können, daran wird wohl keiner zweifeln. Aber es stimmt doch bedenklich, wenn Studien veröffentlicht werden, in denen nach einem $^1/_2$–1 Jahr in bis zu 60% der Fälle neue Polypen gefunden werden. Wenn also nach einem halben Jahr Polypen auftreten, die größer als 1 cm sind, so darf man vielleicht doch auch vermuten, daß diese bei der Erstuntersuchung übersehen wurden.

Matek: Ich denke, man muß 2 Patientengruppen unterscheiden. Zunächst die, bei denen man den ganzen Darm eingesehen und nur sehr kleine Polypen gesehen hat, und jene, bei denen man wirklich eine Ektomie durchgeführt hat. Denn durch die Abtragung des Polypen durch Ansaugen an das Gerät kann man natürlich distal gelegene Polypen übersehen. Sofern man nicht in gleicher Sitzung auch diesen Bereich ausspiegelt, sollte man die Nachsorgeintervalle wesentlich kürzer fassen.

Deyhle: Sicher wachsen die meisten Polypen außerordentlich langsam. Es gibt jedoch Ausnahmen, und wir konnten einen Fall beobachten, in dem innerhalb von 5 Jahren 3 Karzinome sich an verschiedenen Stellen, und zwar in gut einsehbaren Bereichen, entwickelten.

Ewe: Im Dezember 1981 ist aus der Columbia Universität eine Arbeit über ektomierte Polypen mit einem Karzinom erschienen, welches bereits in den Stiel eingewachsen war, wo aber die Abtragungsstelle sich karzinomfrei zeigte. Mit anderen Worten, endoskopisch war das Karzinom im Gesunden abgetragen. Dennoch wurde bei diesen Patienten eine Nachresektion durchgeführt, wobei 6 von 24 Patienten bereits Lymphknotenmetastasen hatten.

Hermanek: Diese Arbeit stellt Ergebnisse dar, welche vorher und nachher auf der ganzen Welt nicht reproduziert wurden. Alle großen gastroenterologischen Zentren der Welt haben völlig diskrepante Zahlen hiervon. Diese besagen, daß unter der Voraussetzung einer Ektomie eines Adenomes mit Karzinominvasion in den Polypenstiel bei Malignitätsgrad 1 oder 2 bei der Nachresektion maximal in 2–3% aller Fälle Lymphknotenmetastasen gefunden werden.

Klinische und prognostische Bedeutung der Früherkennung kolorektaler Polypen und Karzinome

P. DEYHLE[1]

Tatsachen

Trotz intensivster Forschung sind in der Behandlung des Dickdarmkarzinoms keine wesentlichen Fortschritte erzielt worden, und nach unserem heutigen Wissen sind sie auch in den nächsten Jahren weder auf chemo- noch strahlentherapeutischem Gebiet zu erwarten.

Seit mehr als einem halben Jahrhundert ist es wissenschaftlich erwiesen, daß die Heilungschance des Dickdarmkrebses im wesentlichen vom Stadium abhängt, in welchem er operiert wird [1]. Im frühen Stadium (Dukes A) liegt sie bei ca. 90 %.

Nach wie vor werden jedoch die meisten Karzinome erst im fortgeschrittenen Stadium diagnostiziert. Der Grund dafür ist, daß frühe Tumorstadien ebenso wie neoplastische Polypen kaum Symptome hervorrufen, die den Betroffenen veranlassen, den Arzt aufzusuchen.

Über 80 % der Karzinome entstehen aus neoplastischen Polypen. Der Entfernung dieser Polypen kommt krebsprophylaktische Bedeutung zu [2, 3].

Konsequenzen

Die derzeit beste Therapie des Dickdarmkarzinoms ist die Diagnose der Krebsvorstufen bzw. der frühen Krebsstadien. Da diese jedoch keine Symptome verursachen, sind Fortschritte im Kampf gegen das Dickdarmkarzinom nur durch jährliche Vorsorgeuntersuchungen der über 45jährigen Bevölkerung zu erreichen.

Literatur

1. Dukes CE (1932) The classification of cancer of the rectum. J Path Bact 35:323
2. Gilbertsen VA, Nelms JM (1978) The prevention of invasive cancer of the rectum. Cancer 41:1137
3. Rider JA, Kirsner JB, Moeller JC, Pamer WL (1959) Polyps of the colon and rectum: a four-year to nine-year follow-up study of five hundred thirty seven patients. JAMA 170:633

1 Goldauer Straße 37, CH-8006 Zürich

Sensitivität, Spezifität und Prädiktionswert – elementare Kennziffern für die Bewertung von Screeningprogrammen

F. W. SCHWARTZ[1], B.-P. ROBRA[2] und J. G. BRECHT[1]

Beim Einsatz eines Screeningtests ist es wichtig zu wissen, wie groß die Wahrscheinlichkeit („Sicherheit", „Korrektheit") ist, daß ein positives Testergebnis tatsächlich Krankheit oder das gesuchte Krankheitsvorstadium bedeutet. Umgekehrt möchte man wissen, wie groß die Sicherheit ist, mit der ein negatives Testergebnis den entsprechenden Zustand ausschließt. Man nennt die erste Größe den „Vorhersagewert des positiven Tests", „positiven Prädiktionswert" oder „positive Korrektheit", die zweite Größe den „Vorhersagewert des negativen Tests".

Diese Testgrößen hängen von zwei Komponenten ab: einmal von dem Anteil der tatsächlich Kranken in unserem Untersuchungskollektiv und zum anderen von noch näher zu bestimmenden Güteeigenschaften des Screeningtests. Habe ich einen Test mit optimalen Güteeigenschaften, so wird er immer positiv sein, wenn Krankheit vorliegt, und immer negativ, wenn keine Krankheit besteht; positiver Prädiktionswert und negativer Prädiktionswert werden dann jeweils gleich 1 sein (100 % Korrektheit).

$$\text{Positiver Vorhersagewert} = \frac{\text{alle positiven Tests bei Krankheit}}{\text{alle positiven Tests}}$$

oder

$$P(K|T) = \frac{TK}{TK + T\bar{K}}$$

Hat aber der Test Fehler, so daß er bei Kranken in einem bestimmten Anteil negativ bleibt oder bei Gesunden zu einem bestimmten Anteil positiv ausfällt, so wird sich der Anteil der richtig positiven Tests (p_{TK}) an allen positiven Tests in dem Maße verkleinern, in dem falsch positive Tests ($p_{T\bar{K}}$) auftreten – die positive Korrektheit wird kleiner.

Bei richtig negativen Tests verhält es sich entsprechend.

Nun wird aber bei einer *gegebenen* „Fehlerneigung" des Tests die Zusammensetzung der positiv *getesteten* Fälle aus richtig positiven und falsch positiven Fällen *auch* von der Häufigkeit der Kranken bzw. Gesunden im Untersuchungskollektiv bestimmt werden, nämlich von der „Prävalenz" der Kranken bzw. der Gesunden (p_K bzw. $p_{\bar{K}}$). In den positiven oder negativen Vorhersagewert gehen also immer 2 vorgegebene Größen ein: die Testgüte und die Krankheitsprävalenz [1].

1 Zentralinstitut für die kassenärztliche Versorgung in der Bundesrepublik Deutschland, D-5000 Köln 41

2 Institut für Epidemiologie und Sozialmedizin der Medizinischen Hochschule Hannover, D-3000 Hannover

Es ist demnach offensichtlich zweckmäßig, die Testgüte so zu definieren, daß sie von der jeweiligen Prävalenz der Krankheit unabhängig ist. Der idealtypische Weg dazu ist einfach zu verstehen. Man legt die Fehlergrößen des Tests fest, indem man ihn einerseits in einem Kollektiv von ausschließlich Kranken anwendet und getrennt davon in einem Kollektiv von ausschließlich Gesunden. Die Häufigkeit positiver Tests bei ausschließlich Kranken gibt uns die *Sensitivität* des Tests an, die Häufigkeit negativer Tests bei Gesunden gibt uns die *Spezifität* an.

Sensitivität

$$P(T|K) = \frac{TK}{TK + \bar{T}K}$$

Spezifität

$$P(\bar{T}|\bar{K}) = \frac{\bar{T}\bar{K}}{\bar{T}\bar{K} + T\bar{K}}$$

Die positiven Vorhersagewerte eines Tests in verschiedenen Populationen werden also durch die Werte für Sensitivität und Spezifität als (mehr oder weniger) *feststehende* Gütekriterien und die *unterschiedlichen* Prävalenzwerte bestimmt. Je höher die Prävalenz, desto besser sind bei suboptimalen Tests (und das sind praktisch alle) die positiven Vorhersagewerte (Tabelle 1).

Da bei einem Screening die Prävalenz meist in der Größenordnung von wenigen Prozent (Polypen des Kolons) oder gar Promille liegt (Kolonkarzinom), ist der positive Vorhersagewert des Tests gewöhnlich klein. Er ist für die Beurteilung eines Screeningprogramms eine kritische Größe, weil er (zusammen mit der Angabe über die Häufigkeit eines positiven Testergebnisses) eine Aussage über die Menge der Fälle mit unnötigen, meist beträchtlichen diagnostischen *Folgekosten* aufgrund eines positiven Testergebnisses impliziert.

Bei *gegebener* Prävalenz ist die für die Zahl falsch positiver Testergebnisse *bestimmende Größe* die *Spezifität* des Tests. Je *geringer die Prävalenz, desto besser muß die Spezifität sein, will man den Aufwand für einen im Screening entdeckten Fall in ökonomisch vertretbarer Größenordnung halten.*

Nun möchte man natürlich auch möglichst alle Kranken oder Träger von Vorstadien im Screening entdecken, also eine hohe Sensitivität erreichen. Der Nutzen und der „Ruf" des Screeningprogrammes sind davon abhängig. In der Regel stehen Sensitivität und Spezifität eines Tests in einem gegenläufigen Zusammenhang, so auch beim Test auf okkultes Blut. Sucht man einen Kompromiß, so gilt: *Je längere Latenzzeiten („Verweildauern") ein Vor- bzw. Frühstadium hat, je größer also die*

Tabelle 1. Zusammenhang von Prävalenz und positivem Vorhersagewert bei einem Test mit 99% Spezifität und 60% Sensitivität

Prävalenz	5%	1%	1‰
	↓	↓	↓
Positiver Vorhersagewert	76%	38%	6%

Tabelle 2. Polypengröße und Testergebnis. (Nach SCHÜLER und BRAUNGARDT 1979)

Polypengröße [ø in mm]	Test positiv n	Test negativ n	Anteil der positiven Tests [%]
<5	1	77	1
5-9	5	11	31
10-20	10	10	50
>20	1	1	(50)

Chance für ein wiederholtes Screening in dieser Zeit ist, desto eher kann eine geringere Sensitivität hingenommen werden.

Diesen Weg ist man beim Test auf okkultes Blut im Stuhl gegangen: die Sensitivität des Haemoccult-Tests wurde bewußt reduziert, um die Spezifität zu erhöhen. Da beim Test auf okkultes Blut die Sensitivität wesentlich vom durchschnittlichen okkulten Blutverlust abhängig ist, *steigt* glücklicherweise die *stadienspezifische Sensitivität* des Tests an: sie ist gering bei kleinen Polypen (<5–10 mm), wesentlich besser dagegen bei Polypen von >10 mm oder bei tatsächlichen Karzinomen (Tabelle 2). Der angesprochene Kompromiß zwischen mäßiger Sensitivität und ausreichender Spezifität beim Test auf okkultes Blut wird also durch die pathophysiologischen Zusammenhänge begünstigt. Dennoch gilt: Es sind weitere Testverbesserungen wünschenswert, die verbesserte Sensitivität bei gleicher oder sogar besserer Spezifität bringen, ohne den Test unter Feldbedingungen weniger praktikabel zu machen. (Die Anforderungen des Bundesausschusses der Ärzte und Krankenkassen bzw. der Kassenärztlichen Bundesvereinigung für neue Tests versuchen dieser Forderung Rechnung zu tragen.) Das Konzept von Sensitivität und Spezifität liefert also den Rahmen für eine Testgütebeschreibung und -optimierung.

Im Gegensatz zu Kliniken wird ein einzelner niedergelassener Arzt nur selten die nötigen Fallzahlen erreichen, um aus der Zahl der Verdachtsfälle mit positivem Test und den bestätigten Fällen den positiven Prädiktionswert in seiner Klientel selbst zu bestimmen und so einen praktischen Anhalt für die Sicherheit seiner im Screening erhobenen Verdachtsdiagnose zu gewinnen. Den negativen Vorhersagewert würde er kaum kennen, da er die Nicht-Verdachtsfälle verständlicherweise nicht nachuntersucht. Beide Werte lassen sich aber auch aus Sensitivität, Spezifität und Prävalenz ableiten, so daß dem Arzt und den Programmverantwortlichen quantitative Hinweise auf die möglichen Ergebnisse einer Abklärungsdiagnostik bei positivem Testergebnis gegeben werden können [1].

Positiver Vorhersagewert

$$P(K|T) = \frac{P(K) \cdot P(T|K)}{P(K) \cdot P(T|K) + P(\overline{K}) \cdot P(T|\overline{K})}$$

$$\text{oder } \frac{\text{Prävalenz} \cdot \text{Sensitivität}}{\text{Prävalenz} \cdot \text{Sensitivität} + (1 - \text{Prävalenz}) \cdot (1 - \text{Spezifität})}$$

Auf die Probleme der Prävalenzabschätzung kann an dieser Stelle allerdings nicht eingegangen werden.

Man kann dieses Konzept auch zur Quantifizierung des Nutzens eines Screenings einsetzen [2]. Wenn U_1 der durchschnittliche Nutzen[3] eines positiven Testergebnisses für einen tatsächlich Kranken ist, also den eigentlichen Früherkennungserfolg darstellt, und $-U_2$ der negative Nutzen[3] (Schaden) des falsch positiven Testergebnisses für den gesunden Screeningteilnehmer (im wesentlichen also das Risiko der Folgediagnostik), so beschreibt die Relation

$$\frac{p_{TK} \cdot U_1}{p_{T\bar{K}} \cdot U_2} > 1$$

oder umgeformt

$$\frac{U_1}{U_2} > \frac{p_{T\bar{K}}}{p_{TK}}$$

die untere Grenze des *Nettonutzens* des Screenings für eine gegebene, konstante Screeningpopulation.

Dieser kurze Hinweis auf weitere Anwendungsfelder zeigt, daß das vorgestellte elementare Definitionskonzept für die Bewertung von Screeningprogrammen vielfältig nutzbar ist.

Literatur

1. Galen RS, Gambino SR (1975) Beyond Normality: the Predictive Value and Efficiency of Medical Diagnoses. Wiley & Sons, New York, London, Sydney, Toronto
2. Brecht JG, Schwartz FW (1983) Zur Bewertung des Nutzens von Krebsfrüherkennungsmaßnahmen. Vortrag auf dem Seminar „Krebsfrüherkennung" der DFVLR in Porz

3 Zur Messung eines solchen Nutzens sind unterschiedliche Dimensionen denkbar: gewonnene Lebensjahre, Gewinn an indexierbarer Lebensqualität oder monetäre Aufwendungen

Prinzip und Fehlerquellen des chemischen Nachweises von okkultem Blut in den Fäzes

D. KUTTER[1]

Das medizinische Problem der Früherkennung des kolorektalen Karzinoms ist eng mit dem chemisch-analytischen Problem des Nachweises des Leitsymptoms, des okkulten Blutes in den Fäzes, verknüpft. Dabei handelt es sich um ein sehr schwieriges Problem. Alle klassischen Nachweismethoden beruhen auf der peroxidaseähnlichen Wirkung des Hämoglobins (Abb. 1). Als Peroxidase bewirkt das Hämoglobin die Oxidation eines Chromogens durch das labile Sauerstoffatom eines Peroxids. Das Peroxid stellt also das Substrat der Peroxidase dar. In der Literatur werden zahlreiche Peroxide vorgeschlagen, von denen die wichtigsten in Abb. 2 zusammengestellt sind. Unter Chromogenen verstehen wir Substanzen, die im reduzierten Zustand farblos, im oxidierten Zustand dagegen stark gefärbt sind. Auch hier steht eine große Auswahl zur Verfügung (Abb. 3). Außer der Auswahl von geeignetem Peroxid und Chromogen stellt sich beim Blutnachweis in den Fäzes noch zusätzlich das Problem einer möglichst personalfreundlichen Durchführung. Die routinemäßige Verarbeitung großer Stuhlmengen stößt beim Laborpersonal verständlicherweise auf Ablehnung. Die Bundespost wäre auch über ihren Versand kaum erfreut. Bereits 1967 hat die Industrie den Vorschlag GREEGORS [1] aufgegrif-

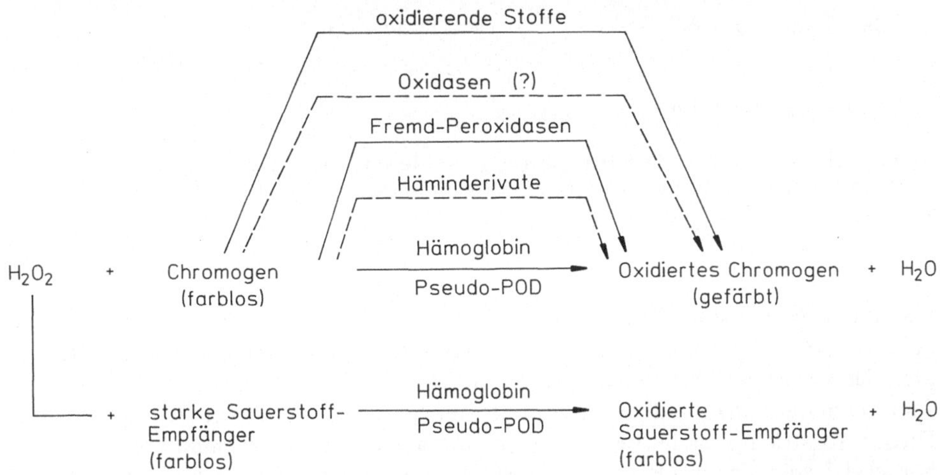

Abb. 1. Mechanismus des chemischen Blutnachweises in den Fäzes. (*POD* Peroxidasen)

1 14, Rue Beck, L-1222 Luxemburg

$$R{-}O{-}O{-}R' \xrightarrow{POD} R{-}O{-}R' + O$$

Peroxide	Zerfallsprodukte
Wasserstoffperoxid H–O–O–H	H_2O
Natriumperoxid Na–O–O–Na	Na_2O
Strontiumperoxid 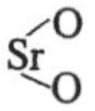 Sr(O)(O)	SrO_2
$CH_3{-}C(CH_3)(OOH){-}CH_2{-}CH_2{-}C(CH_3)(OOH){-}CH_3$ Dimethylhexan–dihydroperoxid	$CH_3{-}C(CH_3)(OH){-}CH_2{-}CH_2{-}C(CH_3)(OH){-}CH_3$ Dimethylhexan–dihydroxid
$C_6H_5{-}C(CH_3)_2{-}O{-}O{-}H$ Cumolhydroperoxid	$C_6H_5{-}C(CH_3)_2{-}O{-}H$ 2–Phenylpropanol–2
Decalin–hydroperoxid (H–O–O–Decalin)	Decalin–hydroxid (H–O–Decalin)
"Peroxidhaltiges Terpentinöl"	?

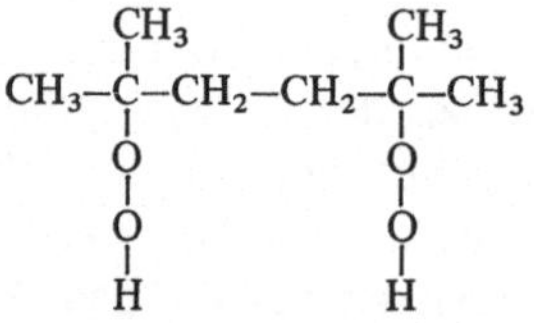

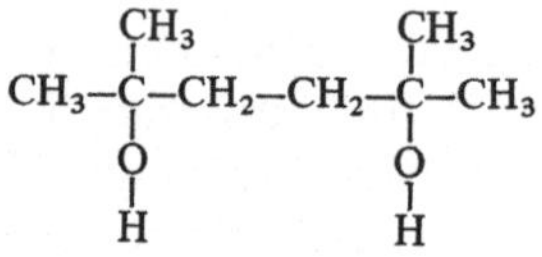

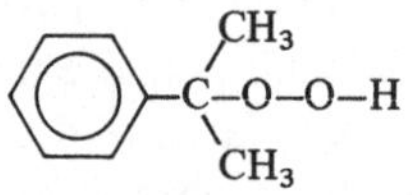

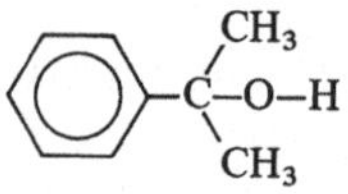

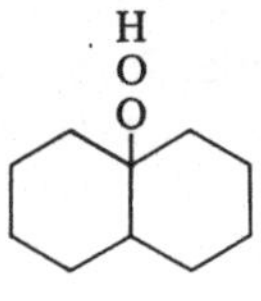

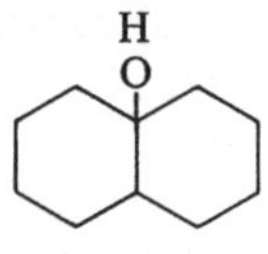

Abb. 2. Peroxide und ihre Zerfallsprodukte. Peroxide sind Moleküle, in denen 2 Sauerstoffatome miteinander verbunden sind. Unter Einwirkung von Peroxidasen zerfallen sie mit Abspaltung eines aktiven Sauerstoffatoms

fen und die sog. Testbriefchen entwickelt, die sich als praktikable Lösung erwiesen haben (Abb. 4). Das eigentliche Reagens ist ein mit Chromogen getränktes Filterpapier, das zwischen 2 rechteckige Kartonstücke gelegt ist. In den vorderen Karton sind Löcher gestanzt, in die eine geringe Menge der Stuhlprobe eingestrichen wird. Dieser Ausstrich trocknet rasch und ist dann auch zum Postversand bereit. Im Labor wird das auf der Rückseite des Kartons vorgestanzte Fensterchen geöffnet und eine Peroxidlösung auf die braunen Stuhlflecke geträufelt. Als Chromogen wird allgemein Guajakharz oder chromatographische Fraktionen desselben angenommen (s. Abb. 3). Die Oxidationsprodukte sind blau. Als Peroxid dient eine stabili-

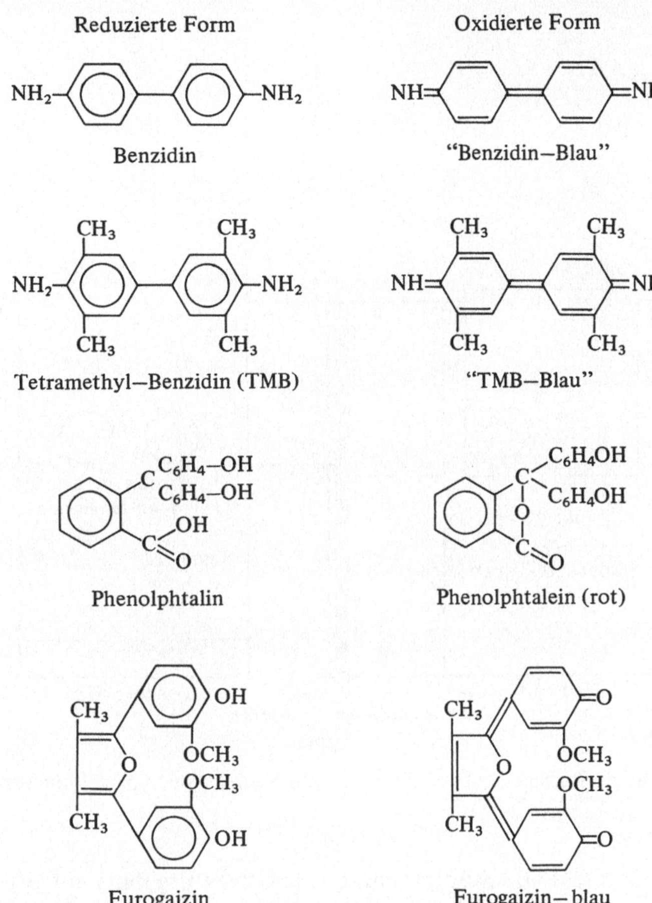

Abb. 3. Die wichtigsten Chromogene und ihre Oxidationsprodukte. Chromogene sind Stoffe, die im reduzierten Zustand farblos, im oxidierten Zustand dagegen stark gefärbt sind

sierte Lösung von Wasserstoffperoxid. Bei positiver Reaktion bildet sich rund um den Stuhlfleck eine mehr oder weniger beständige Blaufärbung. Derart aufgebaut sind die Testbriefchen hemo-Fec (Boehringer Mannheim), Haemoccult (Röhm Pharma, Darmstadt), Colo-Rect (Hoffmann La Roche) und Krypto-Haem (Sächsisches Serumwerk Dresden, DDR). Beim Fecatest (Finnpipette, Helsinki) ist das Briefchen durch einen speziellen Behälter aus Kunststoff ersetzt.

Was die *Spezifität* dieser Tests anbelangt, so sind wir in sehr hohem Maße mit falsch-positiven und falsch-negativen Störfaktoren konfrontiert. In Tabelle 1 sind Ursachen falsch-positiver Ergebnisse zusammengestellt. An erster Stelle stehen die Substanzen, die wir als „Fremdperoxidasen“ zusammenfassen. Die Hämoproteine externen Ursprungs werden meist nur zum Teil durch den Verdauungsprozeß zerstört. Ein geringer Teil davon kann aber durchaus in den Endstuhl gelangen und dort positive Blutreaktionen vortäuschen. Mit extrem empfindlichen Reagenzien

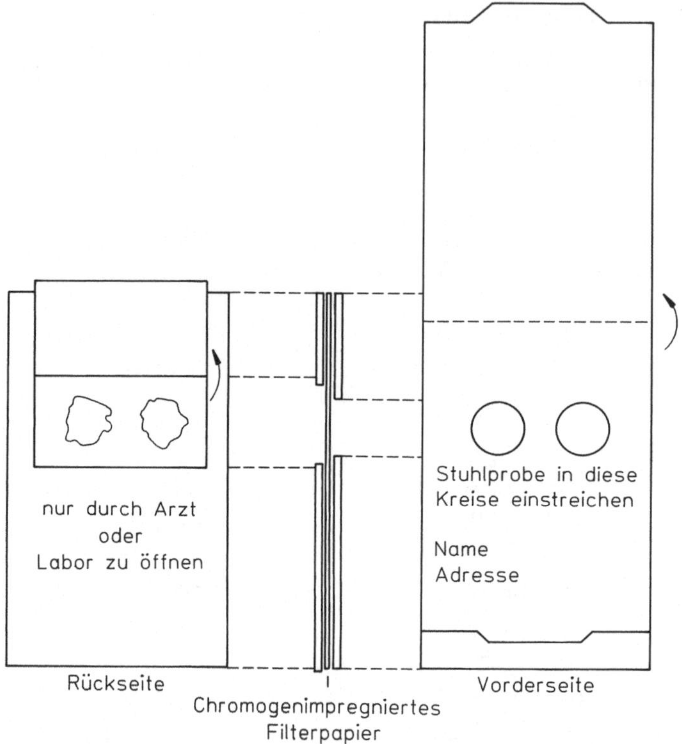

Abb. 4. Aufbau der Testbriefchen zum Nachweis von okkultem Stuhlblut

geben fast alle Stuhlproben ein positives Ergebnis auf Blut. Leukozytenperoxidasen scheinen unter den gegebenen Bedingungen die Nachweisreaktionen nicht zu beeinflussen. Oxidierende Stoffe sind von Natur aus mit Sicherheit nicht in den Fäzes enthalten. Eine Direktoxidation des Chromogens wäre höchstens durch Spuren oxidierender Reinigungs- und Desinfektionsmittel denkbar, wie sie oft zur Toilettenhygiene verwendet werden. Rohe Pflanzenkost enthält Oxidasen. Es handelt

Tabelle 1. Falsch-positive Störfaktoren des chemischen Blutnachweises in den Fäzes

Störfaktoren	Ursprung
Tierisches Hämoglobin Myoglobin Häminderivate	Aus Fleischnahrung, besonders roh oder halbroh, ganz besonders Blutwurst u. ä.
Pflanzliche Peroxidasen	Aus roher Pflanzenkost
Bakterielle Peroxidasen	Produkte der Darmflora
Leukozytenperoxidase (??)	Entzündungen der Darmwand
Stark oxidierende Stoffe	Zufällige Beimengung von oxidierenden Reinigungsprodukten (z. B. Domestos®)

Tabelle 2. Falsch-negative Störfaktoren des chemischen Blutnachweises in den Fäzes

Störfaktoren	Ursprung
Starke Sauerstoffempfänger	Alimentär, metabolisch, bakteriell, medikamentös
Spezifische Hemmstoffe (?)	Nicht bekannt
Abbau oder Denaturierung des Hämoglobins	Durch Verdauungsenzyme, metabolisch, bakteriell (Lagerung der Probe)

sich dabei jedoch in erster Linie um Polyphenoloxidasen, die mit den klassischen Chromogenen nicht reagieren.

Unter den falsch-negativen Störfaktoren (Tabelle 2) stehen die starken Sauerstoffempfänger an erster Stelle. Sie können die Reaktion fehlleiten, indem sie durch die Peroxidase zu farblosen Substanzen oxidiert werden. Dabei bleibt die Oxidation des Chromogens und damit die Farbreaktion aus, oder sie tritt erst auf, nachdem der stärkere Konkurrent vollständig oxidiert ist. Die Fäzes haben stets deutlich reduzierenden Charakter, mitunter in sehr starkem Ausmaß. WIELINGER u. CARSTENSEN [5] haben in 20 Stuhlproben die Reduktionsäquivalente mit Dichlorphenol-indophenol titriert und als mg Ascorbinsäure/100 g Feuchtstuhl ausgedrückt. Aus Abb. 5 ist ersichtlich, daß die Konzentrationen meist über 100 liegen und bis zu 220 mg Ascorbinsäure/100 g Feuchtstuhl reichen können. Spezifische Peroxidasehemmer sind nicht bekannt.

Eine zusätzliche Schwierigkeit liegt in der Tatsache, daß das Hämoglobin je nach Lokalisation der Blutung in veränderter Form vorliegen kann. Durch Einwir-

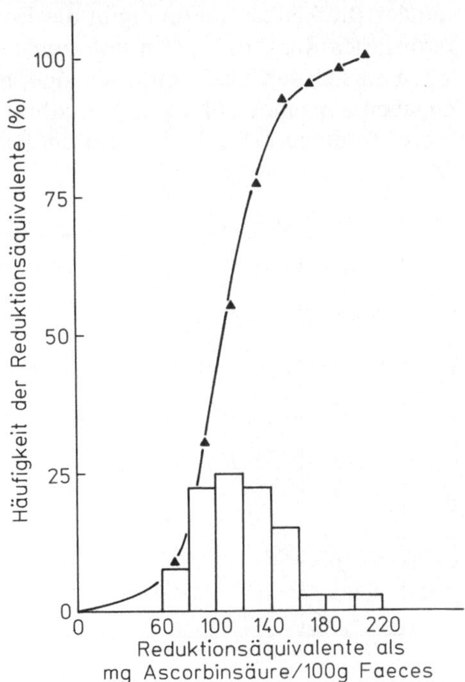

Abb. 5. Häufigkeit reduzierender Äquivalente in den Fäzes. (Nach [5])

kung des peptisch-salzsauren Magensekrets wird Hämoglobin aus dem oberen Verdauungstrakt (Mund, Ösophagus, Magen und evtl. auch noch Duodenum) zum größten Teil in braunschwarzes salzsaures Hämatin verwandelt, das keine eigentliche Peroxidaseaktivität mehr besitzt, die Reaktion zwischen Peroxid und Chromogen aber doch noch — wenn auch in geringem Maße — auf nichtenzymatischem Weg katalysiert. Im Modellversuch konnten wir die Peroxidaseaktivität des Hämoglobins durch Einwirkung von Pepsin und Salzsäure auf etwa 10% des Ausgangswerts senken. Bei Blutungen ab etwa 50 ml/24 h kommt es dann zur Entleerung von sog. Teerstuhl. Teerstuhl entsteht aber auch durch bakterielle Zersetzung des Hämoglobins im Dünndarm. Über die chemische Natur dieser Zersetzungsprodukte ist wenig bekannt. Aus einer älteren Arbeit von HUNTSMAN u. LIDDELL [3] geht hervor, daß die Peroxidaseaktivität dabei um etwa die Hälfte abnimmt, was auch unsere eigenen Modellversuche bestätigen. Bei Blutungen aus Karzinomen oder ihren Präkursoren im Dickdarm wird oft fälschlicherweise angenommen, daß das Hämoglobin hier in unveränderter Form vorliegt. In Wirklichkeit treten durchaus noch chemische Veränderungen auf. So entsteht z. B. durch Einwirkung von Schwefelwasserstoff enzymatisch inaktives Sulfohämoglobin.

Das konstante Vorliegen wechselnder Mengen an Störfaktoren hat natürlich einen starken Einfluß auf die *Empfindlichkeit* der Stuhlbluttests. Da dadurch die Reaktionsbedingungen von Probe zu Probe stark wechseln können, ist es nicht möglich, die Empfindlichkeit eines Reagens durch einen einzigen Punktwert zu definieren. Wie bei den Harntests muß auch hier eine Empfindlichkeitskurve aufgestellt werden. Diese Kurve wird erstellt, indem man in einer größeren Probenzahl die Reaktion durchführt und das Ergebnis mit dem einer Referenzmethode vergleicht. Die graphische Darstellung der steigenden Positivitätsrate bei zunehmender Blutkonzentration ergibt die Empfindlichkeitskurve, die für ein gut standardisiertes Reagens typisch und konstant ist. Da chemische Referenzmethoden schon an sich sehr problematisch sind, hat man versucht, die Schwierigkeit durch Zugaben steigender Mengen Frischblut zu Stuhlproben zu umgehen. Auf diese Weise kommen fast „ideale“ Empfindlichkeitskurven zustande: Die Kurve ist an-

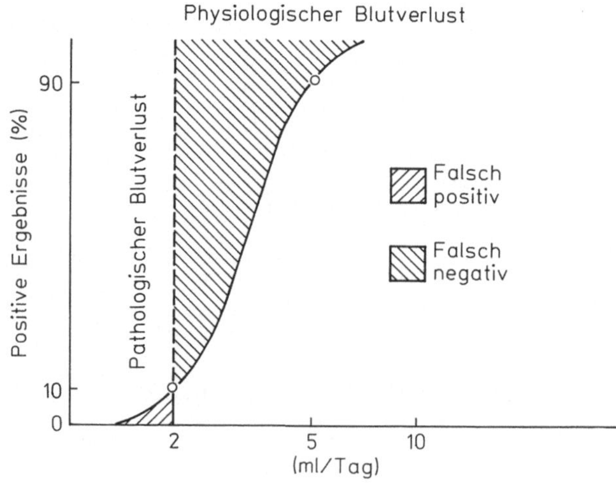

Abb. 6. Empfindlichkeitskurve eines „idealen“ Reagens

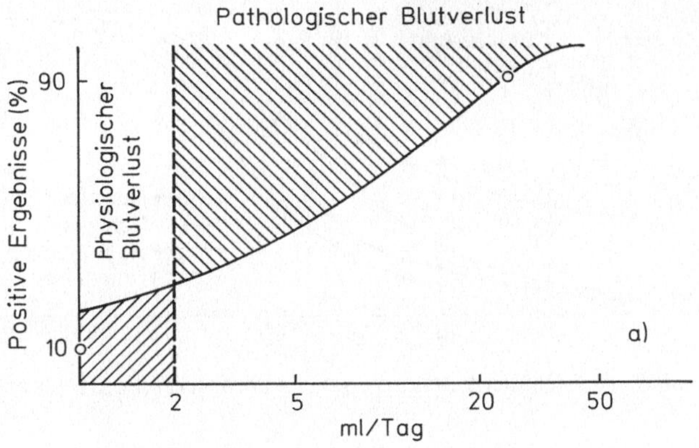

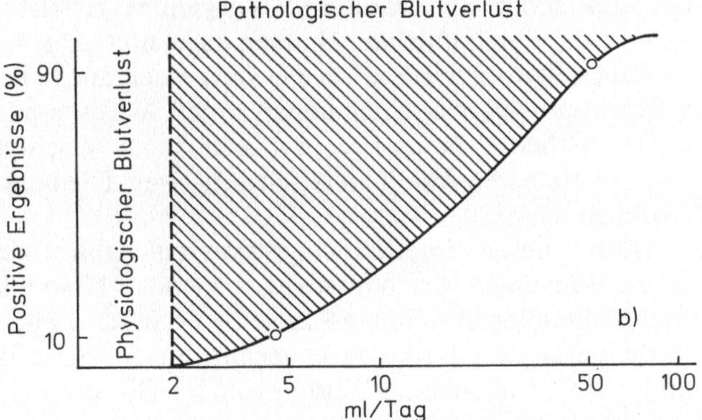

Abb. 7a, b. Empfindlichkeitskurven von empfindlichen (**a**) und unempfindlichen (**b**) Reagenzien

nähernd vertikal, die maximale Empfindlichkeit liegt an der oberen Grenze des physiologischen Blutverlusts, die praktische Empfindlichkeit nur geringfügig höher, der Prozentsatz an falsch-positiven Ergebnissen ist gering, der an falsch-negativen tragbar (Abb. 6). Wir können jedoch mit Sicherheit annehmen, daß dieser Zustand nicht der Wirklichkeit entspricht. Wir wissen von den Harntests her, daß die Kurve um so schiefer liegt, je mehr die Reaktion durch Harnbestandteile beeinflußt wird. Bei dem starken Einfluß der Stuhlbestandteile auf die Reaktion müssen wir auch hier mit einer eher flachen Empfindlichkeitskurve rechnen. Aus Abb. 7 ist unser Dilemma ersichtlich: Wählen wir ein empfindliches Reagens, so sind unsere Ergebnisse mit einem relativ hohen Prozentsatz an falsch-positiven Ergebnissen belastet. Auch die Zahl der falsch-negativen Resultate dürfte ziemlich hoch liegen. Bei weniger empfindlichen Reagenzien treten wohl kaum noch falsch-positive Ergebnisse auf, dabei steigt aber auch die Anzahl der falsch-negativen Resultate ins Untragbare. Diese theoretischen Kurven entsprechen durchaus der Wirklichkeit. HEINRICH u. ICAGIC [2] haben bei einer großen Zahl von Patienten den reellen Blutverlust mit Hilfe der ^{59}Fe-Eliminationsrate ermittelt und ihm die Ergebnisse

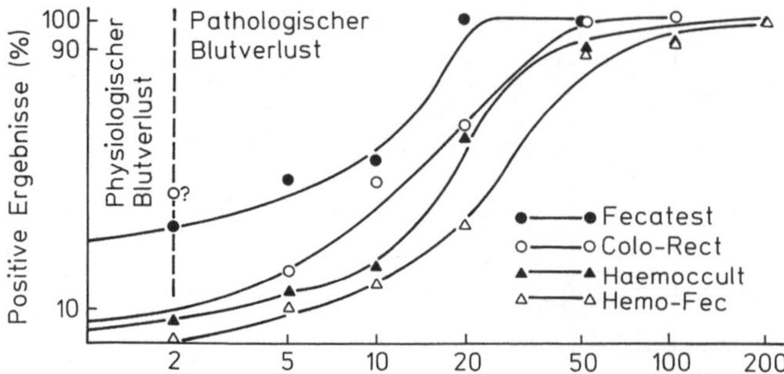

Abb.8. Empfindlichkeitskurven von 4 kommerziellen Tests auf Stuhlblut. (Nach [2])

der einzelnen kommerziellen Tests gegenübergestellt. Aus diesen Ergebnissen haben wir die Empfindlichkeitskurven abgeleitet (Abb.8). Wir finden hier die beiden extremen Kurven wieder: Für Fecatest einen noch eben tragbaren Prozentsatz an falsch-negativen, aber einen hohen Anteil an falsch-positiven Ergebnissen, für den unempfindlichen hemo-Fec praktisch keine falsch-positiven, aber einen nicht mehr vertretbaren Anteil an falsch-negativen. Die beiden anderen Tests liegen dazwischen.

Hinter diesen Empfindlichkeitskurven verbirgt sich der Antagonismus zwischen Blutverlust, Fremdperoxidasen und inhibierenden Sauerstoffempfängern oder Reduktoren. Abbildung 9 zeigt die Verhältnisse bei idealen Fällen. Die reellen Verhältnisse sind in Abb.10 dargestellt. Sie zeigen, daß unabhängig von der Empfindlichkeit - in anderen Worten von der Distanz zwischen Nachweisgrenze und Grenze des pathologischen Blutverlusts - stets falsch-positive und falsch-negative Ergebnisse möglich sind.

Es stellt sich natürlich die Frage, ob einzelne Störfaktoren nicht durch bestimmte präanalytische Maßnahmen ausgeschaltet werden können oder ob Möglichkeiten bestehen, die Reaktionen durch analytische Kunstgriffe spezifischer und damit empfindlicher zu gestalten.

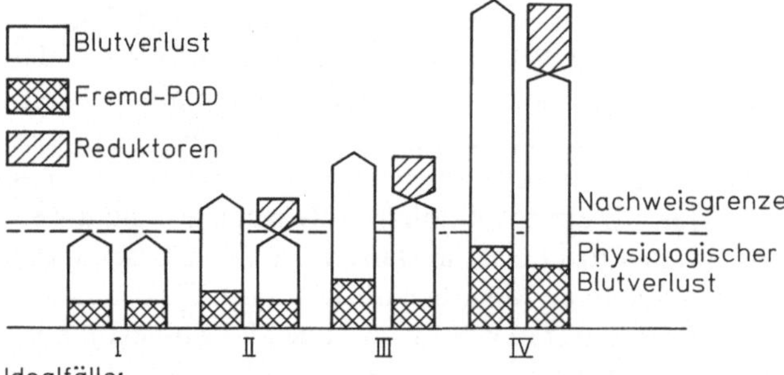

Abb.9. Ideale Verhältnisse zwischen Blutverlust, Fremdperoxidasen (*Fremd-POD*) und Reduktoren beim Nachweis von Blut in den Fäzes

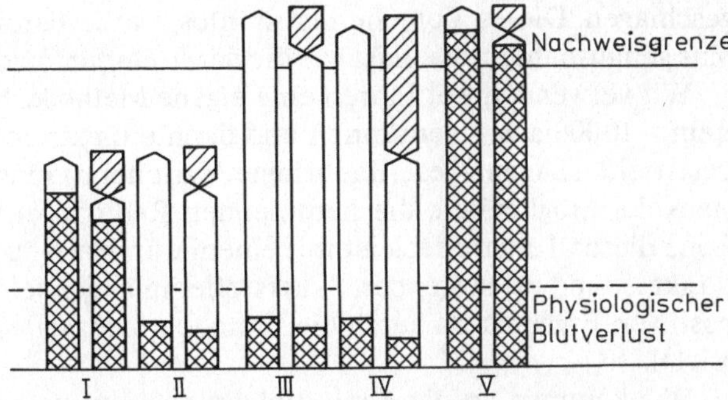

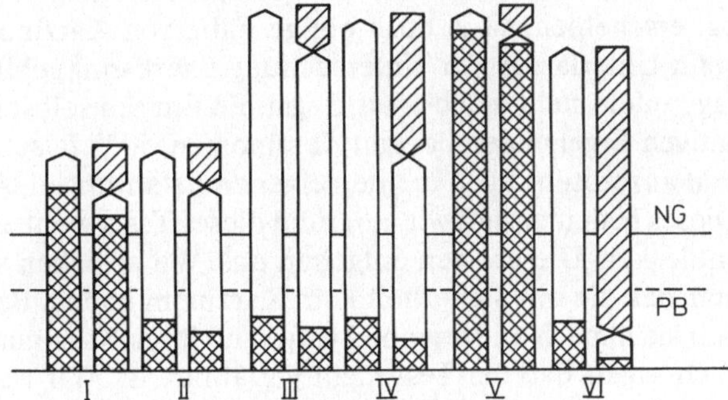

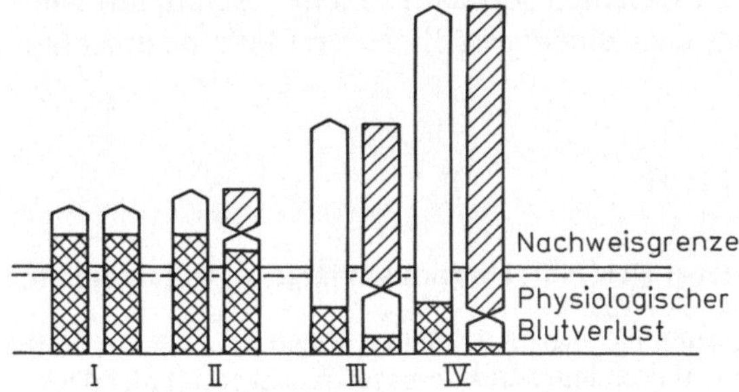

Abb. 10. Reelle Verhältnisse zwischen Blutverlust, Fremdperoxidasen und Reduktoren beim Blutnachweis in den Fäzes

Es besteht durchaus die Möglichkeit, die Fremdperoxidasen durch eine mehrtägige hämoproteinfreie Diät - also durch Verzicht auf Fleisch und Rohgemüse - entscheidend zu senken. Dieses dürfte im Einzelfall bei entsprechender Motivierung des Patienten durchaus möglich sein, ist bei Reihenuntersuchungen jedoch mit Sicherheit nicht durchführbar. Eine selektive Ausschaltung der Fremdperoxidasen, z.B. durch Kochen der Probe, wird noch in vielen älteren Handbüchern vorgeschlagen. Dieses Vorgehen ist sinnlos, da die Peroxidaseaktivität des Hämoglobins genauso thermolabil ist wie die der Fremdperoxidasen.

Wir verwenden seit Jahren eine eigene Methode, bei der wir die Stuhlprobe extrem - 10000fach - verdünnen und dann ein extrem empfindliches Reagens, den Teststreifen Sangur-Test (Boehringer Mannheim), einsetzen. Wir haben hier wenigstens die Möglichkeit, die hemmenden Reduktoren auszuschalten. Die reaktive Zone dieses Teststreifens ist mit einem dünnen Netz abgedeckt, das mit KIO_3 getränkt ist und die störenden Sauerstoffempfänger selektiv wegoxidiert. Vor falsch-positiven Ergebnissen durch die Fremdperoxidasen sind wir jedoch auch nicht gefeit [4].

Wir kommen an der Schlußfolgerung nicht vorbei, daß es zur Zeit kein echt brauchbares Reagens zum Nachweis einer kolorektalen Blutung gibt. Der bisher geübte Einsatz unempfindlicher Reagenzien mag in gewisser Hinsicht gerechtfertigt erscheinen, da ja doch einige Fälle von Karzinomen aufgedeckt wurden, die beim Unterlassen der Untersuchung unerkannt geblieben wären. Eine hohe Versagerquote steht jedoch fest: Sogar die Firmen selbst sprechen von 30% falsch-negativen Ergebnissen bei den Karzinomen, 50% falsch-negativen und mehr bei den Präkanzerosen. Nach meinen eigenen Erfahrungen ist auch das noch optimistisch. Dieses bedeutet, daß wir aufgrund dieses Tests wohl einen Teil der Karzinomträger entdecken. Die übrigen entgehen uns. Wir schicken sie nach Hause und sagen ihnen, daß sie mit Sicherheit kein Karzinom haben. Besteht dann nicht die Gefahr, daß sie danach auftretende Symptome ihres Karzinoms abtun? Wir können ihnen auch sagen, daß der Test nicht verläßlich ist. Wir werden dadurch mit Sicherheit gesunde Personen verunsichern und andere veranlassen, das nächste Mal nicht wieder mitzumachen, „wenn das Ding ja doch nicht sicher ist". Die Bedeutung des bisher Erreichten soll damit nicht geschmälert werden. Festzuhalten ist aber, daß wir uns nach einer verläßlicheren Methode umsehen müssen.

Literatur

1. Greegor DH (1967) Diagnosis of large bowel cancer in the asymptomatic patient. J Am Med Assoc 201:123
2. Heinrich HC, Icagic F (1980) Comparative studies on the „in vivo"-sensitivity of four commercial pseudoperoxidase-based faecal occult blood tests. Klin Wochenschr 58:1283
3. Huntsman RG, Liddell J (1961) Paper tests for occult blood in faeces and some observations on the fate of swallowed red cells. J Clin Pathol 14:436
4. Kutter D (1965) Recherche du sang occulte dans les selles à l'aide des tigettes reactives Hemastix „Improved". Acta Gastroenterol Belg 28:94
5. Wielinger H, Carstensen CA (1978) Verbesserter Test zum Nachweis von okkultem Blut im Stuhl. MMW 120:1095

Diskussion (siehe Seite 90)

Ultrasensitiver immunochemischer Okkultblutnachweis im Stuhl

H. C. HEINRICH[1]

Die Validität eines Tests auf okkultes Blut im Stuhl wird neben der möglichst einfachen und schnellen Durchführbarkeit (Praktikabilität) durch die Sensitivität und Spezifität des Tests bestimmt (Tabelle 1). Die Sensitivität muß so groß sein, daß möglichst schon die blutenden kolorektalen Adenome und alle Frühstadien des kolorektalen Karzinoms (Dukes-Stadien A und B) erfaßt werden, da nur dann noch durch die operative Entfernung der Präkanzerose bzw. des jungen Karzinoms eine wünschenswert hohe 5-Jahres-Überlebensrate von 100, 80 bzw. 50% erreicht werden kann. Im Idealfall werden mit einem ausreichend sensitiven Okkultbluttest falsch-negative Ergebnisse vermieden und 100% aller tatsächlich gastrointestinal blutenden Patienten erfaßt (Sensitivität = 1,00). Andererseits muß ein optimaler Stuhlokkultbluttest spezifisch für menschliches Blut bzw. Hämoglobin sein und darf nicht durch Nahrungsbestandteile bzw. Arzneimittel verursachte Okkultblutverluste vortäuschen (falsch-positive Ergebnisse) und damit im Einzelfall diagnostische Folgekosten von 1000–2000 DM für röntgenologische und endoskopische Versuche zur Lokalisation einer tatsächlich nicht vorhandenen gastrointestinalen Blutungsquelle auslösen. Im Idealfall sind bei Anwendung eines spezifischen Okkultbluttests 100% der Tests negativ bei sicher nichtblutenden Patienten (Spezifität = 1,00). Nuklearmedizinische Referenzmethoden wie die ^{51}Cr-Fäzesexkre-

Tabelle 1. Sensitivität und Spezifität als Kriterien für die diagnostische Validität eines Okkultbluttests

	Sensitivität		x	Spezifität		=	Validität
	$\left[\frac{\text{Zahl richtig-positiver Tests}}{\text{Zahl tatsächlich blutender Patienten}}\right]$			$\left[\frac{\text{Zahl richtig-negativer Tests}}{\text{Zahl sicher nichtblutender Patienten}}\right]$			
Optimal:	1,00		x	1,00		=	1,00
	erfaßt werden *alle* blutenden Patienten „keine *falsch-negativen* Resultate"			erfaßt werden *keine* nichtblutenden Patienten „keine *falsch-positiven* Resultate"			Erfassung *aller* blutenden Patienten Ausschluß *aller* nichtblutenden Patienten

1 Abteilung Medizinische Biochemie, Universitäts-Krankenhaus Eppendorf, Universität Hamburg, Martinistr. 52, 2000 Hamburg 20

tions- bzw. die ^{59}Fe-Gesamtkörperretentionsmessung sind für die zuverlässige Bestimmung der In-vivo-Sensitivität und die Bestätigung der Spezifität eines Okkultbluttests erforderlich, müssen dafür aber selbst ausreichend empfindlich und spezifisch sein.

Sehr geringe Blutverluste bei kolorektalen Adenomen und Karzinomfrühstadien bestimmen die erforderliche Sensitivität der Okkultbluttests

Bei Patienten mit fortgeschrittenen Stadien (Dukes C) rechtssitzender kolorektaler Karzinome wurden erhebliche ständige Blutverluste von 50–80 ml/Tag mit der ^{59}Fe-Gesamtkörperretentionsmethode gemessen. Insbesondere beim schon fortgeschrittenen Zäkumkarzinom ist eine wegen der starken Blutverluste häufig eisentherapierefraktär erscheinende Eisenmangelanämie oft das einzige faßbare Symptom. Das bei einer 80jährigen, klinisch sonst unauffälligen Patientin mit Eisenmangelanämie gemessene Blutungsmuster (Abb. 1) zeigt ständige gleichbleibende

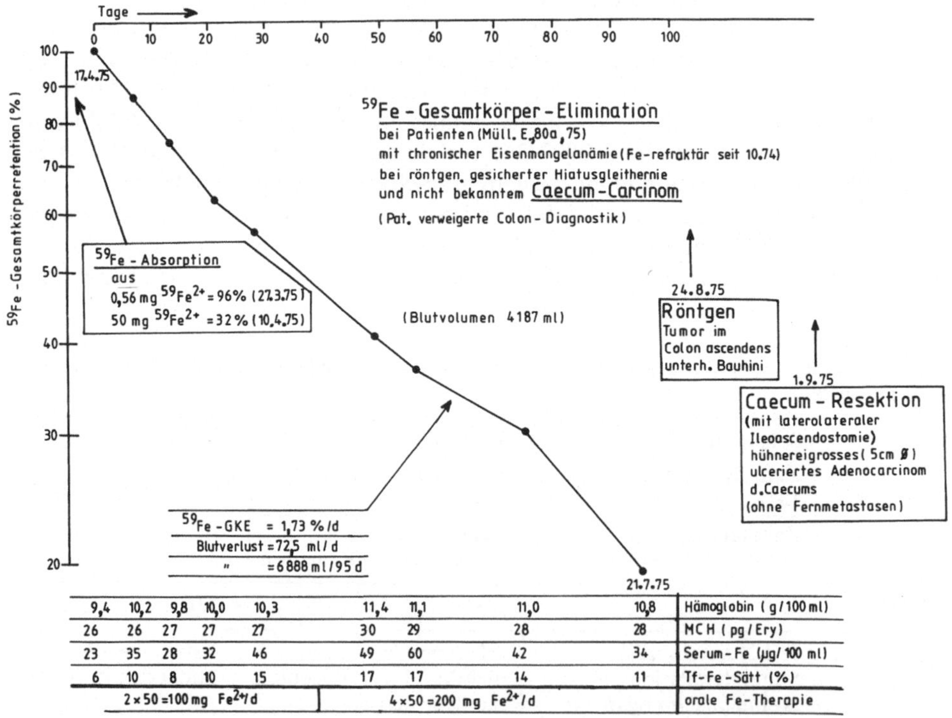

Abb. 1. Durch ^{59}Fe-Gesamtkörperretentionsmessungen bestimmte starke Blutverluste von durchschnittlich 73 ml/Tag bei einer 80jährigen Patientin mit schwerer eisentherapierefraktärer Eisenmangelanämie. Nach anfänglicher Verweigerung der Kolondiagnostik wurde ein 5 cm großes ulzeriertes Zäkumkarzinom (Dukes C) lokalisiert und reseziert. Der Haemoccult-Test war mehrfach negativ

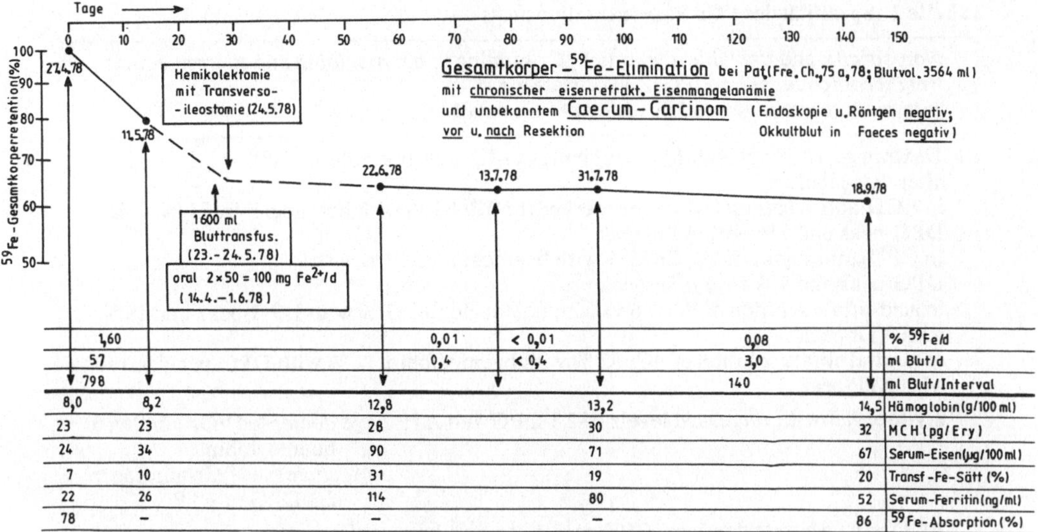

Abb. 2. Durch ^{59}Fe-Gesamtkörperretentionsmessungen bestimmte Blutverluste von 57 ml/Tag bei einer 75jährigen Patientin mit schwerer eisentherapierefraktärer Eisenmangelanämie. Haemoccult-Test mehrfach negativ. Endoskopische und röntgenologische Untersuchungen des Dickdarms hatte zunächst keine Blutungsquelle ergeben. Nach Resektion des Zäkumkarzinoms waren durch ^{59}Fe-Retentionsmessungen keine Blutverluste mehr nachweisbar (<3 ml/Tag)

schwere Blutverluste von durchschnittlich 73 ml/Tag, als deren Quelle dann ein etwa 5 cm großes ulzeriertes Adenokarzinom des Zäkums (Stadium C) lokalisiert und entfernt wurde. Bei einer anderen Patientin mit schwerer Eisenmangelanämie und einem Blutverlust von 57 ml/Tag (Abb. 2) war ebenfalls ein Zäkumkarzinom die Blutverlustquelle. Nach der Resektion des Karzinoms lag die Gesamtkörperelimination des ^{59}Fe im Normalbereich, waren Blutverluste also nicht mehr nachweisbar.

Mit sehr viel geringeren Blutverlusten von 0,1-10 ml/Tag ist jedoch bei kolorektalen Adenomen und insbesondere links bzw. im Rektosigmoidalbereich sitzenden Karzinomen zu rechnen.

Leider ist die von verschiedenen Arbeitsgruppen für die Quantifizierung der Blutverluste bei solchen Patienten benutzte ^{51}Cr-Fäzesexkretionsmethode für die Erfassung von Blutverlusten unter 4 ml/Tag bzw. die Quantifizierung von Blutverlusten im Bereich von 4-10 ml/Tag prinzipiell ungeeignet. Schon unmittelbar nach der ^{51}Cr-Markierung der Erythrozyten enthalten diese nur 26-83 % des ^{51}Cr am Hämoglobin und 11-63 % des ^{51}Cr an niedermolekularen Bestandteilen (2,3-DPG, ATP etc.) gebunden (Tabelle 2). Nach Infusion der insuffizient ^{51}Cr-markierten Erythrozyten diffundiert bei nicht oder nur wenig blutenden Patienten offensichtlich ein großer Teil der ^{51}Cr-Markierung aus den Erythrozyten und wird dann mit der Galle als abgespaltenes ^{51}Cr in den Dünndarm und dann mit dem Stuhl ausgeschieden. Bei Patienten mit einer T-Drainage des Ductus choledochus wurde eine der täglichen ^{51}Cr-Fäzesexkretion entsprechende ^{51}Cr-Menge bereits in der gesam-

Tabelle 2. Spezifität des ^{51}Cr-Fäzesexkretionstests

1. *Non-specific* and *unstable* (dynamic) ^{51}Cr-binding to *haemoglobin* and *low molecular weight compounds* (2,3-DPG, ATP, citrate etc.)
with random exchange and diffusion of ^{51}Cr out of erythrocytes

1.1 *Dextran gel chromatography* on Sephadex G-25 superfine column [18]
after ^{51}Cr-labelling
in ACD-anticoagulant (reference method) of ^{51}Cr 83 % with haemoglobin, 11 % with DPG-peak and 5 % with ATP-peak
in CPD-anticoagulant of ^{51}Cr 72 % with haemoglobin, 19 % with DPG-peak and 5 % with ATP-peak
in acid citrate solution of ^{51}Cr 26 % with haemoglobin, 63 % with DPG-peak and 10 % with ATP-peak
in neutral citrate solution of ^{51}Cr 82 % with haemoglobin, 11 % with DPG-peak and 10 % with ATP-peak

erythrocytes with *increased* levels of 2,3-DPG and ATP have *decreased* ^{51}Cr-binding to haemoglobin
and *increased* ^{51}Cr-binding to 2,3-DPG or ATP

ACD = acid citrate dextrose; CPD = citrate phosphate dextrose

1.2 *HPLC-gelfiltration* on TSK-300SW columns (Abtlg. Med. Biochem., 1982)
after ^{51}Cr-labelling
in ACD-anticoagulant of ^{51}Cr 80 % with haemoglobin, 19 % with low molecular weight fraction (DPG, ATP, etc.)
with Signette-Method of ^{51}Cr 69–79 % with haemoglobin, 21–31 % with low molecular weight fraction (DPG, ATP, etc.)

2. *Non-specific and unstable (dynamic) ^{51}Cr-labelling* of *haemoglobin* and *low molecular weight compounds* in erythrocytes causes:

2.1 *„in vivo" elution* of ^{51}Cr from erythrocytes

2.2 *biliary ^{51}Cr-excretion* equivalent to faecal ^{51}Cr-excretion in patients with bile duct T-tubes; ^{51}Cr-equivalents up to 3 ml blood/day are excreted in bile and do not represent blood loss [24]

3. *^{51}Cr-faecal excretion* in the *lower range* does *not indicate or measure gastrointestinal blood-loss.*
Basal faecal ^{51}Cr-blood equivalents of 0,1–3,8 ($\bar{x}_a$ = 0,9) ml blood/d [9]
do not represent blood losses but are *pseudo*-blood losses, since they originate from biliary (and faecal) excretion of ^{51}Cr released from erythrocytes

4. *Real blood losses* of ≤4 ml/d *cannot* be *detected* with *^{51}Cr-faecal excretion method*
Real blood losses of 4–10 ml/d *cannot* be *quantified* with *^{51}Cr-faecal excretion method*
following the intravenous infusion of „in vitro" ^{51}Cr-labelled autologous erythrocytes

melten Galle gefunden (Tabelle 2), so daß die mit der ^{51}Cr-Methode bei Kontrollpersonen gemessene ^{51}Cr-Exkretion nicht – wie bisher angenommen – einem physiologischen Blutverlustbereich von 0,1–3,8 ml/Tag entspricht, sondern vielmehr als „artefizieller" Pseudoblutverlust-Normalbereich zu bezeichnen ist. Alle mit der ^{51}Cr-Methode gemessenen Pseudoblutverluste von 0,1 bis ca. 3,8 ml weisen somit keinen Blutverlust nach, und gemessene ^{51}Cr-Blutverluste von 4–10 ml/Tag können mit einem Pseudoblutverlust von bis zu 3–4 ml/Tag behaftet sein, sind also entsprechend fehlerhaft und für die Quantifizierung von Blutverlusten in diesem

Bereich nicht geeignet. ^{51}Cr-Blutverluste, die unter den in den Standardwerken der Nuklearmedizin mit 1-5 ml ^{51}Cr-Blutverlust/Tag angegebenen oberen Grenzen des früher sog. normalen gastrointestinalen Blutverlusts [6, 9] liegen, sind heute als Pseudoblutverluste anzusehen. Entsprechend kritisch sind deshalb die bisher mit der ^{51}Cr-Methode durchgeführten Quantifizierungen von sog. Blutverlusten bei Patienten mit Adenomen bzw. Karzinomen zu bewerten, bei denen zudem die auf ^{51}Cr zu messenden Stühle nicht wie erforderlich homogenisiert [20] bzw. die stark wasserverdünnten Stuhlhomogenate vor der ^{51}Cr-Messung nicht wie erforderlich stabilisiert worden waren [17], so daß mit nicht konstanter Meßgeometrie bzw. an nicht aliquoten Stuhlproben gemessen wurde. Abgesehen von den deshalb wahrscheinlich erheblichen Meßfehlern, liegen fast alle bei Patienten mit kolorektalen Adenomen gemessenen ^{51}Cr-Blutverluste mit 0,2-3,5 ml/Tag im obengenannten Pseudoblutverlust-Normalbereich von 0,1-3,8 ml/Tag (Tabelle 2) und können deshalb nicht als echte Blutverluste interpretiert werden. Auch bei Patienten mit kolorektalen Karzinomen (A- bis D-Stadien) lagen die ^{51}Cr-Blutverluste von 0,5-28 ml/Tag [20] größtenteils noch im Pseudoblutverlust-Normalbereich der ^{51}Cr-Methode, so daß auch hier eine zuverlässige Detektion und Quantifizierung der Blutverluste nur bei ^{51}Cr-Blutverlusten von >4 bzw. >10 ml/Tag möglich sind.

Somit zeigen die bisherigen ^{51}Cr-Blutverlustmessungen, daß die Okkultblutverluste bei Adenomen und jungen Karzinomen wohl hauptsächlich im Pseudoblutverlust-Normalbereich liegen und damit meistens nicht größer als 0,2-3,8 ml/Tag sind. Noch geringere Blutverluste als 0,2 ml/Tag sind jedoch durchaus möglich, da sie mit den nuklearmedizinischen Methoden nicht erfaßbar sind. Eine für den gezielten Okkultblutnachweis im Stuhl sowie für das Okkultblutmassenscreening und die Krebsvorsorgeuntersuchung ausreichend sensitive Methode sollte deshalb den Blutverlustbereich von 0,01-10 ml/Tag sicher erfassen.

Mangelhafte Spezifität und Sensitivität der chemischen Okkultbluttests

Die heute beim chemischen Okkultblutnachweis im Stuhl am meisten benutzten kommerziellen Tests basieren auf der pseudoperoxidatischen Aktivität des proteingebundenen Hämmoleküls und verwenden entweder Guajakol (Haemoccult, hemoFEC, Colo-Rect, Fecatest, FecaNostic) oder o-Tolidin (= Tetramethylbenzidin) (Hemo-Fec) als farblose benzoide Chromogene und können deshalb auch nicht für menschliches Hämoglobin bzw. Blut spezifisch sein. Vielmehr können alle mit der Nahrung aufgenommenen bzw. von den Darmbakterien produzierten tierischen und pflanzlichen Hämoproteine (Hämoglobine, Myoglobine, Peroxidasen etc.) auch bei nichtblutenden Patienten falsch-positive Ergebnisse verursachen.

Häufigkeit falsch-positiver chemischer Okkultbluttests infolge mangelhafter Spezifität

Bei Patienten mit Pseudo-^{51}Cr-Blutverlusten von 0-2 ml/Tag, die deswegen als nichtblutend zu bezeichnen sind, wurden mit dem Haemoccult-I-Test nach Normalkost zwischen 8 und 12 % falsch-positive Ergebnisse festgestellt, die nach einer

Tabelle 3. Quote falsch-positiver Haemoccult-I- *(HO-I)* bzw. -II-Tests *(HO-II)* bei aufgrund von ^{51}Cr-Blutverlustmessungen (<2 ml/Tag) nichtblutenden Patienten (+ mit Rehydrierung, – ohne Rehydrierung)

Test	^{51}Cr-Blutverlust (ml/Tag)	Kost während der Tests	Falsch-positive Ergebnisse (%)	Autoren (Jahr)
HO-I	0–2	Normalkost	12	MORRIS et al. (1976)
HO-I	0–2	Normalkost	8	STROEHLEIN et al. (1976)
HO-I	0–2	Normalkost	11	BASSETT u. GOULSTON (1980)
HO-I	0–2	Hämoproteinarme Diät	2	BASSETT u. GOULSTON (1980)
HO-II +	0–1,3	Hämoproteinarme Diät	28	MACRAE u. ST. JOHN (1982)
HO-II –	0–1,3	Hämoproteinarme Diät	11	MACRAE u. ST. JOHN (1982)
HO-I –	0–2	Normalkost	39	HERZOG et al. (1982)
HO-II –	0	Normalkost	7	DORAN u. HARDCASTLE (1982)

hämoproteinarmen Diät auf 2% zurückgingen (Tabelle 3). Jedoch wurden auch 39% falsch-positive Haemoccult-I-Ergebnisse für Stuhlproben von Patienten beschrieben, die mit gemessenen ^{51}Cr-Blutverlusten von 0–1,99 ml/Tag im Pseudoblutverlust-Normalbereich von 0,1–3,8 ml/Tag lagen (Tabelle 3). Mit dem Haemoccult-II-Test stieg die bei hämoproteinarm-ernährten Patienten ermittelte Quote falsch-positiver Ergebnisse von 11% durch Rehydrierung auf 28% an (Tabelle 3).

Diese nach Normalkost unerträglich hohen Quoten falsch-positiver Haemoccult-Tests (8–12% bzw. 39%), die nach Rehydrierung beim Haemoccult-II-Test selbst bei hämoproteinarmer Kost immer noch bei 28% liegen, verursachen hohe Folgekosten bei der endoskopischen und röntgenologischen Suche nach nicht vorhandenen gastrointestinalen Blutungsquellen und belasten die betroffenen Patienten überflüssigerweise erheblich.

Die durch die Einnahme oraler Eisenpräparate [3mal täglich 300 mg Fe(II) SO_4 bzw. Fe(II)-Glukonat] verursachte hohe Quote von 65 bzw. 50% falsch-positiver Haemoccult- und 25 bzw. 50% falsch-positiver Hematest-Ergebnisse [19] zwingt dazu, eine orale Eisentherapie rechtzeitig vor und während der chemischen Okkultbluttestung abzusetzen. Da viele orale Eisen-(II)-Präparate außerdem beträchtliche Ascorbinsäuremengen enthalten (Ascofer, Eryfer etc.), muß unter Umständen auch mit dadurch verursachten falsch-negativen Ergebnissen gerechnet werden.

Häufigkeit falsch-negativer chemischer Okkultbluttests infolge ungenügender Sensitivität

Um noch höhere Quoten falsch-positiver Okkultbluttests als in Tabelle 3 angegeben zu vermeiden, haben die Hersteller, insbesondere von Guajak-Tests, die In-vitro-Empfindlichkeit ihrer Tests auf 0,5 (Fecatest) bzw. 1–4 (FecaNostic, Colo-Rect, Haemoccult, hemoFEC) ml Blut/100 g Stuhlhomogenat herabgesetzt (Abb. 3). We-

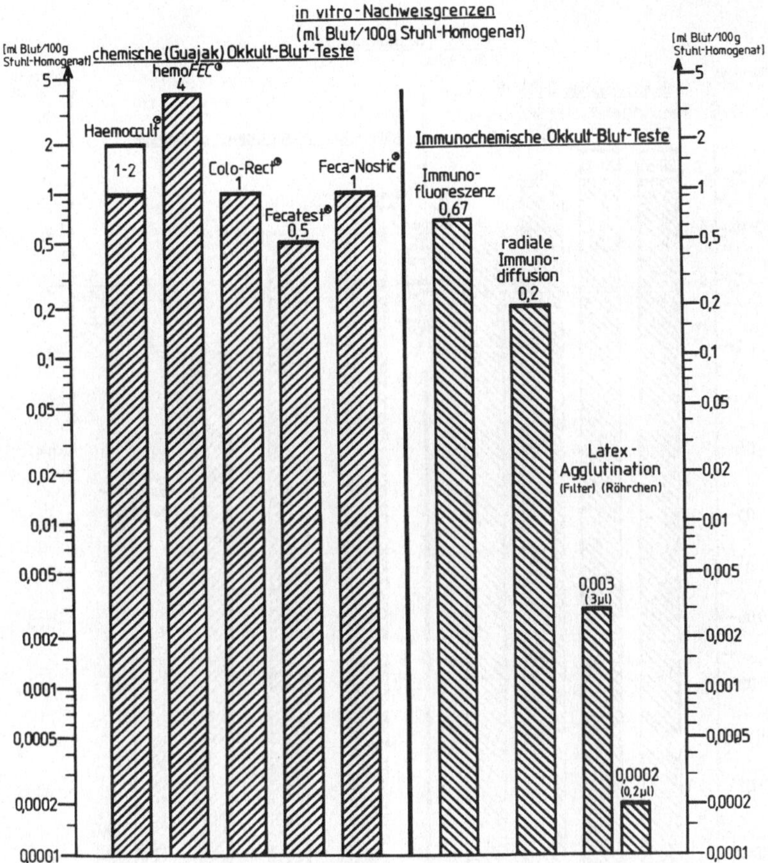

Abb. 3. In-vitro-Nachweisgrenzen der chemischen (Guajak) und immunchemischen Okkultbluttests. Ermittelt unter Verwendung von Vollblut-Stuhl-Homogenaten. (Aus [11, 13])

gen der nicht homogenen Blutverteilung im Stuhl wird die In-vivo-Sensitivität damit auf 10 (Fecatest) bzw. 20–30 ml (Haemoccult, hemoFEC etc.) Blutverlust/Tag herabgesetzt (Abb. 4).

Vergleichende Untersuchungen an Patienten mit durch ^{51}Cr-Fäzesexkretionsmessungen quantifizierten Blutverlusten haben weitgehend übereinstimmend ergeben, daß bei Blutverlusten von 2–5 ml/Tag etwa 63–83 % der Haemoccult-I- und -II-Tests falsch-negativ sind, solche Blutverluste also in der Regel nicht erfaßt werden. Bei Blutverlusten im Bereich von 5–15 ml/Tag waren noch 57–67 % der Haemoccult-I- und 39–64 % der Haemoccult-II-Tests falsch-negativ (Tabelle 4). Erst bei ^{51}Cr-Blutverlusten von über 20–30 ml/Tag fiel die Quote falsch-negativer Haemoccult-Tests auf 13–20 % (Haemoccult I) bzw. 7 % (Haemoccult II) ab (Tabelle 4). Lediglich in einer einzigen Studie wurde eine so große Empfindlichkeit des Haemoccult-I-Tests behauptet, daß sogar bei im Pseudoblutverlust-Normalbereich von 0,1–3,8 ml/Tag liegenden ^{51}Cr-Blutverlusten von 0–0,99 bzw. 1,0–1,99 ml/Tag 32 bzw. 58 % der Haemoccult-I-Tests positiv sein sollen [17]. Mit diesen paradoxen Resulta-

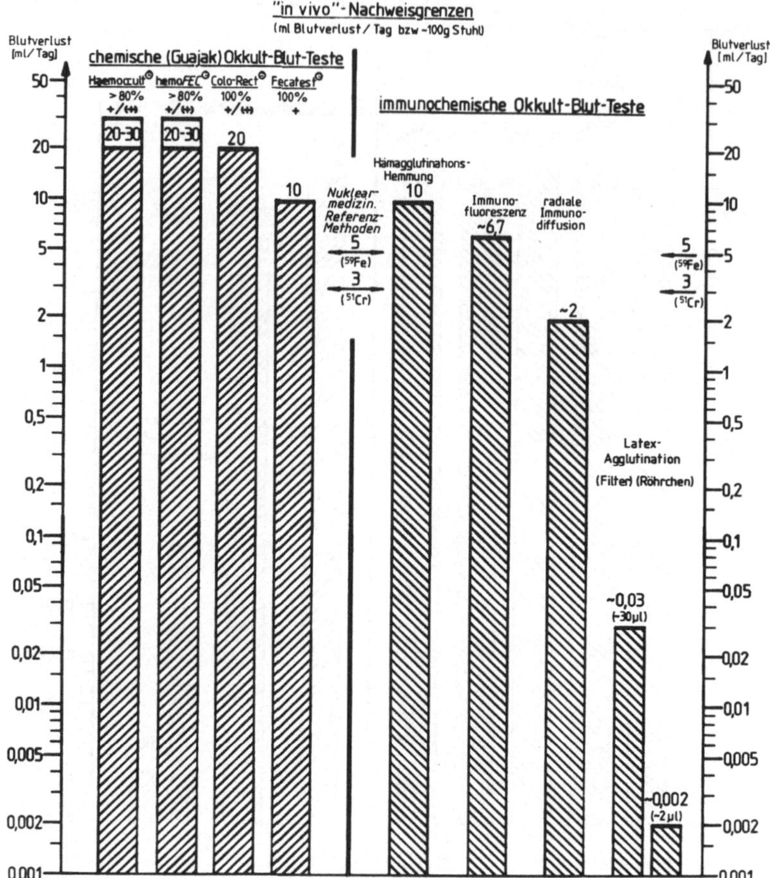

Abb. 4. In-vivo-Nachweisgrenzen der chemischen (Guajak) und immunchemischen Okkultbluttests; angegeben in ml Blutverlust/Tag bzw. 100g Stuhl. Ermittelt bei den chemischen Tests durch Vergleich mit den durch ^{51}Cr-Fäzesexkretions- bzw. ^{59}Fe-Gesamtkörperretentionsmessungen quantifizierten Blutverlusten. Bei den immunchemischen Tests durch Multiplikation der In-vitro-Sensitivität mit 10 (= Inhomogenitätsfaktor). (Aus [11, 13])

ten befindet sich diese Studie im krassen Widerspruch zu den Ergebnissen aller anderen ^{51}Cr-Blutverlustmessungen (Tabelle 4).

Vergleichende Untersuchungen an Patienten mit durch ^{59}Fe-Gesamtkörperretentionsmessungen quantifizierten Blutverlusten ergaben 75 bzw. 81% falsch-negative Haemoccult- bzw. hemoFEC-Tests und 44 bzw. 56% falsch-negative Fecatest- bzw. Colo-Rect-Tests bei Blutverlusten von 5–10 ml/Tag (Tabelle 5). Keine falsch-negativen Tests wurden mit dem Fecatest bei Blutverlusten von > 10 ml/Tag und mit dem Colo-Rect bei Blutverlusten von >20 ml/Tag beobachtet. Mit den Haemoccult- und hemoFEC-Tests wurden hingegen selbst bei Blutverlusten von 20–40 ml/Tag noch 13% falsch-negative Ergebnisse festgestellt. Die In-vivo-Sensitivität des chemischen Guajakokkultbluttests liegt somit bei Blutverlusten von

Tabelle 4. Quote (in %) falsch-negativer Haemoccult-I- *(HO-I)* bzw. -II-Tests *(HO-II)* in Relation zu den durch ^{51}Cr-Fäzesexkretionsmessungen quantifizierten Blutverlusten (1976–1982). Die Zahlen in Klammern geben abweichende Blutverlustbereiche an

Blutverlust [ml/Tag]		2-5		5-10	10-15	15-20	20-30	30-40	Autor (Jahr) Test
	63 (1,3-3,3)		45 (3,3-6,7)	30 (6,7-10)	67 (10-13)		*20* (13-33)	0 (33-67)	MORRIS et al. (1976) HO-I
		78		60		39 (10-20)	*18*	7	STROEHLEIN et al. (1976) HO-I
	63 (1,3-3,3)			57 (3,3-10)		44 (10-20)	*13* (>20)		BASSETT u. GOULSTON (1980) HO-I
		79		74 (5-9)	64 (>9)				DYBDAHL et al. (1981) HO-II
		83		47		29 (10-20)	7 (>20)		DORAN u. HARDCASTLE (1982) HO-II
89 (0-1,3)		60 (1,3-4)	37 (4-6,7)	22 (6,7-10)	39 (10-13)	48 (>13)			MACRAE u. ST. JOHN (1982) HO-II
68 (0-0,99)	42 (1,0-1,99)	28 (2,0-3,99)	17 (>4,0)						HERZOG et al. (1982) HO-I

Tabelle 5. In-vivo-Sensitivität kommerzieller Okkultbluttests auf Gujak-Peroxidase-Basis bei intraindividuellem Vergleich mit den aus der gemessenen ^{59}Fe-Gesamtkörperretention berechneten aktuellen Blutverlusten. Okkultbluttests während hämoproteinarmer Diät mit nichthomogenisiertem Stuhl. + eindeutig positiv, (+) zweifelhaft positiv, - eindeutig negativ. (Nach [15])

Okkulte Blutverluste (^{59}Fe-Gesamtkörperretention) [ml/Tag]	*Haemoccult* [%]				*hemoFEC* [%]				*Colo-Rect* [%]				*Fecatest* [%]			
	+/(+)	+	(+)	–	+/(+)	+	(+)	–	+/(+)	+	(+)	–	+/(+)	+	(+)	–
0,1 - 2,0	11	4	7	89				100	47	12	35	53	36	0	36	64
2,0 - 5,0	16	5	11	84	11	11	0	89	30	30	0	70	51	38	13	50
5,0 -10	26	13	13	75	19	6	13	81	44	22	22	56	55	44	11	44
10 -20	63	18	45	36	36	0	36	64	66	44	22	33	100	100	0	0
20 -30 30 -40	88	63	25	13	88	38	50	13	100	50	50	0	100	100	0	0
40 -70	100	50	50	0	88	50	38	13	100	100	0	0	100	100	0	0

>10 ml/Tag (Fecatest), ca. 20 ml/Tag (Colo-Rect) bzw. bei über 20-30 ml/Tag (>80 % positive Haemoccult- und hemoFEC-Tests) (Abb. 4).

Immunchemischer Okkultblutnachweis und Quantifizierung im Stuhl

Wegen der beschriebenen mangelhaften Spezifität und ungenügenden Sensitivität der chemischen Okkultbluttests auf Pseudoperoxidasebasis konnte der sowohl hochempfindliche als auch spezifische Okkultblutnachweis im Stuhl nur mit Hilfe von immunchemischen Methoden erreicht werden. Nachdem die immunchemischen Okkultbluttests zunächst noch technisch und zeitlich recht aufwendig und damit für eine breite Anwendung bei Krebsvorsorgeuntersuchungen auf blutende kolorektale Polypen und Karzinome nicht praktikabel waren, konnte mit dem Latexagglutinationstest ein einfach und schnell durchführbarer Okkultbluttest mit hoher Empfindlichkeit und Spezifität entwickelt werden.

Prinzip und Spezifität der immunchemischen Okkultbluttests

Der immunchemische Okkultblutnachweis basiert auf der Reaktion des in einem wässerigen Stuhlextrakt enthaltenen Hämoglobinantigens mit einem Antihumanhämoglobinserum, das in Ziegen, Kaninchen oder anderen geeigneten Tieren durch mehrfache Injektion von gereinigtem Humanhämoglobin bzw. dessen Peptidketten erzeugt worden ist. Wegen der Spezifität des Humanhämoglobinantikörpers zeigt dieser keine Kreuzreaktion mit tierischen Hämoglobinen und Myoglobinen (von Rind, Schwein, Schaf, Ziege, Pferd, Huhn, Fisch etc.) und reagiert auch nicht mit pflanzlichen Peroxidasen.

Sensitivität der immunchemischen Okkultbluttests

Die Auswertung der spezifischen Antigen-Antikörper-Reaktion erfolgt mit unterschiedlicher Praktikabilität und Empfindlichkeit durch Beurteilung der Hämagglutinationshemmung [1], der Bindung von fluoreszeinmarkiertem Antihumanhämoglobinserum an eine mit menschlichem Hämoglobin beladene Membran [26], der radialen Immunodiffusion von Stuhlextrakten bzw. auf Filterpapier aufgetragenen und getrockneten Stuhlproben [3, 22, 23] und der Latexagglutination an Extrakten der in Röhrchen oder auf Filterscheiben gesammelten Stuhlproben [11, 13, 16].

Die Immunfluoreszenzmethode wurde bisher nur an Modellfäzes erprobt und war dabei mit einer In-vitro-Sensitivität von 1 mg Hämoglobin/g Fäzes bzw. ca. 0,67 ml Blut/100 g Stuhlhomogenat relativ unempfindlich [26] und dürfte wegen des erforderlichen apparativen Aufwandes (Fluorometer) kaum praktikabel sein. Ebenfalls methodisch zu umständlich (Photometer mit Durchflußküvette) und zeitlich aufwendig (5 h) ist ein immunchemischer Okkultbluttest, bei dem ein Fäzesfiltrat in 2 Filterpapierstücken absorbiert, extrahiert und dann mit Hilfe eines Enzymimmunoassays bei einer In-vitro-Nachweisgrenze von nur 0,9 ml Blut/100 g Stuhlhomogenat untersucht wird [2].

Die Methode der *radialen Immundiffusion* ist zwar methodisch weniger aufwendig, macht aber eine Inkubationszeit von mindestens 20 h für die Diffusion des Hämoglobins in das Agarosegel erforderlich. Bei Verwendung von Fäzesextrakten ließen sich damit eine In-vitro-Sensitivität von 0,2 ml Blut/100 g Stuhlhomogenat und ein Erfassungsbereich von bis zu 32 ml Blut/100 g Stuhlhomogenat erreichen (Abb. 5). Bei Patienten mit durch ^{59}Fe-Gesamtkörperretentionsmessungen quantifizierten Blutverlusten von ca. 10 ml/Tag aus dem Kolon war neben dem Latexagglutinationstest auch der radiale Immundiffusionstest in der Regel stark positiv, während Fecatest und FecaNostic oft positiv, der Haemoccult-Test jedoch in der

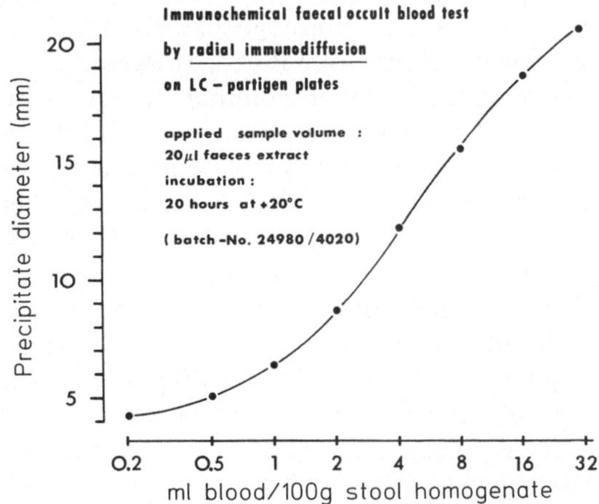

Abb. 5. In-vitro-Sensitivität und Erfassungsbereich beim immunchemischen Okkultblutnachweis mit Hilfe der radialen Immunodiffusion auf LC-Partigenplatten. (Nach Heinrich u. Benn, 1981, unveröffentl. Ergebnisse)

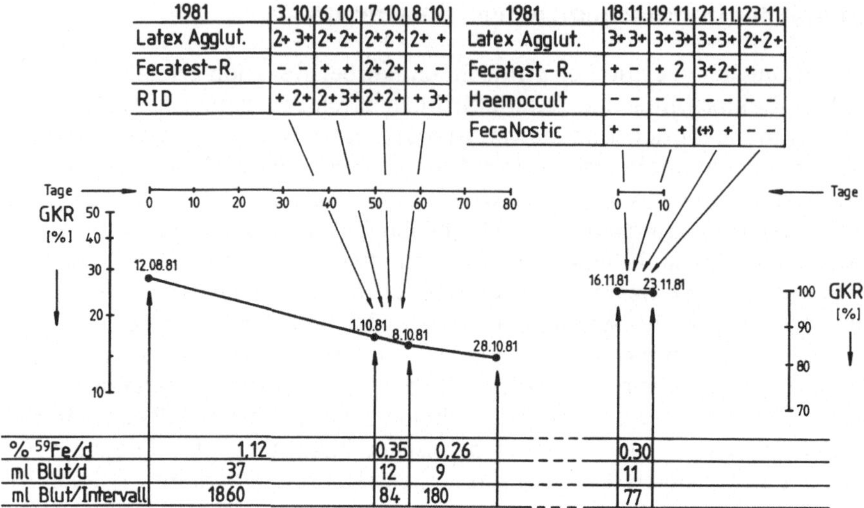

Abb. 6. Bei einer Patientin mit Colitis ulcerosa und durch Gesamtkörper-^{59}Fe-Retentionsmessungen quantifizierten Blutverlusten von 12 bzw. 11 ml/Tag simultan durchgeführte chemische (Fecatest, FecaNostic und Haemoccult) und immunchemische (Latexagglutination und *RID* - radiale Immundiffusion) Okkultbluttests

Regel negativ war (Abb. 6). Eine 1000fach höhere Empfindlichkeit von 0,0002 ml Blut/100 g Stuhlhomogenat bei gleichzeitig einfacher und schneller Durchführbarkeit wurde mit dem Latexagglutinationstest erreicht.

Einfacher und schneller ultrasensitiver Latexagglutinationstest (LAT)

Praktische Durchführung des Latexagglutinationstests in der Röhrchen- und Filterversion. Aus einem möglichst frischen Stuhl werden von 3 verschiedenen Stellen jeweils erbsengroße Proben (insgesamt ca. 0,5-1 g Stuhl) mit einem am Stopfen angebrachten Löffel entnommen und in die in einem *Polystyrolröhrchen* befindlichen 4 ml Konservierungslösung überführt. Nach Verschließen des Röhrchens mit dem Löffelstopfen wird dieses kurz intensiv mit der Hand geschüttelt (Röhrchentest). Die Röhrchen werden im Labor dann über ca. 5-10 s gevortext und anschließend über ca. 2-3 Minuten bei ca. 3200 U/min zentrifugiert. Das Röhrchen wird jetzt im Labor erstmals geöffnet und von dem klaren Überstand 20 µl mit einer Sicherheitsmikroliterpipette (mit Spitzenabwurfautomatik, z. B. Eppendorf-Pipette 4700) auf einen bei Latexagglutinationstests üblicherweise verwendeten schwarzen Objektträger gebracht. Jeweils 20 µl der wässerigen Suspension des an Polystyrolpartikel adsorbierten Humanhämoglobinantikörpers (Latexhämoglobinreagens) werden mit einem geeigneten Handdispenser für schnelle Seriendosierungen (z. B. Eppendorf-Multipette 4780 mit 0,5 ml combitip) zu den Überständen auf den Objektträgern pipettiert und mit jeweils einem Einwegrührstäbchen gut verrührt. Auf einem Taumelgerät (Heidolph-REAX-3, 10°-Winkel mit 45 Taumelbewegungen/min) werden dann bis zu 15 Objektträger mit je 6 Einzelproben (90Tests) bei Zimmertemperatur inkubiert. Nach 2 min werden die Agglutinationen auf den schwarzen Testfeldern der Objektträger beurteilt und protokolliert. Ist die Latexagglutination mit den ersten 20 µl eines Fäzesextraktes eindeutig positiv, so werden von demselben Fäzesextrakt weitere 50 µl entnommen und mit 50 µl Aqua dest. verdünnt (Verdünnung 1:2). Ist die Latexagglutination dann immer noch positiv, so wird der Fäzesextrakt in Schritten von jeweils 1:2 so lange verdünnt, bis die Agglutination schließlich bei Endverdünnungen von 1:4 bis 1:65.536 negativ wird. Aus der stärksten Verdünnung, die noch eine positive Agglutination zeigt, kann die Hämoglobin- bzw. Blutkonzentration in einem Stuhlhomogenat ermittelt werden (Abb. 7).

Sollen Stuhlproben für den immunchemischen Okkultblutnachweis mit der Post verschickt werden, so können die drei Einzelproben (je etwa 0,5 g) aus einem Stuhl auch zwischen zwei mit Konservierungslösung getränkte Filterscheiben (10 mm Durchmesser) gebracht werden, die im Probenloch einer dicht verschließbaren Plastikdose (z. B. Fecatest-Dose) untergebracht sind (Sandwichfilter). Für die 3 Einzelproben pro Stuhl sind dann 3 Dosen mit je 1 Sandwichfilter erforderlich. Im Labor werden die Filterscheiben dann mit einer Einwegpinzette aus dem Probenloch der geöffneten Plastikdose geholt und in mit einem integrierten Deckel verschließbare 1,5-ml-Reaktionsgefäße (z. B. Eppendorf-Reaktionsgefäß 3810) überführt. Zu jedem Reaktionsgefäß werden 400 µl Aqua dest. mit einem Dispen-

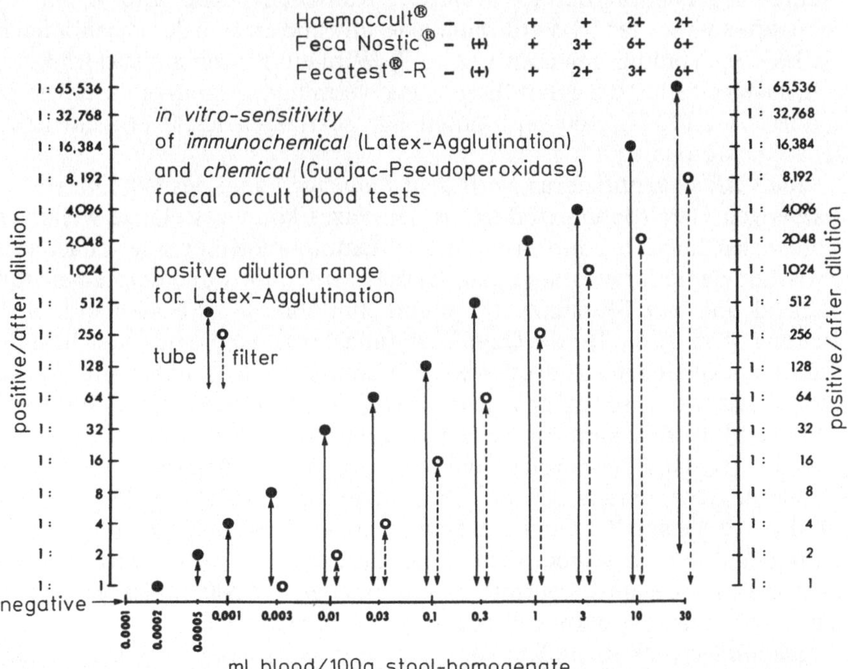

Abb. 7. In-vitro-Sensitivität der Röhrchen- und Filterversion des Latexagglutinationstests im direkten Vergleich mit chemischen Okkultbluttests (Haemoccult, FecaNostic und Fecatest-R). Untersucht an frisch hergestellten Blut-Stuhl-Homogenaten mit 0,0001–30 ml Blut/100 g Stuhlhomogenat. (Nach [16])

ser hinzugegeben und jeweils 24 Reaktionsgefäße in einem Mischer (Eppendorf-Mischer 5432) über ca. 10 s geschüttelt. Anschließend werden die Reaktionsgefäße in einer hochtourigen Mikrolitersystemzentrifuge (Eppendorf-Zentrifuge 5412) über ca. 1 min bei 12000 U/min zentrifugiert. Von dem klaren Überstand werden dann 20 µl entnommen und daran – wie oben beim Röhrchentest beschrieben – der LAT durchgeführt.

Sensitivität des Latexagglutinationstests. Werden die Stuhlproben in den Röhrchen gesammelt (insgesamt ca. 0,5–1 g Stuhl aus den 3 Einzelentnahmen je Stuhl) und extrahiert, so können mit dem LAT noch 0,3 µg Hämoglobin (ca. 2 nl Blut/1 g Stuhlhomogenat) bzw. 30 µg Hämoglobin (ca. 0,2 µl Blut/100 g Stuhlhomogenat oder Tag) sicher nachgewiesen werden (Abb. 7), sofern der frische Stuhl sofort mit der Konservierungslösung stabilisiert und innerhalb von 4 h untersucht worden ist. Werden die Stuhlproben auf den Filterscheiben gesammelt, so können noch 4,5 µg Hämoglobin (ca. 30 nl Blut/1 g Stuhlhomogenat) bzw. 450 µg Hämoglobin (ca. 3 µl Blut/100 g Stuhlhomogenat oder Tag) mit dem LAT nachgewiesen werden (Abb. 7). Die etwa 15fach geringere Empfindlichkeit der Filterversion des LAT wird durch die geringere Stuhlkapazität des Filters verursacht. Durch Verdünnung der Fäzesextrakte können die Nachweisgrenzen auf jeden beliebigen Wert zwischen 0,0002 und z. B. 1 ml Blut/100 g Stuhlhomogenat beim Röhrchentest bzw. 0,003 und z. B. 1 ml Blut/100 g Stuhlhomogenat beim Filtertest eingestellt werden. Nur bei extrem hohen Hämoglobin- bzw. Blutkonzentrationen von ≥ 30 ml Blut/100 g Stuhlhomogenat war der LAT bei der Röhrchenversion infolge des sog. Prozoneneffektes bei der 1:1-Verdünnung negativ und erst bei der anschließenden 1:2- bis 1:65536- Verdünnung positiv (Abb. 7). Wird ein Prozoneneffekt im Bereich von z. B. 30–80 ml Blut/100 g Stuhlhomogenat vermutet, so kann er durch die Untersuchung von 1:10 bis 1:100 verdünnten Fäzesextrakten leicht erkannt bzw. ausgeschlossen werden.

Blutverlustquantifizierung mit dem Latexagglutinationstest. Die stabilisierten wässerigen Hämoglobinextrakte aus den Fäzes können so lange weiter verdünnt werden, bis die nach 2 min ausgewertete Agglutination nicht mehr nachweisbar ist. Zwischen der dafür erforderlichen Gesamtverdünnung und dem Logarithmus der Hämoglobin- bzw. Blutkonzentration im Stuhlhomogenat besteht eine lineare Beziehung (Abb. 7), die für die Quantifizierung der Hämoglobin- oder Blutmenge im Stuhlhomogenat benutzt werden kann. Voraussetzung ist dafür allerdings die Untersuchung von frischen und ausreichend stabilisierten Stuhlhomogenaten. Der tägliche Blutverlust kann aus solchen Ergebnissen berechnet werden, wenn der Tagesstuhl vollständig gesammelt und homogenisiert worden ist.

Wegen der extrem hohen Empfindlichkeit des LAT ist eine Objektivierung seiner In-vivo-Sensitivität durch intraindividuellen Vergleich mit einer nuklearmedizinischen Referenzmethode nicht möglich, da sowohl die ^{51}Cr-Fäzesexkretions- als auch die ^{59}Fe-Gesamtkörperretentionsmethoden mit Nachweisgrenzen von 3 bzw. 5 ml Blutverlust/Tag dafür viel zu unempfindlich sind.

Stabilität des Hämoglobins im Stuhl beim Nachweis mit dem Latexagglutinationstest. Eine Voraussetzung für die praktische Anwendbarkeit des LAT für Okkultblutnachweis und -quantifizierung ist eine ausreichende Stabilisierung des mit dem frischen Stuhl ausgeschiedenen Hämoglobins gegen bakteriellen bzw. enzymatischen Abbau.

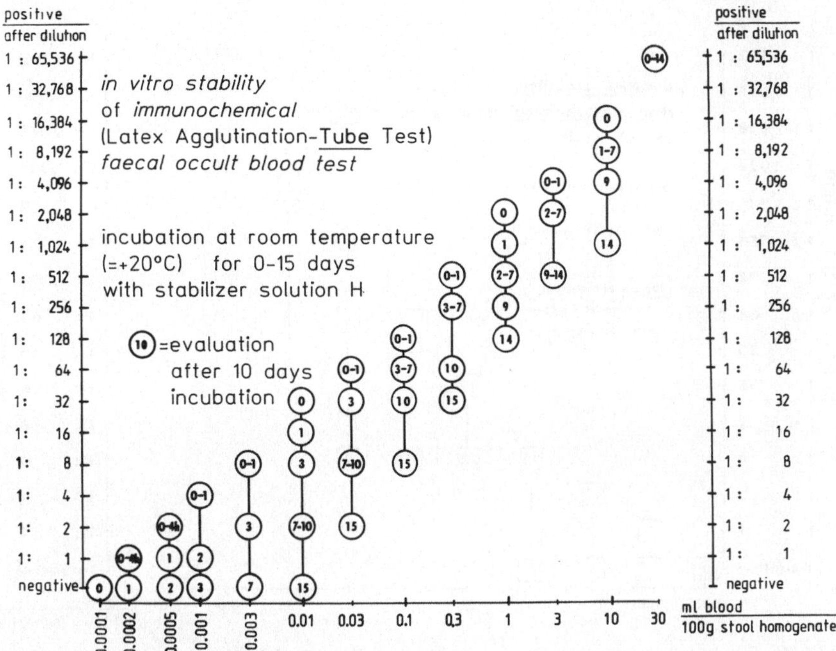

Abb. 8. In-vitro-Stabilität des Hämoglobins im Blut-Stuhl-Homogenat bei der Hämoglobinbestimmung mit der Röhrchenversion der LAT. Inkubation mit Konservierungslösung bei Zimmertemperatur über 0-15 Tage vor der Auswertung. (Nach HEINRICH et al. 1983, unveröffentlichte Ergebnisse)

Bei der Verwendung der *Röhrchenversion* des LAT konnte das Hämoglobin im Stuhlhomogenat durch eine Konservierungslösung so weit stabilisiert werden, daß bei Konzentrationen von ≥0,001 ml Blut/100 g Stuhlhomogenat die durch Verdünnung quantifizierbare Hämoglobinmenge über 0-24 h stabil blieb. Bei Blutkonzentrationen von >0,1 ml/100 g Stuhlhomogenat blieb die Hämoglobinmenge über 0-7 Tage stabil (Abb. 8). Sehr kleine Blutkonzentrationen von 0,0002-0,0005 ml/100 g Stuhlhomogenat waren nur über 4 h stabil und nach 24 bzw. 48 h mit dem LAT nicht mehr nachweisbar. Blutmengen von 0,0002-0,001 ml/100 g Stuhlhomogenat müssen also innerhalb von 4 h nachgewiesen werden, während bei Mengen von 0,001-0,1 ml Blut/100 g Stuhlhomogenat der Nachweis auch noch nach 1-3 Tagen und bei >0,1 ml Blut/100 g Stuhlhomogenat auch noch nach 7-15 Tagen möglich ist (Abb. 8).

Unter Berücksichtigung der etwa 15fach geringeren Empfindlichkeit der *Filterversion* des LAT ergibt sich eine entsprechende Stabilität des Hämoglobins. Blutkonzentrationen von 0,003-0,01 ml/100 g Stuhlhomogenat müssen sofort nachgewiesen werden. Blutmengen von 0,01-0,1 ml/100 g Stuhlhomogenat können auch noch nach 1-3 Tagen und > 0,1 ml Blut/100 g Stuhlhomogenat auch noch nach 3-15 Tagen nachgewiesen werden (Abb. 9).

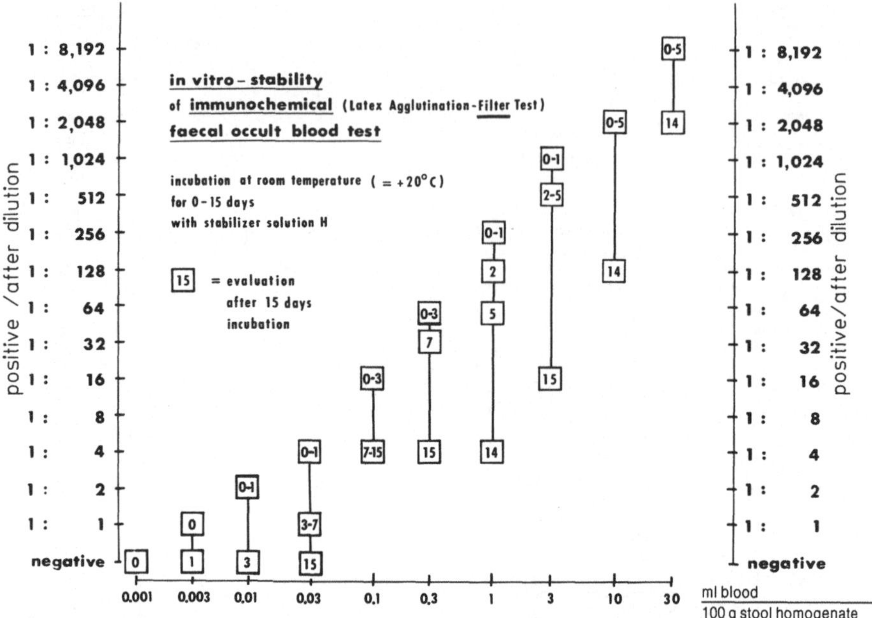

Abb. 9. In-vitro-Stabilität des Hämoglobins im Blut-Stuhl-Homogenat bei der Hämoglobinbestimmung mit der Filterversion des LAT. Inkubation mit Konservierungslösung bei Zimmertemperatur über 0–15 Tage vor der Auswertung. (Nach HEINRICH et al. 1983, unveröffentlichte Ergebnisse)

Vergleichende Untersuchungen mit chemischen und immunchemischen Okkultbluttests an nichtblutenden Personen und Patienten mit kolorektalen Karzinomen bzw. Adenomen

Screening auf okkultes Blut im Stuhl bei gesunden Personen

Obwohl der LAT insbesondere in der Röhrchenversion mit einer Nachweisgrenze von 0,2 μl Blut/100 g Stuhlhomogenat extrem empfindlich ist, wird damit im Stuhl gesunder Personen kein Blut nachgewiesen. Der mit der ^{51}Cr-Methode bei gesunden Personen gemessene Blutverlustbereich von 0,1 bis ca. 3,8 ml Blut/Tag ist also tatsächlich ein Pseudoblutverlust-Normalbereich (s. Tabelle 2 und 3).

Eine an 80 nicht selektierten Personen (Krankenhauspersonal und Angehörige) durchgeführte Screeningstudie mit dem LAT (Röhrchen und Filter) ergab bei 6 Personen (= 7 %) einen bis mehrere positive LAT (Tabelle 6). Die aus der Verdünnung geschätzten Blutverluste entsprachen mit 0,002–0,1 ml/Tag Spuren bzw. sehr geringen Blutmengen (vgl. Tabelle 11) und wurden bei 4 dieser 6 Personen durch Hämorrhoiden verursacht. Eine andere bei 130 nicht selektierten Medizinstudenten durchgeführte Screeningstudie ergab bei 16 Personen (= 12 %) positive LAT (Tabelle 7). Bei 3 dieser 16 Personen waren Hämorrhoiden die Blutungsquelle, bei einer Person waren schon früher Teerstühle beobachtet worden, und 2 Studenten

Tabelle 6. Screening mit dem Latexagglutinationstest (Röhrchen und Filter) sowie Fecatest-R und Haemoccult-Test bei 80 nicht selektierten Personen (Krankenhauspersonal und Angehörige im Alter von 15–71 Jahren. Von 80 Personen (100 %) hatten 74 (93 %) negative und 6 (7 %) positive LAT-Ergebnisse (Röhrchentest). Bei 4 der 6 LAT-positiven Personen waren Hämorrhoiden als Blutungsquelle schon vorher bekannt gewesen

Person (Alter)	Stuhlproben Nr.	Datum	Latexagglutinationstest Röhrchen	Filter	Fecatest-R	Haemoccult	Blutungsquelle
Leb	001	03.10.82	+ (1:1)	-	-	-	Unbekannt
(43)	021	14.10.82	-	-	-	-	^{59}Fe-Gesamtkör-
	027	18.10.82	+ (1:2)	-	(+)	-	perretention
	046	24.10.82	+ (1:16)	+ (1:1)	-	-	<0,05 % täglich,
	051	31.10.82	-	-	-	-	d. h. <3 ml
	071	07.11.82	+ (1:2)	-	(+)	-	Blut/Tag
	034	14.11 82	-	-	-	-	
The	010	11.10.82	(+) (1:1)	-	-	-	Hämorrhoiden
(31)	038	27.10.82	+ (1:16)	-	-	+	nachgewiesen
	041	01.11.82	(+) (1:1)	-	(+)	-	
	097	02.11.82	+ (1:1)	-	-	-	
	096	03.11.82	+ (1:8)	-	-	-	
	094	08.11.82	(+) (1:1)	-	+	-	
Bre	074	02.11.82	+ (1:1)	-	-	-	Hämorrhoiden
(44)	070	09.11.82	+ (1:4)	+ (1:2)	-	-	nachgewiesen,
	067	12.11.82	+ (1:1)	-	-	-	Blutauflagerun-
	065	15.11.82	+ (1:4)	+ (1:2)	-	-	gen im Stuhl
	035	17.11.82	+ (1:1)	(+) (1:1)	-	-	gesehen
Lüd	054	31.10.82	+ (1:1)	+ (1:1)	-	-	Hämorrhoiden
(44)	057	07.11.82	+ (1:1)	-	+	-	bekannt
Schü	073	28.10.82	+ (1:2)	(+) (1:1)	(+)	-	Unbekannt
(20)	059	15.11.82	-	-	-	-	
Söh	043	25.10.82	+ (1:1)	(+) (1:1)	(+)	-	Hämorrhoiden
(51)	088	01.11.82	-	-	(+)	-	nachgewiesen
	089	05.11.82	-	-	-	-	
	091	08.11.82	-	-	(+)	-	

gaben an, unmittelbar vorher Aspirin eingenommen zu haben. Die anderen 10 LAT-positiven Studenten waren bisher an der Lokalisierung einer Blutungsquelle noch nicht interessiert. Bei der Person mit Hämorrhoiden und sichtbaren Blutauflagerungen entsprach die LAT-Verdünnung von 1:512 einem Blutverlust von ca. 3 ml/Tag (Nr. 12 in Tabelle 7).

Patienten mit kolorektalen Karzinomen und Adenomen

Bei 6 Patienten mit kolorektalen Karzinomen bzw. Rezidiven und einem Patienten mit mehreren Magenpolypen wurden an jeweils derselben Stuhlprobe gleichzeitig

Tabelle 7. Screening mit dem Latexagglutinationstest (Röhrchen) auf okkultes Blut im Stuhl bei 130 nichtselektierten Studenten (Alter 20–25 Jahre). Von insgesamt 130 Personen (100 %) hatten 114 (88 %) negative und 16 (12 %) positive LAT-Ergebnisse. Bei den 16 LAT-positiven Personen wurden bis zu 3 verschiedene Stühle untersucht und der Blutgehalt semiquantitativ durch Verdünnung ermittelt

Person	Proben Nr.	Agglutination nach 2 min positiv bis zur Verdünnung 1:1	1:2	1:4	1:8	1:16	1:32	1:64	1:128	1:256	Blutungsquelle
Jan. OE	102	+	+	-	-						Nach Aspirin-Einnahme
Eng. J.	105	+	(+)	-							?
Rut. B.	117	+	+	+	+	-					3 Tage lang vorher 3–4 Tabl. Aspirin täglich
Puc. M.	126	+	-								?
Pet. A.	144	+	+	(+)	-						?
Gar. M.	151	+	+	(+)	-						?
Eng.	175	+	(+)	-							?
Mül. D.	179	+	+	+	+	+	+	(+)	-		Vor 2 Jahren mehrere Teerstühle
Wäh. E.	183	+	+	(+)	-						?
Bie. P.	188	+	+	-							?
Scha. VD.	190	+	+	+	-						?
Pra. F.	196	+	+	+	+	+	+	+	+	+ bis (1:512)	Hämorrhoiden, sichtbares Blut auf dem Stuhl
Sti. G.	221	+	(+)	-							Hämorrhoiden
	235	+	(+)	-							
Bec. L.	127	+	-								?
	228	+	(+)	-							
	229	+	(+)	-							
And. C.	136	+	(+)	-							Hämorrhoiden, sichtbares Blut auf dem Stuhl
	237	+	(+)	-							
Nie. M.	244	+	+	(+)							?
	245	(+)	-								

der Latexagglutinationsfiltertest und 3 kommerzielle Guajaktests (Fecatest, FecaNostic und Haemoccult) durchgeführt. Bei den präoperativ untersuchten Patienten standen wegen der unmittelbar danach beginnenden Operationsvorbereitung manchmal nur 1–2 aufeinanderfolgende Stühle zur Verfügung. Von den insgesamt 19 Stühlen waren 15 (79 %) mit dem Latexagglutinationstest eindeutig positiv, während bei den Guajaktests nur 7 [37 % (Fecatest, FecaNostic)] bzw. sogar nur 1 [5 % (Haemoccult)] der Stühle eindeutig bis fraglich positiv waren (Tabelle 8). Die bei dem Patienten mit der Peritonealkarzinose (nach reseziertem Zäkumkarzinom) an drei aufeinanderfolgenden Stühlen beobachteten negativen Latexagglutinationstests sind wahrscheinlich auf ein intermittierendes Blutungsmuster zurückzuführen.

Bei 11 anderen ebenfalls präoperativ untersuchten Patienten mit hinsichtlich Lokalisation und Klassifizierung genau bekannten kolorektalen *Karzinomen* wurden 1–2 Tage vor der Operation an einer einzigen Stuhlprobe ohne vorhergehende

Tabelle 8. Im intraindividuellen Vergleich an jeweils derselben Stuhlprobe durchgeführte immunchemische (Latexagglutinationsfiltertest: 2-Filter- bzw. Sandwichversion) und chemische (Guajak-Pseudoperoxidase) Okkultbluttests bei präoperativen Patienten mit kolorektalen Karzinomen (n = 6) bzw. mit Magenpolypen (n = 1). Beim LAT wurde nur die Stärke der Agglutination gewertet, eine Verdünnungsreihe jedoch nicht durchgeführt

Blutungsquelle		Immunchemischer Test (LAT)	Guajak-Pseudoperoxidase-Teste		
			Fecatest-R	Feca Nostic	Haemoccult
Peritonealkarzinose nach	10.11.81	2+ 3+	+ -	+ (+)	- -
Hemikolektomie rechts	12.11.81	- -	- -	-	- -
wegen Zäkumkarzinom	13.11.81	- -	- -	- -	- -
(Dukes C) Sept. 1980	14.11.81	- -	- -	- -	- -
Tubulovillöses *Adenom*	10.11.81	2+ 3+	+ +	(+) (+)	- -
der *Rektumhinterwand*	10.11.81	+ 2+	- -	- -	- -
(12 cm ab ano)					
Zustand nach	10.11.81	+ +	- -	- -	- -
Rektumresektion	11.11.81	3+ 3+	- -	- -	- -
(3.1.1980) wegen					
Dukes-C-Karzinom (A. P.)					
Zäkumkarzinom	4.11.81	3+ 3+	2+ 3+	3+ 3+	+ +
(Dukes B, Op. 6.11.1981,	post-op.				
1978 Querkolonresektion)	9.11.81	3+ 3+	+ +	- (+)	- -
1 haselnußgroßer und	16.11.81	2+ 3+	- (+)	- -	- -
3 kleine *Magenpolypen*	17.11.81	2+ 2+	+ (+)	(+) (+)	- -
aus der Curvatura major	18.11.81	- -	- -	- -	- -
bei erosiver Gastritis	19.11.81	+ -	- -	- -	- -
Sigmakarzinom (Dukes B)	17.12.81	3+ 3+	- -	(+) +	- -
	18.12.81	2+ 2+	- -	(+) (+)	- -
	20.12.81	2+ 2+	- -	- -	- -
	22.12.81	2+ 2+	- -	- -	- -
Rektumkarzinom	7.12.81	3+ 3+	- +	- -	- -
(Dukes C)					
Eindeutig	(n)	15	6	3	1
positive Stühle	[%]	79	32	16	5
Eindeutig und *fraglich*	(n)		7	7	1
positive Stühle	[%]		37	37	5

Konservierung und Homogenisierung die Röhrchen- und Filter-Versionen des Latexagglutinationstests sowie drei kommerzielle Guajaktests (Fecatest, FecaNostic und Haemoccult) durchgeführt. Die Röhrchenversion des LAT ergab bei allen Patienten (= 100%) positive Ergebnisse mit Verdünnungen von 1:2 bis zu 1:2048, während die weniger empfindliche Filterversion des LAT bei 9 der 11 Patienten (= 82%) positive Ergebnisse mit Verdünnungen von 1:8 bis zu 1:2048 zeigte

Tabelle 9. Ergebnisse von immunchemischen (Latexagglutination, Röhrchen- und Filtertest) und chemischen (Guajaktest) Tests auf okkultes Blut im Stuhl bei 11 Patienten mit bekanntem kolorektalem Karzinom. 1-2 Tage vor der Operation wurden 1 oder 2 Stuhlproben ohne vorherige Konservierung und Homogenisierung untersucht

patient	stool sample of	*Immuno-chemical test* Latex-Agglutination positive at dilution		*Chemical tests* with guaiac reagent			calculated approximate *blood content of stool*	*Colorectal carcinoma localisation of*			*staging* (classification)		
		tube	filter	Feca-test R	Feca-Nostic	Haem-occult	$\left(\frac{\text{ml blood}}{\text{day}}\right)$	adeno-carcinoma	ab ano	surgery	Dukes	T	N M
1. Dje	28. 11. 82	1:512	1:256	3+	3+	+	3	colon (and tubular adenoma in colon transvers)	40 cm	(hemicol. l.)	B	pT_3	N_0 M_0
2. Kad	10. 12. 82	1:1	-	-	-	-	0.002	rectum	5-8 cm	(non-cur)	(C/D)		
3. Ens	15. 12. 82	1:64	1:16	-	-	-	0.3	rectum	8 cm	(non-cur)	D	csT_3	N_x M_1
4. Schu	5. 1. 83	1:64	1:8	(+)	+	+	0.3	rectum	8 cm	(rectum-amput.)	A	pT_{1-2}	N_0 M_0
5. Gar	3. 2. 83	1:256	1:128	2+	+	-	3	rectum-sigma		(pall. resect.)	D	pT_3	N_1 M_1
6. Wit	7. 2. 83	1:2	-	(+)	+	-	0.005	rectum	6 cm	(ca reduct.)	D	csT_3	N_x M_1
7. Bro	1. 3. 83	1:2048	1:2048	3+	3+	(+)	10	sigma	35 cm	(sigma resect.)	C	pT_2	N_1 M_0
8. Neu	2. 3. 83	1:128	1:64	2+	3+	(+)	1	caecum		(hemicol. r.)	B2	pT_2	N_0 M_0
9. Ros	16. 3. 83	1:256	1:128	(+)	(+)	-	3	rectum	4 cm	(rectum amput.)	C	pT_2	N_1 M_0
10. Kus	16. 3. 83	1:2048	1:256	(+)	(+)	(+)	10	rectum		(pall. resect.)	D	pT_3	N_1 M_1
11. Car	25. 3. 83	1:32	1:8	(+)	(+)	-	0.1	rectum		(rectum-amput.)	C	pT_3	N_x M_0
strongly positive results	n	11	9	4	6	2							
	%	100	82	36	55	18							
including doubtful results	n			9	9	5							
	%			82	82	45							

Tabelle 10. Ergebnisse von immunchemischen (Latexagglutination, Röhrchen- und Filtertest) und chemischen (Guajaktest) Tests auf okkultes Blut im Stuhl bei 7 Patienten mit kolorektalen Adenomen. 1–2 Tage vor der Operation wurden 1 oder 2 Stuhlproben ohne vorherige Aufbereitung oder Homogenisation untersucht

patient	stool sample	*Immunochemical test* Latex-Agglutination positive at dilution		*Chemical tests* with guaiac reagent			calculated approximate *blood content of stool* $\left(\frac{\text{ml blood}}{\text{day}}\right)$	*Colorectal adenoma*			
		tube	filter	Feca-test R	Feca-Nostic	Haem-occult		type of adenoma	localisation	ab ano (cm)	size (cm diameter)
1. Schn	27. 1. 83	1:2	-	(+)	+	-	0.005	tubulo-villous	rectum	2–10	7
2. Mül	14. 2. 83	1:32	1:4	-	-	-	0.01	tubulo-villous	rectum	12	2
3. Krö	10. 2. 83	1:1	-	-	-	-	0.002	villous	rectum	6	2
4. Lando	27. 1. 83	1:2	-	-	-	-	0.005	tubulo-villous	rectum-sigma	18	4
5. Bui	30. 1. 83	1:128	1:16	-	-	-	1	tubular	sigma		
6. Mülh	6. 1. 83	1:4	-	-	-	-	0.001	polyp with early invasive carcinoma	sigma		
7. Wit	2. 2. 83	1:8	1:1	-	-	-	0.03	familial tubular adenomatous			
Wit	3. 2. 83	1:64	1:16	-	(+)	-	0.3	polyposis coli et recti			
strongly positive results	n	8	4	0	1	0					
	%	100	50	0	13	0					
including doubtful results	n			1	2	0					
	%			13	25	0					

(Tab. 9). Mit den kommerziellen Guajaktests wurden nur bei 36 bzw. 55 % (Fecatest bzw. FecaNostic) und mit dem Haemoccult-Test sogar bei nur 18 % der Patienten eindeutig positive Resultate gesehen. Wurden auch die nur zweifelhaft positiven Guajakreaktionen berücksichtigt, so waren 82 % der Stühle mit dem Fecatest und FecaNostic-Test positiv, während selbst dann bei nur 45 % der Patienten Haemoccult-positive Stühle gesehen wurden (Tab. 9). Bei entsprechend untersuchten 7 Patienten mit bereits lokalisierten kolorektalen *Adenomen* waren alle Stühle (= 100 %) mit der Röhrchenversion und nur 50 % mit der Filterversion des LAT positiv, während nur bei einem einzigen Patienten ein eindeutig positiver FecaNostic-Test gesehen wurde (Tab. 10). Selbst bei Berücksichtigung auch der nur unter der Lupe erkennbaren fraglich positiven Ergebnisse konnten nur 1 bzw. 2 Adenompatienten mit dem Fecatest bzw. FecaNostic und kein einziger mit dem Haemoccult erfaßt werden.

Tabelle 11. Beurteilung der aus der Verdünnung beim LAT ermittelten *Blutkonzentration im Stuhl* bzw. *Blutverluste/Tag*

Latex-Agglutination (Röhrchen-Test) *positiv* bis Verdünnung	entspricht Blutkonzentration $\left(\frac{\text{mg Blut}}{\text{100 g Stuhlhomogenat}}\right)$	entspricht Blutverlust[a] (ml Blut/Tag)	Beurteilung der Blutverlust-Menge
1:1 -1:4	0,0002 - 0,001	0,002 - 0,01	Spuren
1:8 -1:32	0,003 - 0,01	0,03 - 0,1	sehr geringe Mengen
1:64 -1:128	0,03 - 0,1	0,3 - 1	geringe Mengen
1:128 -1:512	0,1 - 0,3	1 - 3	mittlere Mengen
1:512 -1:2048	0,3 - 1	3 - 10	große Mengen
1:4096 -1:16384	3 - 10	30 -	sehr große Mengen
1:32768 -1:65536	10 - 30	>30	extrem große Mengen

[a] Inhomogenitäts-Korrekturfaktor 10 für 100 g Stuhlmenge/Tag
Angegeben sind die Blutkonzentration im Stuhlhomogenat bzw. die auf nichthomogene Stuhlproben bezogenen Blutverluste für die jeweiligen Faecesextrakt-Verdünnungen, bei denen der LAT gerade noch eindeutig positiv ist.

Aus der beim Latexagglutinationstest für die Erzielung negativer Reaktionen erforderlichen Verdünnung (1:2 bis 1:2048) läßt sich abschätzen (Tab. 11), daß die ungefähren Blutverluste bei diesen Patienten im Bereich von 0,001-10 ml täglich lagen (Tabelle 9 und 10). Es kann deshalb bei den unempfindlicheren Guajaktests auch nicht mit einer höheren Positivitätsrate gerechnet werden. Für genauere Aussagen über die tatsächlichen Blutverluste ist allerdings die Sammlung kompletter Tagesstühle sowie die Untersuchung von Aliquots der Gesamtstuhlhomogenate erforderlich.

Okkultblutscreening und gezielter Okkultblutnachweis mit dem Latexagglutinationstest

Der LAT ist in der Röhrchenversion so weit erprobt, daß damit bereits in begrenztem Umfang ein Okkultblutscreening möglich war. Dabei werden aus drei verschiedenen Arealen des Einzelstuhls jeweils erbsengroße Proben in ein gemeinsames Stuhlsammelröhrchen mit Konservierungslösung gegeben und soweit möglich 3-6 aufeinanderfolgende Stühle untersucht, um auch intermittierende Adenom- oder Karzinomblutungen erkennen zu können. Die Stuhlproben werden dann möglichst sofort bzw. innerhalb der ersten 2-5 Tage untersucht. Um den nicht nur in den USA, sondern auch in der BRD weit verbreiteten Acetylsalicylatabusus als Verursacher gastrointestinaler Sickerblutungen (3-8 ml/Tag) zu vermeiden, müssen solche Präparate (Aspirin, Aspro, Halgon, Tegunor, Trineral, Cafaspin, Eu-Med S, Togal u.a.m.) mindestens 3 Tage vor und während der Okkultbluttestung abgesetzt werden. Die bei den unspezifischen Guajaktests erforderliche hämoproteinarme Kost ist beim LAT wegen dessen Spezifität für menschliches Hämoglobin (vgl. S. 68) nicht erforderlich.

Sofern nur Spuren von menschlichem Blut im Stuhl nachweisbar sind (LAT bei Verdünnung 1:1 bis 1:4 positiv, entsprechend etwa 0,002-0,01 ml Blut/Tag), müssen zunächst blutende Hämorrhoiden und Acetylsalicylatabusus ausgeschlossen werden. Sind diese Blutungsursachen ausgeschlossen, so wird der LAT in Abständen von 1-2 Wochen noch mehrfach wiederholt. Insbesondere bei Patienten mit geringen bis großen (LAT-Verdünnung 1:8 bis 1:2048, entsprechend 0,03-10 ml Blut/Tag) und andauernden Okkultblutverlusten sollte dann bald endoskopisch und/oder röntgenologisch nach gastrointestinalen Blutungsquellen gesucht werden. Sind die Blutungsquellen nicht auf Anhieb zu lokalisieren und der LAT-Okkulttest weiterhin positiv, so sind die Lokalisierungsbemühungen fortzusetzen. Wir haben gelegentlich Patienten mit durch ^{59}Fe-Gesamtkörperretentionsmessungen exakt quantifizierten gastrointestinalen Blutverlusten von bis zu 50-150 ml/Tag gesehen, bei denen selbst erfahrene Endoskopiker und Röntgenologen weder endoskopisch noch angiographisch oder durch Doppelkontrastdarstellung Blutungsquellen im Magen, Dünndarm oder Dickdarm finden konnten. Mit dem hochempfindlichen LAT werden bereits sehr geringe Blutverluste von ≥ 2 µl/Tag erfaßt. Andererseits können auch die Okkultblutverluste bei bereits fortgeschrittenen kolorektalen Karzinomen mit 2-300 µl/Tag so gering sein (Tabelle 9), daß der Nachweis selbst so geringer Blutverluste von erheblicher diagnostischer Bedeutung ist.

Da der LAT in der Röhrchenversion für den Patienten genauso einfach durchzuführen ist wie etwa der Haemoccult-Test, für die Auswertung in der Arztpraxis nur eine übliche Laborzentrifuge nötig ist und das Agglutinationsergebnis schon nach insgesamt 5 Min. vorliegt, ist der LAT auch für das Massenscreening praktikabel. Wird der höchstempfindliche LAT als Bestätigungstest nach einem unempfindlicheren Guajaktest (Haemoccult, hemoFEC oder Fecatest) benutzt, um auf Nahrungshämoproteine zurückzuführende falsch-positive Guajaktests zu erkennen und diesen Patienten aufwendige und lästige Folgeuntersuchungen zur Lokalisierung nicht vorhandener Blutungsquellen zu ersparen, so ist stets daran zu denken, daß wohl die meisten kolorektalen Karzinome so wenig bluten, daß sie mit den unempfindlichen Guajaktests überhaupt nicht erfaßt werden und deshalb auch nicht dem LAT-Bestätigungstest zugeführt werden können.

Da die gegenwärtig verfügbaren kommerziellen Guajaktests ausnahmslos zu unempfindlich sind, haben wir unser ursprüngliches Konzept der Verwendung zunächst eines Guajaktests als Screeningtest mit der anschließenden Durchführung eines immunchemischen Tests als Bestätigungstest aufgegeben. Wir verwenden die Röhrchenversion des LAT nunmehr unmittelbar als Screeningtest auf okkultes Blut im Stuhl bei Risikopatienten.

Für den gezielten Okkultblutnachweis im Stuhl ist der LAT allen chemischen und anderen immunochemischen Methoden hinsichtlich Sensitivität und Spezifität so überlegen, daß der geringfügig größere Arbeitsaufwand vollauf gerechtfertigt ist.

Herrn Dr. Kamal und Frl. Leberecht danke ich für sorgfältige Mitarbeit bei der Erprobung des LAT und den Behringwerken für die Bereitstellung des Latex-Reagenz. Die Chirurgische Universitätsklinik des UKE ermöglichte die Untersuchung der von ihr betreuten Patienten mit kolerektalen Tumoren.

Literatur

1. Adams EC, Layman KM (1974) Immunochemical confirmation of gastrointestinal bleeding. Ann Clin Lab Sci 4:343-349
2. Adlercreutz H, Partanen P, Turunen MJ, Liewendahl K, Suni J, Suovaniemi O (1982) The first specific immunological detection method for occult blood in feces. Paper presented at the World Congress of Gastroenterology, Stockholm, June 14-16, 1982
3. Barrows GH, Burton RM, Jarrett DD, Russell GG, Alford D, Songster CL (1978) Immunochemical detection of human blood in feces. Am J Clin Pathol 69:342-346
4. Bassett ML, Goulston KJ (1980) False positive and negative Haemoccult reactions on a normal diet and effect of diet restriction. Aust NZ J Med 10:1-4
5. Caligiore P, Macrae FA, St John DJB, Rayner LJ, Legge JW (1982) Peroxidase levels in food: relevance to colorectal cancer screening. Am J Clin Nutr 35:1487-1489
6. Chafetz N, Taylor A, Schleif A, Verba J, Hooser CW (1976) A potential error in the quantitation of fecal blood loss: concise communication. J Nucl Med 17:1053-1054
7. Doran J, Hardcastle JD (1982) Bleeding patterns in colorectal cancer: the effect of aspirin and the implications for faecal occult blood testing. Br J Surg 69:711-713
8. Dybdahl JH, Daae LNW, Larsen S (1981) Occult faecal blood loss determined by chemical tests and a ^{51}Cr-method. Scand J Gastroenterol 16:245-252
9. Dybdahl JH, Daae LNW, Larsen S, Ekeli H, Frislid K, Wiik I, Aanstad L (1980) Acetylsalicylic acid-induced gastrointestinal bleeding determined by a ^{51}Cr-method on a day-to-day basis. Scand J Gastroenterol 15:887-895

10. Heinrich HC (1978) Nachweis und Quantifizierung okkulter fäkaler Blutverluste. Eine Kritik der chemischen und nuklearmedizinischen Methoden. Med Klin 73:1163-1169
11. Heinrich HC (1982) Sensitivität und Spezifität chemischer, immunochemischer und nuklearmedizinischer Methoden zum Nachweis und zur Quantifizierung okkulter gastrointestinaler Blutverluste. Intern prax 22:665-686
12. Heinrich HC (1982) Epidemiologie, Lokalisation und Blutungsmuster kolorektaler Polypen und Karzinome. Med Klin 77:760-763
13. Heinrich HC (1982) Frühdiagnostik kolorektaler Polypen und Karzinome durch chemischen und/oder immunochemischen Okkultblut-Nachweis im Stuhl. Med Klin 77:797-801
14. Heinrich HC, Benn HP (1982) Chemischer und immunochemischer Okkultblut-Nachweis im Stuhl bei der Frühdiagnostik des kolorektalen Karzinoms. Dtsch Med Wochenschr 107:307-310
15. Heinrich HC, Ičagić F (1980) Comparative studies on the „in vivo"-sensitivity of four commercial pseudoperoxidase-based faecal occult blood tests in relation to actual blood losses as calculated from measured whole body-^{59}Fe-elimination rates. Klin Wochenschr 58:1283-1297
16. Heinrich HC, Kamal R, Leberecht P (1983) Ultrasensitive latex-agglutination-test for the specific immunochemical detection and quantification of faecal occult-blood loss. Klin Wochenschr 61:765-767
17. Herzog P, Holtermüller KH, Preiss J, Fischer J, Ewe K, Schreiber HJ, Berres M (1982) Fecal loss in patients with colonic polyps: a comparison of measurements with ^{51}chromium-labeled erythrozytes and with the Haemoccult test. Gastroenterology 83:957-962
18. Kuehl GV, Harkness DR, Skrabut EM, Bechthold DA, Emerson CP, Valeri CR (1981) „In vitro"-interactions of ^{51}Cr in human red blood cells and hemolysates. Vox Sang 40:260-272
19. Lifton LJ, Kreiser J (1982) False-positive stool occult blood tests caused by iron preparations. Gastroenterology 83:860-863
20. Macrae FA, St John DJB (1982) Relationship between patterns of bleeding and Hemoccult sensitivity in patients with colorectal cancers or adenomas. Gastroenterology 82:891-898
21. Morris DW, Hansell JR, Ostrow JD, Lee CS (1976) Reliability of chemical tests for fecal occult blood in hospitalized patients. Am J Dig Dis 21:845-852
22. Songster CL, Barrows GH, Jarrett DD (1980) Immunochemical detection of fecal occult blood. The fecal smear punch-disc test. Cancer 45:1099-1102
23. Songster CL, Barrows GH, Jarrett DD (1980) Immunochemical detection of human fecal occult blood. In: Winawer S (eds) Colorectal cancer: Prevention, epidemiology and screening. Raven, New York, pp 193-204
24. Stephens FO, Lawrenson KB (1969) ^{51}Cr excretion in bile. Lancet I:158-159
25. Stroehlein JR, Fairbanks VF, McGill DB, Go VLW (1976) Hemoccult detection of fecal occult blood quantitated by radioassay. Am. J Dig Dis 21:841-844
26. Vellacott KD, Baldwin RW, Hardcastle JD (1981) An immunofluorescent test for faecal occult blood. Lancet I:18-19

Diskussion (siehe Seite 90)

Sensitivität des Haemoccult-Tests bei Patienten mit Polypen und Karzinomen des Kolons und des Rektums

P. HERZOG[1]

Der Begriff „Sensitivität" bezogen auf einen Screeningtest bedeutet im epidemiologischen Sinne die Erkennung von Kranken unter Kranken durch Anwendung dieses Testsystems. (Dies entspricht dem Anteil der richtig-positiven Testergebnisse bei der Untersuchung von ausschließlich kranken Personen [12, 21].) Das bedeutet auch, daß der Begriff Sensitivität immer nur im Hinblick auf die zu testende Erkrankung benutzt wird. So sollte es bei Anwendung dieses Begriffes auf Testsysteme zum Nachweis von okkultem Blut im Stuhl heißen: „Sensitivität der fäkalen Okkultbluttests zum Nachweis von Kolonkarzinomen". Eine Sensitivität des Haemoccult-Testes von z.B. 70% bei Kolonkarzinomen würde bedeuten, daß man bei 70 von 100 Patienten mit Kolonkarzinomen ein positives Testergebnis findet.

Andererseits wird der Begriff Sensitivität - im Deutschen inkorrekt - als Synonym für die Empfindlichkeit der Tests auf okkultes Blut im Stuhl verwendet. Dabei wird zum einen die „In-vitro-Empfindlichkeit" der Testsysteme dadurch bestimmt, daß man Stuhlhomogenate gesunder Probanden mit Blut oder Hämoglobin versetzt und die Anzahl positiver Ergebnisse bei verschiedenen Testsystemen und unterschiedlicher Hämoglobinkonzentration ermittelt [4, 7].

Daneben wird auch eine „In-vivo-Sensitivität" mit Hilfe von Radioisotopen (z.B. ^{51}Cr-markierten Erythrozyten) ermittelt, indem der intestinale Blutverlust durch Messung des Radioisotops im Stuhl berechnet wird. Danach erfolgt die Korrelation der so berechneten Hämoglobinkonzentration im Stuhl mit dem Ergebnis der Testung auf okkultes Blut [16, 17].

Im Sinne der oben angegebenen Definition wird in klinischen Studien die Sensitivität des Haemoccult-Tests (HO-Test) zur Erkennung kolorektaler Karzinome bei dreimaliger Testanwendung mit minimal etwa 65–75% [2, 3, 20, 25] angegeben, wobei nach LEICESTER et al. [13] offenbar ein deutlicher Unterschied zwischen der Erkennung von Kolon- und Rektumkarzinomen mit 85% bzw. 55% besteht. Die Sensitivität zur Erkennung adenomatöser kolorektaler Polypen wird mit 24–42% [20, 25] bzw. für große, linksseitig gelegene Kolonadenome mit 64% [6] angegeben.

In der vorliegenden Studie haben wir den fäkalen täglichen Blutverlust (FTBV) bei Patienten mit Kolonpolypen und kolorektalen Karzinomen gemessen und die Empfindlichkeit des HO-Tests ermittelt.

Methodik

Der FTBV wurde bei Kontrollpersonen sowie Patienten mit Kolonpolypen und -karzinomen nach dem bereits früher publizierten Verfahren mittels ^{51}Cr-markier-

1 I. Med. Klinik St.-Markus-Krankenhaus, Wilh.-Epstein-Str. 2, D-6000 Frankfurt/Main 50

ter Patienteneigenerythrozyten gemessen [8]. Die Teilnehmer an der Studie sammelten den Stuhl während der gesamten Versuchsdauer in 24-h-Stuhlproben, für welche dann anhand der Isotopenmessungen der Stuhlproben und der entsprechenden Blutaliquotierungen der tägliche intestinale Blutverlust berechnet wurde.

Probanden

Patienten mit Kolonpolypen

Es wurden 44 Patienten mit adenomatösen Kolonpolypen über 15 mm Durchmesser untersucht, davon waren die Polypen bei 34 Patienten im Rektosigmoid und Colon descendens (linksseitig) und bei 10 Patienten im Coecum, Colon ascendens und transversum (rechtsseitig) lokalisiert. Die mittlere Untersuchungsdauer bei den Patienten mit linksseitig gelegenen Kolontypen betrug 12,3 Tage, das mittlere tägliche Stuhlgewicht als Hinweis für die Vollständigkeit der Stuhlsammlung betrug 157 g (gemessen bei 22 Patienten). Die Meßdauer bei den Patienten mit rechtsseitigen Kolonpolypen betrug 11,7 Tage, das mittlere tägliche Stuhlgewicht 144 g (gemessen bei 5 Patienten).

Patienten mit kolorektalen Karzinomen

Es wurden insgesamt 27 Patienten mit kolorektalem Karzinom untersucht [9], dabei wurden Patienten mit Mehrfachkarzinomen von der Studie ausgeschlossen. 22 Karzinome waren linksseitig, d. h. im Rektosigmoid und Colon descendens gelegen, und 5 Karzinome befanden sich im rechtsseitigen Kolon. Die mittlere Meßdauer betrug 7,4 bzw. 7,8 Tage und das mittlere tägliche Stuhlgewicht 133 bzw. 158 g für die links- bzw. rechtsseitig gelegenen Karzinome.

Kontrollkollektiv

Die mittlere Beobachtungsdauer der 11 Personen des Kontrollkollektivs betrug 10,0 Tage, das mittlere tägliche Stuhlgewicht von 9 dieser Probanden betrug 128 g. Bei allen Kontrollpersonen war vor der Aufnahme in die Studie eine Rektosigmoidoskopie und eine Koloskopie bzw. eine Kolondoppelkontrastuntersuchung mit unauffälligem Ergebnis durchgeführt worden.

Ausschlußkriterien

Patienten mit potentiell blutenden Erkrankungen des Gastrointestinaltrakts (Hämorrhoiden 2. und 3. Grades, Kolondivertikel, entzündliche Darmerkrankungen, Ulcera ventriculi et duodeni oder Ösophagusvarizen) wurden ebenso wie Patienten mit Mehrfachbefunden im Kolon (z. B. 2 Polypen und mehr) und Patienten mit Gerinnungsstörungen von der Teilnahme an der Studie ausgeschlossen. Die Einnahme von Medikamenten, die einen Einfluß auf das Testergebnis haben könnten (z.B. Acetylsalicylsäure, Steroide, nichtsteroidale Antirheumatika, Antikoagulanzien und Vitamin C), war während des Testzeitraums untersagt.

Haemoccult-Testung

Zur Testung auf okkultes Blut im Stuhl wurde das Haemoccult-Testsystem (HO-Test, Fa. Röhm, Darmstadt) verwendet. Das Auftragen der Stuhlproben auf die Testbriefchen erfolgte unmittelbar nach dem Stuhlgang durch die Patienten selbst, die Testauswertung im Labor durch eine technische Assistentin[2] innerhalb von 5 Tagen entsprechend den Richtlinien des Herstellers. Ein Test galt als positiv, wenn innerhalb von 30 s nach Zugabe von 2 Tropfen Entwicklerlösung eine Blaufärbung in mindestens einem der beiden Testfelder sichtbar wurde. Ein Anfeuchten der Testbriefe vor Zugabe der Entwicklerlösung (Rehydratisierung) erfolgte nicht.

Ergebnisse

Die Ergebnisse der mittleren FTBV-Messungen für die untersuchten Patientengruppen und der HO-Testung zeigt Tabelle 1. Untersucht man das HO-Testergebnis in Abhängigkeit vom täglichen Blutverlust, d.h. in Abhängigkeit von der Hämoglobinkonzentration im Stuhl der Patienten mit linksseitigen Polypen bzw. Karzinomen im Vergleich zu den rechtsseitig gelegenen Tumoren, so fällt auf, daß der HO-Test bei 86% der Stuhlproben von Patienten mit linksseitigen Kolonpolypen und einem FTBV von 2,0–3,99 ml/Tag bereits positiv war. Eine Positivität in der gleichen Größenordnung (78%) ergab sich bei den Stuhlproben der Patienten mit linksseitigem Kolonkarzinom und gleichem Blutverlust (Tabelle 2 und 3).

Tabelle 1. Mittlerer fäkaler täglicher Blutverlust *(FTBV)* und Positivitätsrate des an den Untersuchungstagen durchgeführten HO-Tests bei den Kontrollpersonen und den Patienten mit Kolonpolypen und Kolonkarzinomen unterschiedlicher Lokalisation

Patienten	Anzahl	Mittlerer FTBV [ml/Tag][a]	HO-Tests Proben (n)	positiv (n)	[%]
Kontrollpersonen	11	0,62 ± 0,07	110	0	0
Linksseitige Kolonpolypen	34	1,36 ± 0,14	420	227	54
Rechtsseitige Kolonpolypen	10	1,28 ± 0,31	112	19	17
Linksseitige Kolonkarzinome	22	2,24 ± 0,43	162	93	57
Rechtsseitige Kolonkarzinome	5	11,80 ± 2,8	39	33	85

[a] x ± SEM

2 Besonderer Dank gilt Frau A. Becker und Frau A. Birkenfeld für die hervorragende technische Assistenz

Tabelle 2. Vergleich zwischen dem täglichen fäkalen Blutverlust *(FTBV)* und dem Ergebnis des täglich durchgeführten HO-Tests bei 34 Patienten mit linksseitigen Kolonpolypen

^{51}Cr-gemessener FTBV [ml/Tag]	Proben (n)	HO-Testergebnisse positiv (n)	[%]
0–0,99	211	83	39
1,0–1,99	127	71	56
2,0–3,99	59	51	86
>4,0	23	22	96

Tabelle 3. Vergleich zwischen dem täglichen fäkalen Blutverlust *(FTBV)* und dem Ergebnis des täglich durchgeführten HO-Tests bei 22 Patienten mit kolorektalen Karzinomen

^{51}Cr-gemessener FTBV [ml/Tag])	Proben (n)	HO-Testergebnisse positiv (n)	[%]
1,0–1,99	40	23	57
2,0–3,99	27	21	78
>4,0	18	16	89

Bei den rechtsseitig gelegenen Kolonpolypen war das HO-Testergebnis bei gleichem FTBV (2,0-3,99 ml/Tag) mit 26% dagegen sehr niedrig (Tabelle 4). (Hierüber haben wir bereits früher berichtet [8].)

Bei den Patienten mit rechtsseitig gelegenen Kolonkarzinomen und einem FTBV von 2,0-3,99 ml/Tag waren 5 der 6 getesteten Proben dagegen positiv; aufgrund der geringen Probenzahl sind diese Ergebnisse mit Vorbehalt zu betrachten. Bei einem FTBV von über 4 ml/Tag ergaben jedoch 90% der 31 untersuchten Stuhlproben ein positives Ergebnis (Tabelle 5).

Die Resultate der HO-Testung des 1. Stuhlganges an 3 aufeinanderfolgenden Tagen (3tägiger HO-Test) oder von 3 aufeinanderfolgenden Stuhlgängen (bei niedrigerer Stuhlgangfrequenz) zeigt Tabelle 6. Die Erkennungsrate durch den HO-Test

Tabelle 4. Vergleich zwischen dem täglichen fäkalen Blutverlust *(FTBV)* und dem Ergebnis des täglich durchgeführten HO-Tests bei 10 Patienten mit rechtsseitigen Kolonpolypen

^{51}Cr-gemessener FTBV [ml/Tag]	Proben (n)	HO-Testergebnisse positiv (n)	[%]
0–0,99	61	4	7
1,0–1,99	26	8	31
2,0–3,99	19	5	26
>4,0	6	2	(33)

Tabelle 5. Vergleich zwischen dem täglichen fäkalen Blutverlust *(FTBV)* und dem Ergebnis des täglich durchgeführten HO-Tests bei 5 Patienten mit rechtsseitigen Kolonkarzinomen

^{51}Cr-gemessener FTBV [ml/Tag]	Proben (n)	HO-Testergebnisse positiv (n)	[%]
1,0–1,99	1	0	–
2,0–3,99	6	5	–
>4,0	31	28	90

Tabelle 6. HO-Testergebnisse der 1. untersuchten 3-Tage-Testperiode bei Patienten mit adenomatösen Kolonpolypen und Kolonkarzinomen sowie bei den Kontrollpersonen

	Patienten (n)	HO-Testergebnisse positiv (n)	[%]
Kontrollpersonen	10	0	0
Linksseitige Kolonpolypen	34	22	65
Rechtsseitige Kolonpolypen	10	3	(30)
Linksseitige Kolonkarzinome	22	21	95
Rechtsseitige Kolonkarzinome	5	5	(100)

ist bei 3tägiger Testung mit 30% für die rechtsseitigen Kolonpolypen deutlich niedriger als für die linksseitig gelegenen Koionpolypen (mit 65%) trotz eines gleich hohen ^{51}Cr-gemessenen Blutverlusts. Die untersuchten kolorektalen Karzinome wurden insgesamt zu einem sehr hohen Prozentsatz durch den HO-Test erkannt, die Ursache hierfür ist in dem größeren Blutverlust der Kolonkarzinome zu sehen.

Diskussion

Bereits in früher durchgeführten Untersuchungen wurde der Blutverlust aus den verschiedensten gastrointestinalen Blutungsquellen durch ^{51}Cr-markierte Erythrozyten [1, 10, 11, 18, 19, 23, 24] gemessen und z.T. mit dem Test zum Nachweis auf okkultes Blut im Stuhl („hemoccult-test", amerikanisches Präparat) korreliert [1, 18, 24]. Gleichermaßen wurden auch andere Techniken, z.B. die Bestimmung der ^{59}Fe-Eliminationsrate, benutzt, um den intestinalen Blutverlust zu ermitteln [5]. In diesen Studien wurde gezeigt, daß ein täglicher Blutverlust von über 20 ml erforderlich ist, um in einem hohen Prozentsatz zu einem positiven HO-Test zu führen [24].

Der mit der ^{51}Cr-Methode gemessene Blutverlust betrug in unserer Studie bei den Kontrollpersonen 0,62 ± 0,07 ml/Tag und liegt somit in dem Bereich, wie er in der Literatur angegeben wird (etwa 0,58 ml/Tag, errechnet aus den Angaben von insgesamt 389 Kontrollpersonen aus verschiedenen Publikationen [8]). Dieser „errechnete Blutverlust" der Normalpersonen entspricht nicht einem realen Blutverlust im Gastrointestinaltrakt, sondern es handelt sich vermutlich um ^{51}Cr, welches nach dem Abbau der Erythrozyten mit der Galle in den Darm sezerniert wird [22].

Wir fanden, daß der HO-Test in 51 von 59 Stuhlproben (86%) von Patienten mit linksseitigen Kolonpolypen und einem FTBV von 2,0–3,99 ml/Tag positiv war, während bei gleichem FTBV und Stuhlproben von Patienten mit rechtsseitig gelegenen Kolonpolypen nur 5 von 19 Proben (26%) ein positives HO-Testergebnis hatten.

Bei den Patienten mit Kolonkarzinomen lagen die HO-Testergebnisse bei einem FTBV von 2,0–3,99 ml/Tag in der gleichen Größenordnung wie bei den linksseitigen Kolonpolypen. Im Gegensatz hierzu fanden STROEHLEIN et al. [24] nur in 22 % von 60 Stuhlproben mit einem ^{51}Cr-gemessenen Blutverlust von 2,1–4,9 ml/Tag einen positiven HO-Test. Die Unterschiede beider Studien lassen sich durch unterschiedlich zusammengesetzte Patientenpopulationen erklären. Wir untersuchten ausschließlich Patienten mit im Kolon gelegenen Läsionen, während nur 2 der 80 Patienten von STROEHLEIN et al. Coecalkarzinome hatten.

Unabhängig von der vorliegenden Studie bestimmten MACRAE u. ST. JOHN [22] bei 46 Patienten mit kolorektalen Karzinomen und bei 28 Patienten mit kolorektalen Adenomen unterschiedlicher Größe das Blutungsmuster mit der gleichen Technik (^{51}Cr-Methode). Sie fanden einen täglichen enteralen Blutverlust von 9,3 ml für Coecal- und Ascendenstumoren, von 1,5 ml für Tumoren des Colon transversum und descendens, von 1,9 ml für Sigmakarzinome und von 1,8 ml für Rektumkarzinome. Damit lagen diese Werte in der gleichen Größenordnung, wie wir sie bei den 22 linksseitigen kolorektalen Karzinomen mit 2,24 ml/Tag und bei den 5 rechtsseitigen Kolonkarzinomen mit 11,8 ml/Tag ermittelt hatten. Von den 28 Kolonadenomen hatten nur die 4 mit einem Durchmesser von über 2 cm einen FTBV von mehr als 2 ml/Tag [14]. Somit war auch der von MACRAE und ST. JOHN ermittelte FTBV bei Kolonpolypen vergleichbar mit unseren Ergebnissen. Bei einer Hämoglobinkonzentration von 6–10 mg/g Stuhl fanden sie eine HO-Testpositivität von 63% ohne vorheriges Anfeuchten und von 94% nach Rehydratation der Testbriefchen vor Zugabe der Entwicklerlösung. Gleichzeitig sank durch das vorgeschaltete Anfeuchten der Testbriefchen die Rate der falsch-negativen HO-Testungen (3 Tage) von 31% auf 9% ab [22]. Die Autoren empfehlen daher die Rehydratisierung als eine Methode zur Steigerung der Sensitivität beim Nachweis kolorektaler Karzinome. Zur Senkung unspezifischer falsch-positiver HO-Testergebnisse ist allerdings die Einhaltung einer streng peroxidasearmen Ernährung während der Testperiode erforderlich [15]. Eine solche streng peroxidasearme Diät (nur Hühnchen, Schweinefleisch, Schinken, Speck, gekochte Früchte und gekochte Gemüse mit Ausnahme von Meerrettich und weißen Rüben sind erlaubt) halten wir für Screeningbedingungen in Deutschland nicht für durchführbar.

Die Ergebnisse der australischen Arbeitsgruppe [14] sowie die Untersuchungen von DORAN u. HARDCASTLE [3] und unsere eigenen Studien [8], alle basierend auf ^{51}Cr-Messungen, stehen in gewissem Widerspruch zu einer Untersuchung, in der der gastrointestinale Blutverlust über die ^{59}Fe-Gesamtkörpereliminationsmessung ermittelt wurde [5]. Hier fanden die Autoren, daß ein Blutverlust von 20–40 ml/Tag zu einem positiven HO-Testergebnis erforderlich sei. Die meisten der untersuchten Patienten dieser Studie hatten jedoch extrakolonische, gastrointestinale oder diffuse intestinale Blutungsquellen, wie z.B. Morbus Osler. Außerdem erfolgte die Radioisotopenmessung nicht im Stuhl, sondern aus dem Verschwinden des Gesamtkörpereisens wurde auf gastrointestinale Blutungen geschlossen. Aus den genannten Gründen scheint uns diese Studie keine Schlußfolgerungen über die Empfindlichkeit des HO-Testsystems - eines Tests zur Erfassung kolorektaler blutender Läsionen - zuzulassen.

Vielmehr erscheint es aufgrund der eigenen Untersuchungen wichtig, darauf hinzuweisen, daß die Positivität des HO-Tests offenbar von der Blutungslokalisation im Kolon abhängig ist, und zwar trotz gleichem Blutverlust. Dies dürfte durch eine stärkere Zerstörung der pseudoperoxidatischen Aktivität des Hämoglobins (z.B. infolge bakteriellen Abbaus) bei Blutung im Coecum und längerer Kolonpassage gegenüber einer rektalen Blutung erklärbar sein.

Bei rechtsseitigen Kolonkarzinomen wird dieser bei den Kolonpolypen beobachtete Effekt durch den deutlich höheren intestinalen Blutverlust ausgeglichen, der HO-Test ist in einem hohen Prozentsatz positiv.

Zur Steigerung der Sensitivität des HO-Testsystems scheint eine Verlängerung der willkürlich festgesetzten Testperiode von 3 Tagen auf z.B. 6 Tage sinnvoll, wie wir bei Patienten mit linksseitigen Kolonpolypen zeigen konnten [6]. Entsprechende klinisch-prospektive Studien sind hierzu noch erforderlich.

Literatur

1. Basset ML, Goulston KJ (1980) False positive and negative hemoccult reactions on a normal diet and effect of diet restriction. Aust NZ J Med 10:1-4
2. Deyhle P, Nuesch HJ, Kobler E et al. (1976) Der Haemoccult-Test in der Vorsorge des Dickdarmkarzinoms. Schweiz Med Wochenschr 106:297
3. Doran J, Hardcastle JD (1982) Bleeding patterns in colorectal cancer: the effect of aspirin and the implications for fecal occult blood testing. Br J Surg 69:711-713
4. Fleisher M, Schwartz MK, Winawer SJ (1980) Laboratory studies on the hemoccult slide for fecal occult blood testing. In: Winawer SJ, Schottenfeld D, Sherlock P (eds) Colorectal cancer: Prevention, epidemiology and screening. Raven, New York, pp 181-187
5. Heinrich HC, Icagic F (1980) Comparative studies on the „in vivo"-sensitivity of four commercial pseudoperoxidase-based fecal occult blood tests in relation to actual blood losses as calculated from measured whole body-^{59}Fe-elimination rates. Klin Wochenschr 58:1283-1297
6. Herzog P, Holtermüller KH (1981) Der Einfluß der Testdauer auf das Ergebnis der Untersuchungen auf okkultes Blut im Stuhl bei Patienten mit kolorektalen Polypen. Verh Dtsch Ges Inn Med. 87:855-858
7. Herzog P, Ebener B, Holtermüller KH (1982) Sensitivität verschiedener Testpräparate auf okkultes Blut im Stuhl. Eine in vitro Untersuchung. Verh Dtsch Ges Inn Med 88:540-543
8. Herzog P, Holtermüller KH, Preiss J, Ewe K, Schreiber HJ, Berres M (1982) Fecal blood loss in patients with colonic polyps: A comparison of measurements with ^{51}Chromium-labeled erythrocytes and with the Haemoccult-Test. Gastroenterology 83:957-962
9. Herzog P, Ebener B, Fischer J, Brod KH, Holtermüller KH (1983) Intestinaler Blutverlust und Sensitivität des Haemoccult®-Testes bei Patienten mit colorektalem Karzinom. Verh Dtsch Ges Inn Med 89:im Druck
10. Izak G, Stein Y, Karshai A (1960) Quantitative determination of gastrointestinal bleeding using ^{51}Cr-labelled red blood cells. Am J Dig Dis 5:24-31
11. Jones NCH (1958) Measurement of red cell loss from gastrointestinal tract using radioactive chromium. Br Med J 1:493-496
12. Köbberling J (1982) Der prädiktive Wert diagnostischer Maßnahmen. Dtsch Med Wochenschr 107:591-595

13. Leicester RJ, Lightfoot A, Millar J, Collin-Jones D, Hunt RH (1983) Accuracy and value of the hemoccult test in symptomatic patients. Br Med J 286:673-674
14. Macrae FA, St John DJB (1982) Relationship between patterns of bleeding and hemoccult sensitivity in patients with colorectal cancers or adenomas. Gastroenterology 82:891-898
15. Macrae FA, St John DJB, Caligiore P, Taylor LS, Legge JW (1982) Optimal dietary conditions for hemoccult testing. Gastroenterology 82:899-903
16. Morris DW, Hansell JR, Ostrow JD, Chuan-Shue Lee MS (1976) Reliability of chemical tests for fecal occult blood in hospitalized patients. Am J Dig Dis 21:845-852
17. Ostrow JD, Mulvaney CA, Hansell JR, Rhodes RS (1973) Sensitivity and reproducibility of chemical tests for fecal occult blood with an emphasis on false positive reactions. Dig Dis Sci 18:930-940
18. Ostrow JD, Hansell JR, Morris DW (1977) Limiting factors in screening for gastrointestinal tumors with Hemoccult. Digestion 16:267
19. Owen CA, Bollmann JL, Grindlay JH (1954) Radiochromium labelled erythrocytes for the detection of gastrointestinal hemorrhage. J Lab Clin Med 44:238-245
20. Schewe S, Feifel G, Heldwein W et al. (1979) Sensitivität des Haemoccult-Tests bei kolorektalen Tumoren. Dtsch Med Wochenschr 104:253-256
21. Schwartz FW (1980) Wie sinnvoll sind die gesetzlichen Krebsfrüherkennungsmaßnahmen? Internist 21:460-466
22. Stephens FO, Lawrenson KB (1969) ^{51}Cr excretion in bile. Lancet I:158-159
23. St John DJB, Young GP (1978) Evaluation of radiochromium blood loss studies in unexplained iron-deficiency anemia. Aust NZ J Med 8:121-126
24. Stroehlein JR, Fairbanks VF, McGill DB, Go VLW (1976) Hemoccult detection of fecal occult blood quantitated by radioassay. Am J Dig Dis 21:841-844
25. Winawer SJ, Andrews M, Flehinger B et al. (1980) Progress report on controlled trial of fecaloccult blood testing for detection of colorectal neoplasia. Cancer 45:2959-2964

Diskussion

Gnauck: Herr Kutter, haben Sie eine „chemische" Erklärung dafür, daß die Rehydratation den Haemoccult-Test deutlicher positiv macht als beim nicht rehydrierten Test? Damit meine ich das Auftropfen von Wasser auf die Testbriefe, wie es in letzter Zeit häufiger diskutiert wurde.

Kutter: Ich will ganz einfach sagen, daß dadurch die Reaktionsgeschwindigkeit erhöht wird. Wenn der Stuhl in einer ganz harten und festen Form vorliegt, so dauert es ja eine gewisse Zeit, bis das Reagens eingedrungen ist und die Komponenten herauslöst. Besonders beim hemo-FEC-Test haben Sie eine sehr kurze Dauer der Blaufärbung.

Gnauck: Es leuchtet mir nicht ein, daß der Alkohol langsamer in die Stuhlprobe eindringt als das Wasser.

Kutter: Es wäre denkbar, daß der Alkohol selbst als reduzierende Substanz leicht wirksam ist und daß Sie ihn durch das Wasser verdünnen. Wenn Sie einen Teststreifen nehmen und Sie wollen wissen, ob Ihre Peroxidlösung noch funktionsfähig ist, so nehmen Sie einen Glukosestreifen, der ja dann positiv reagieren müßte.

Gnauck: Wenn das so ist, dann müßte es ja möglich sein, diese Entwicklerlösung mit Wasser etwas zu verdünnen, so daß dann das Ergebnis nicht mehr unterschiedlich sein dürfte.

Kutter: Ja, aber dann ist die Lösung nicht mehr stabil, und das ist das Problem.

Ewe: Ich bin immer davon ausgegangen, daß Eisen die Haemoccult-Reaktion nicht positiv macht. Dann ist aber letztlich eine Arbeit erschienen, die das Gegenteil behauptet (Lifton LJ, Kreiser J [1982] Gastroenterology 83:860-863). Können Sie mir das erklären?

Kutter: Das Eisen kann selbstverständlich durch Direktoxidation eine positive Reaktion ergeben.

Frühmorgen: Ist das eine theoretische Überlegung oder hat dieser Aspekt auch eine praktische Bedeutung, beispielsweise bei den Patienten, die mit Eisenpräparaten behandelt wurden?

Rösch: Gerade das wird ja in der erwähnten Arbeit dargelegt, in der in 50-60 % falsch-positive Befunde nach Eisenmedikation gefunden wurden.

Frühmorgen: Kann man diese und auch andere, falsch-positive Ergebnisse hervorrufende Faktoren quantifizieren? Beispielsweise bezüglich Blutwurst oder anderer reduzierender Substanzen? Diese Frage stellt sich ja insbesondere auch bei der Diskussion um eine Diät bei Screeninguntersuchungen.

Kutter: Das hängt ganz davon ab, welches Testsystem Sie verwenden. Beim hemo-FEC-Test habe ich große Gruppen untersucht und sehr selten falsch-positive Befunde gesehen. Es waren in der Regel junge Leute zischen 30 und 40 Jahren, die eine ganz normale Kost zu sich genommen hatten. Wenn wir bei der gleichen Gruppe den Feca-Test einsetzen würden, haben wir einen höheren Prozentsatz falsch-positiver Befunde zu erwarten. Bei diesen hochempfindlichen Tests würde man wohl durch eine entsprechende Diät die falsch-positiven Testergebnisse ausschalten oder zumindest vermindern.

Herzog: Herr Kutter, Sie haben das Schema von Herrn Heinrich bezüglich der Empfindlichkeit der verschiedenen Testsysteme verwendet. Wir haben dazu eigene Untersuchungen in vitro gemacht und kommen, was den FecaNostic-Test betrifft, nicht zu den gleichen Ergebnissen. Er hat zwar, wenn man Blut zum Stuhl zumischt, inkubiert oder homogenisiert und auf Briefchen ausstreift, bei verschiedenen Blut-Stuhl-Konzentrationen die meisten positiven Ergebnisse. Es scheinen jedoch im wesentlichen falsch-positive Ergebnisse zu sein. Wir haben nämlich solche Untersuchungen auch bei Stühlen gesunder Kontrollpersonen durchgeführt, in denen wir unterschiedliche Blutmengen zugesetzt haben. Dabei haben wir unmittelbar nach der Homogenisation die Stuhlproben aufgetragen und 24 bzw. 48 h nach Lagerung unter Raumtemperaturen ausgewertet und dasselbe nach einer Inkubation bei 37° wiederholt. Die Ergebnisse haben dabei gezeigt, daß die Empfindlichkeit oder die Sensitivität der Briefchen mit der Lagerung für alle Testsysteme gleichermaßen abnimmt, aber beim FecaNostic-Test ganz besonders nach der Inkubation sowie auch nach der längeren Lagerung, wo die Zahl falsch-positiver Tests bis auf 30-35 % ansteigt. Und dieser Effekt ist beim FecaNostic-Test gegenüber anderen Testsystemen einzigartig.

Heinrich: Nach wieviel Tagen?

Herzog: Nach 48 h. Und wenn man dann noch berücksichtigt, daß dieser Test auch bei Screeninguntersuchungen die höchste Zahl positiver Testergebnisse hat, so muß man doch den Verdacht haben, daß es sich um falsch-positive Ergebnisse handelt, daß dieser Test nicht empfindlicher ist, sondern daß es falsch-positive Ergebnisse sind.

Heinrich: Welche Referenzmethode haben Sie verwendet, etwa Chrom 51?

Herzog: Nein, wir haben Stuhl und Blut dazugemischt, und zwar einmal Stuhl und Blut mit intakten Erythrozyten und zum anderen in Paralleluntersuchungen mit hämolysierten Erythrozyten.

Frühmorgen: Mir ist aufgefallen, Herr Kutter, daß Sie nichts zur Latenzzeit zwischen Aufbringen des Stuhls auf den Testbrief und dessen Auswertung sowie deren Einfluß auf das Testergebnis gesagt haben. Wir haben dies einmal untersucht und gefunden, daß bei Blutkonzentrationen im Stuhl zwischen 0,6 und 1,0% etwa 14 Tage nach Aufbringen der Stuhlproben eigentlich positive Befunde zu negativen, das heißt falsch-negativen Ergebnissen führen können. Dieses wäre ja von gewisser Bedeutung für den anzugebenden Zeitpunkt, nach dem präparierte Testbriefe spätestens ausgewertet werden müssen.

Kutter: Dies ist durchaus denkbar und erklärbar, da Proteasen im Stuhl weiterhin wirksam sind und das Blut in Grenzbereichen auch nachträglich so weit abbauen können, daß kein positives Testergebnis mehr resultiert.

Frühmorgen: Haben Sie eine Vorstellung darüber, wie sehr diese Befunde in der Praxis Bedeutung haben?

Kutter: Selbstverständlich wird dies bei niedrigen Blutkonzentrationen im Stuhl auch praktische Bedeutung haben. Bei hohen Konzentrationen fällt dies sicher nicht so stark ins Gewicht, aber im Grenzbereich kann dieser Aspekt durchaus von Bedeutung sein.

Frühmorgen: Wir haben aus diesen Befunden den Schluß gezogen, daß präparierte Testbriefe innerhalb einer Woche auszuwerten sind.

Kutter: Dem würde ich zustimmen.

Gnauck: Können diese Proteasen im trockenen Stuhl denn noch auf das Hämoglobin wirken?

Kutter: Etwas Feuchtigkeit ist immer noch vorhanden, und diese halte ich für ausreichend.

Otto: Wir haben etwa 10 Tage nach einer Blutung aus dem oberen Gastrointestinaltrakt, nachdem der Stuhl makroskopisch wieder normal war, mit Haemoccult nachgetestet und in jedem Fall noch positive Befunde erhalten. Ist dies nach Ihren Aussagen, Herr Kutter, vorstellbar?

Kutter: Ja, natürlich.

Frühmorgen: Dann stellt sich doch die Frage, ob Okkultbluttests auch zum Nachweis okkulter Blutungen aus dem oberen Gastrointestinaltrakt einsetzbar sind, was ja den Umfang der doch kosten- und personalintensiven Screeninguntersuchung wesentlich erweitern würde.

Kutter: Wir haben bei in-vitro-Versuchen festgestellt, daß die Peroxidaseaktivität des Hämoglobins bei peptisch-salzsaurer Einwirkung um etwa 95% abnimmt. Demnach ergeben nur starke Blutungen aus dem oberen Verdauungstrakt positive Reaktionen. Es ist aber auch zu bedenken, daß bei massiver Blutung das stark saure Milieu erheblich abgepuffert wird, was eine Einschränkung der Pepsinaktivität zur Folge hat. Das gleiche gilt für Blutungen im mit Nahrung gefüllten Magen. Durch Trypsineinwirkung geht etwa die Hälfte der Peroxidaseaktivität verloren. Eine positive Blutreaktion in den Fäzes kann also durchaus von einer Blutungsquelle im oberen Verdauungstrakt oder im Dünndarm herrühren. Im allgemeinen dürften bei den erfaßbaren starken Blutungen in diesem Abschnitt jedoch auch andere klinische Symptome bestehen. Die symptomlose Blutung aus dem Dickdarm bleibt weiterhin das Anwendungsgebiet Nummer eins.

Fehr: Es ist vorhin noch von der Rehydratisierung der Testbriefe geredet worden. Könnte dabei eine gewisse hämolytische Reaktion von Bedeutung sein?

Kutter: Nein, das glaube ich nicht. Ich möchte annehmen, daß im Stuhl die Erythrozyten nicht mehr als Erythrozyten vorliegen, da sie sehr rasch hämolysiert werden.

Ewe: Warum wird aber dann der Befund bei dem Patienten, den Sie angeführt haben, negativ?

Kutter: Nun, dieser Mann muß einen hohen Prozentsatz stark reduzierender Substanzen im Stuhl gehabt haben.

Gnauck: Dies ist eine Beobachtung, die Fragen offen läßt. Ich glaube doch, daß im frischen Stuhl intakte Erythrozyten sind.

Kutter: Aber in dem Moment, wo wir das Testreagens aufbringen, selbst wenn es eine alkoholische Lösung wäre, werden die Erythrozyten hämolysiert. In dem von mir genannten Fall muß ein Störfaktor vorhanden gewesen sein.

Fehr: Aber der Alkohol würde doch die Hämolyse nicht so stark fördern, im Gegenteil, er behindert sie. Der 80- bis 90%ige Alkohol hat doch eine stark dehydrierende Wirkung.

Herzog: Sie haben doch 80- oder 90%igen Alkohol und Wasser. Das Wasser würde zur Hämolyse führen, der Alkohol aber ist hygroskopisch. Also ist es durchaus möglich, daß die Hämolyse entweder gar nicht oder nur verzögert einsetzt.

Kutter: Aber wir wissen doch, daß auch die intakten Erythrozyten eine sehr gute Reaktion zeigen.

Herzog: Dem stimme ich zu. Dieses Phänomen kann man auch mit dem Haemoccult-Test beobachten. Wenn man natives Blut auf die Briefchen tropft, führt dies zu einer Reaktion, die aber verzögert abläuft, so daß man länger warten muß. Und deshalb halte ich es für nicht sehr wahrscheinlich, daß Sie auf dem Testbrief Blut sehen und einen negativen Test erhalten. Man muß eben länger warten und nicht bereits nach 1 min ablesen.

Kutter: Wir haben uns bei diesen Untersuchungen an die Testvorschriften gehalten und nach 30 s abgelesen. Diese Zeitspanne war möglicherweise zu kurz. Aber wenn man länger wartet, dann erhält man möglicherweise falsch-positive Ergebnisse, und das wäre ebenfalls unerwünscht.

Heinrich: Alkohol ist ein klassisches Proteinfällungsreagens und zerstört in Konzentrationen von 30–40% jede Membran. Wir haben bei den in-vitro-Sensitivitätsbestimmungen alternativ Vollblut und Hämoglobin zugesetzt und keinen Unterschied in der Empfindlichkeit gesehen. Allerdings haben wir die mit Vollblut bzw. Hämoglobin versetzten Stuhlproben vorher homogenisiert.

Herzog: Ich darf noch ein anderes Thema ansprechen. Herr Kutter hatte in einem seiner Diapositive den physiologischen Blutverlust mit 2 ml pro Tag angegeben. Auch Herr Heinrich gibt diese Zahl in seinen Publikationen immer wieder an. Dies ist jedoch unzutreffend, weil es methodisch bedingte „physiologische" Blutverluste sind, und die liegen bei der Eisen-59-Methode mit Sicherheit anders als bei der Chrommethode. Für die Chrommethode haben wir einmal eigene Werte und zum anderen sind aus der Literatur entsprechende Befunde bekannt. Die eigenen und die aus etwa 20 Publikationen entnommenen Werte ergeben rechnerisch einen „physiologischen" Blutverlust von etwa 0,58 ml/Tag; dies liegt deutlich unter den bisher genannten Werten.

Heinrich: Und wo liegt die obere Grenze des Normalbereichs der mit der ^{51}Cr-Methode bei nichtblutenden Personen gemessenen von Ihnen genannten „physiologischen" Blutverluste?

Herzog: Die kann ich Ihnen für unser Kollektiv nennen. Bei 130 Untersuchungstagen fanden wir maximal 1,02 ml als Extremwert.

Heinrich: In den Standardwerken der Nuklearmedizin liegt der Wert aber noch immer bei 3 ml pro Tag.

Herzog: In den Standardwerken steht aber auch noch immer geschrieben, daß es einen physiologischen Blutverlust gibt.

Heinrich: Ja, das ist offensichtlich schwer auszurotten. Dieser „physiologische" Blutverlust wird heute von jenen, die mit Chrom 51 arbeiten, immer noch angenommen und veröffentlicht (z. B. Macrae et al. 1982, Herzog et al. 1982). Von den Nuklearmedizinern werden für die ^{51}Cr-Fäzesexkretionsmethode allgemein Blutverlustnormalbereiche von 0,1–3,8 ml/Tag angegeben, obwohl es sich dabei um methodische Artefakte, d. h. Pseudoblutverluste handelt.

Herzog: Das ist falsch, und deshalb dürfen wir uns darauf nicht mehr berufen. Aufgrund unserer und aus der Literatur ersichtlicher Daten können wir Ihre Werte, Herr Heinrich, nicht übernehmen und nicht nachvollziehen.

Heinrich: Sie haben auch eine ganz andere Methode benutzt. Chrom 51 ist grundsätzlich für solche Messungen unbrauchbar, da Blutverluste unter 3–3,5 ml mit der Chrom-51-Technik nicht mehr erfaßt werden. Eine sehr sorgfältige Studie der Arbeitsgruppe Dybdahl aus Oslo hat gezeigt, daß der Mittelwert der mit der Chrom-51-Methode gemessenen Pseudoblutverluste bei 0,9 ml/Tag liegt, und der Bereich von 0,1 bis 3,8 ml/Tag Blutverlust, d. h. Pseudoblutverlust, schwankt (s. Dybdahl JH, Daae LNW, Larsen S [1981] Scand J Gastroenterol 16:245–258). Wenn man nun annimmt, daß die erfaßbaren Pseudoblutverluste im oberen Normalbereich bei bis zu 3,8 ml/Tag liegen, dann ergibt sich zwangsläufig daraus, daß alle Adenomblutungen in diesem Normalbereich liegen, ja sogar beim Mittelwert dieses Normalbereichs, und somit gar keine Chance besteht, diese Methode für die Diagnostik der Polypen einzusetzen.

Herzog: Es ergeben sich aber, so glaube ich, aus der Arbeit und Darstellung von Dybdahl et al. auch wesentliche Probleme. Welche Patienten hat er untersucht? Es waren gesunde Probanden, die Acetylsalicylsäure einnahmen. (Der Blutverlust stammte also aus dem Magen.) Ich glaube daher, daß man den Normalbereich von Dybdahl et al. nicht als repräsentativ für gesunde Kontrollpersonen annehmen kann. Sie haben keine Patienten mit Kolonläsionen untersucht. Nehmen Sie doch den Normalbereich von Macrae und John [14].

Heinrich: Im *Journal of Nuclear Medicine* ist 1976 zur Kritik der Chrom-51-Methode die gesamte Standardliteratur zusammengefaßt. Dabei wird die obere Normgrenze mit 2–3 ml Blutverlust pro Tag angegeben. Nehmen wir die Studie von Herrn Herzog und auch die Studie von Macrae und John, so sehen Sie, daß die bei Adenomen gemessenen Blutverluste größenordnungsmäßig fast alle bei 1–2 ml/Tag liegen. Und wenn Sie jetzt für den Normalbereich, den Herr Herzog gemessen hat, die obere Grenze mit 1,1 ml/Tag annehmen, und dies ist sicher ein sehr niedriger Normalbereich, dann sind 50% aller Blutverluste bei links lokalisierten Polypen im Normalbereich, und bei den rechts sitzenden Adenomen liegt die Zahl bei 60%.

Da Macrae u. John (1982) von einer oberen Grenze von 2 ml/Tag für „normale" Blutverluste ausgehen, würden die meisten der mit der ^{51}Cr-Methode bei Adenomen und Karzinomen gemessenen Blutverluste im sog. Normalbereich liegen.

Wenn Sie die obere Normalgrenze von Dybdahl berücksichtigen, die bei 3,8 ml/Tag liegt, dann fallen Ihre bei Polypen gemessenen Blutverluste sogar zu 100% in den Normalbereich. Und dies ist leider auch so bei den meisten kolorektalen Karzinomen, wenn Sie die obere Grenze des Pseudoblutverlusts mit 3 oder 3,8 ml/Tag ansetzen. Die kolorektalen Karzinome bluten offensichtlich meist so wenig, daß wir sie mit der ^{51}Cr-Methode und selbstverständlich auch mit der ^{59}Fe-Methode nicht erfassen können. Und gerade das war für uns die Rechtfertigung, unseren immunchemischen Latextest so empfindlich zu machen, daß wir diese niedrigen Konzentrationen mit Sicherheit noch erfassen können.

Eine Arbeitsgruppe in Amerika um Kuehl und auch wir haben mit modernen biochemischen Methoden untersucht, was eigentlich mit dem Chrom passiert. Kuehl hat gezeigt, daß bei Verwendung der internationalen Referenzmethode zur Chrom-51-Markierung in saurer Zitronensäuredextrose (ACD) bestenfalls 83% des Chroms am Hämoglobin haften, 11% am Diphosphorglycerat und weitere 5% am ATP sitzen. Mit steigendem ATP- und DPG-Gehalt der Erythrozyten geht die ^{51}Cr-Markierung des Hämoglobins zurück und steigt die ^{51}Cr-Markierung des DPG und ATP an. Wir haben eine modernere Schnellmethode der Hochdruckflüssigkeitschromatographie benutzt und sahen bei frisch hergestellten ^{51}Cr-markierten Erythrozyten, daß rund 20% nicht an Hämoglobin gebunden sind. Wir sind jetzt dabei, auch am Menschen zu untersuchen, in welchem Prozentsatz das Chrom nicht an das Hämoglobin gebunden ist. Man kann aus ersten Ergebnissen annehmen, daß nach 1-2 Tagen nur noch höchstens 50% des Chrom 51 am Hämoglobin gebunden sind. Daraus folgern wir, daß mit der Chrom-51-Methode wirkliche Blutverluste unter 4 ml nicht erkannt und Blutverluste von 4-10 ml nicht zuverlässig quantifiziert werden können.

Herzog: Ich glaube, daß Ihre Annahme, Blutverluste unter 4 ml können nicht gemessen werden, nicht akzeptiert werden kann. Nehmen Sie beispielsweise die zahllosen Publikationen, welche Blutverluste unter einer täglichen Acetylsalicylsäure-Einnahme von 500 mg mit einem durchschnittlichen Blutverlust von 3,5 ml pro Tag nachweisen. Zum anderen gibt es Untersuchungen von Hartcastle und von Macrae, die an einem nicht kleinen Patientenkollektiv mit sehr guter Selektion der Patienten Blutverluste von 2,3 bzw. 2,24 ml nachweisen konnten. Hartcastle gibt in einer Arbeit (1982, Br J Surgery, 69:711—713) für Sigmakarzinome eine Nachweisgrenze von 1,8 ml pro Tag an, wir von 1,36 ml bei Polypen und 2,24 ml bei Karzinomen. Zusammenfassend sollte man doch sagen, daß jede Methode ihre methodenspezifischen Probleme hat und daß diese bei der Chrom-51-Methode anders liegen als bei der Eisen-59-Methode. Für die Chrommethode ist sicher problematisch, daß wir auch bei Gesunden die Entkopplung des Chroms haben, und daß wir dieses entkoppelte Chrom im Stuhl messen. Dabei geben wir einen Bereich an, der von einer berechneten Blutverlustmenge von 0-? ml reicht, wobei jede Normalverteilung ihre Eckwerte hat. Wir geben einen Mittelwert an, und dieser Mittelwert liegt in der Größenordnung von 0,5-0,6 ml Blut pro Tag. Dabei kann es durchaus Eckwerte geben, die bis zu 1,5 ml/Tag reichen. Und wenn beispielsweise ein Proband in der Woche nur zweimal Stuhlgang hat, kann dieser Wert natürlich auch auf „3 ml pro Tag“ ansteigen, da das Chrom sich im Darm ansammelt. Denn wenn ein Proband nur einmal in der Woche Stuhlgang hat und wir annehmen, daß er 0,5 ml/Tag verliert, so sind dies nach 7 Tagen 4,5 ml. Das ist richtig, aber ich darf Ihnen sagen, daß bei den von uns untersuchten Patienten eine tägliche Stuhlfrequenz von 1,1-1,2 pro Tag bestand und diese Normalpersonen ihr entkoppeltes Chrom jeden Tag abgesetzt haben, so daß eine Kumulation unmöglich wurde. Allein durch die Kumulation entstehen solche Werte, und es ist darüber hinaus eine Frage der Patientenselektion. Unter diesen Voraussetzungen haben wir nachweisen können, daß wir mit unserer Methode durchaus in der Lage sind, Blutverluste auch unter 2 ml nachzuweisen. Nach den Ausführungen von Herrn Heinrich wäre ja zu schließen, daß Patienten mit Kolonkarzinomen oder Polypen gar nicht bluten, da deren Blutverluste alle im Normbereich liegen.

Heinrich: Für die Chrom-51-Methode würde ich das bejahen. Sie irren jedoch, wenn Sie meinen, daß ich die Chrom-51-Methode in Relation zur Eisenmethode diskriminieren will. Ich habe vielmehr gesagt, daß beide Methoden für die Messung von Blutverlusten unter 4ml/Tag völlig ungeeignet sind.

Herzog: Dem ist aber zu widersprechen. Ich glaube, daß die Eisen-59-Methode andere Probleme hat, auf die man noch eingehen kann. Aber für die Chrommethode glaube ich darlegen zu können, daß wir sehr wohl in der Lage sind, auch geringe Blutverluste zu messen. In unserer klinischen Studie konnten wir zeigen, daß Patienten mit 1,36 ml Blutverlust pro Tag, gemessen nach der Chrommethode, zu 54 % bei linksseitigen Kolonpolypen ein positives Testergebnis hatten.

Heinrich: Woher wissen Sie aber, daß das, was Sie gemessen haben, Blut ist?

Herzog: Ich habe nicht gesagt, daß es Blut ist, sondern ich erwähnte, wie ich das immer tue, daß es sich hier um einen berechneten Blutverlust handelt.

Gnauck: Das Problem der Diskussion besteht darin, daß nicht Vergleichbares miteinander verglichen wird. Nämlich Radioaktivität mit Pseudoperoxydaseaktivität. Und das wird daraus ersichtlich, Herr Heinrich, daß von den Karzinomen, die von Macrae gefunden wurden und deren Blutverlust Sie als normal bezeichnen, bei eintägigem Test 60% und bei 3tägigem Test, so wie wir es durchführen, 90% aller Karzinome einen positiven Haemoccult-Test hatten. Das ist doch letztlich das Entscheidende. Und auch folgendes ist zu beachten: Wenn man 2 ml Blut mit 150 g Stuhl 1,5 h lang homogenisiert und dann einen negativen Test hat, so könnte man glauben, daß die Chance weiter sinke, wenn diese 2 ml Blut inhomogen verteilt sind. Dieser Schluß ist falsch. Wenn man nämlich die 2 ml Blut auf die halbe Stuhlmenge (75 g) verteilt und aus 2 Stellen jeweils Stuhlproben entnimmt, so ist die Chance, durch die inhomogene Verteilung einen positiven Test zu bekommen, größer und nicht kleiner. Und das erklärt auch, daß die Blutmenge, welche Sie nach Ihrer Methode als normal ansehen, positive Befunde ergibt, weil wir 2 Proben entnehmen und weil das Hämoglobin sich nicht auf die ganze Portion verteilt, sondern konzentriert ist. Das ist sogar bei Magenblutungen der Fall, und deshalb ergibt sich hier diese große Diskrepanz der Befundinterpretation.

Weiss: Nach der bisherigen Diskussion scheint eine methodische Einigung nicht erzielbar. Das was uns interessiert, sind letztlich die gefundenen Karzinome und Polypen. Denn wir führen unsere Screeninguntersuchungen ja weder mit Chrom oder Eisen noch mit homogenisiertem Stuhl durch, sondern wir verwenden Haemoccult oder ähnliche Testbriefe. Und die Ergebnisse von Herrn Herzog zeigen doch sehr deutlich, daß der Haemoccult-Test recht brauchbar ist. Dies würde ich resümierend feststellen, während Sie, Herr Heinrich, zu genau entgegengesetzten Schlußfolgerungen kommen. Einwände habe ich auch zu Ihrem Statement, daß Ihr Test der einfachste sei, den man sich denken kann. Messen muß man neue Tests doch immer an bereits existierenden, und obwohl der von Herrn Heinrich propagierte Test unter den immunologischen sicher der einfachste bisher präsentierte ist, so ist er noch immer aufwendiger als der Haemoccult-Test. Wir sollten daher eher diskutieren, wie wir uns generell zu einem neuen alternativen Testverfahren stellen. Ich persönlich bin der Meinung, daß man diesen neuen Weg in kontrollierten Studien sicher gehen sollte. Beurteilen muß man den immunologischen Blutnachweis vorerst aufgrund der Fakten, die wir bisher kennen.

Gnauck: Herr Heinrich, Sie sind von Filterpapier auf ein flüssiges Medium umgestiegen. Dazu 3 Fragen:
1. Wollen Sie von dem 3tägigen Test abgehen und nur noch an einem Tag testen?

Heinrich: Ja, das will ich. Wir haben bei einmaliger Stuhluntersuchung an Patienten mit kolorektalen Karzinomen am Tage vor der Operation 88 % positive Latexagglutinationstests und nur 33 % positive FecaNostic- bzw. nur 8 % positive Haemoccult-Tests gesehen. Blutet ein kolorektaler Polyp oder ein Karzinom nur intermittierend, so reicht auch ein 3tägiges Testen nicht aus. Dann wäre ein mehrmaliges Testen über jeweils 6–10 Tage nötig.

Gnauck: 2. Wie ist bei Ihrer Methode das Geruchsproblem gelöst, wenn man die Teströhrchen aufmacht? Gibt es da nicht das gleiche Problem, das wir früher mit feuchten Stuhlproben hatten?
3. Darf ich Sie fragen, ob nicht auch bei Ihrem Test die Menge an Stuhl eine Rolle spielt, die der Patient einfüllt?
Und letztlich, haben Sie die Post schon einmal gefragt, ob das Verschicken von flüssigem Stuhl postalisch-rechtlich möglich ist?

Heinrich: Wir praktizieren bereits den Versand mit auswärtigen Gastroenterologen und haben noch keinerlei Bruch der Gefäße gehabt. Nachdem das Polystyrolprobenröhrchen aus dem Holzversandgefäß herausgenommen worden ist, wird es nicht geöffnet, sondern sogleich zentrifugiert, so daß alles, was fäkal ist, sich am Boden ansammelt. Wenn Sie anschließend das Polystyrolröhrchen öffnen, riecht die Probe überhaupt nicht mehr nach Stuhl. Anschließend geben Sie mit einer Pipette 20 µl direkt auf den Objektträger und setzen 20 µl Testreagens dazu, so daß nach 2 min das Testergebnis abgelesen werden kann. Natürlich ist unser Testverfahren nicht ganz so einfach wie das Haemoccult-System. Sofern Bedenken gegen die Verschickung flüssiger Proben bestehen sollten, kann die Stuhlprobe auch auf Filterscheiben gesammelt und in trockenem Zustand, wie beim Haemoccult-Test, mit der Post verschickt werden.

Frühmorgen: Herr Heinrich, Sie propagieren Ihr Testverfahren ja schon seit längerer Zeit, und ich möchte für uns alle unterstellen, daß keiner sich einem neuen Testverfahren verschließen würde, wenn dieses besser als das bisherige Haemoccult-Testsystem wäre. Letzteres ist nun einmal im Moment das optimalste Testsystem, wenngleich wir uns alle vorstellen und wünschen können, daß es verbesserungsbedürftig und -fähig ist. Deshalb die Frage, wie groß ist die technische Ausrüstung, die ein Labor für Ihr Testsystem braucht, wann wird dieses Testsystem für Screeninguntersuchungen bundesweit einsetzbar sein, und welche Kosten sind zu erwarten?

Und vielleicht können Sie auch noch zu dem Aspekt Stellung nehmen, daß Sie mit Ihrer Methode ja den Blutverlust des gesamten Gastrointestinaltrakts nachweisen, wogegen wir uns in unserem bisherigen Screeningverfahren auf das Kolorektum beschränkt haben. Unter Einsatz Ihres Systems müßten wir bei positivem Testergebnis dann das anschließende Nachuntersuchungsprogramm natürlich auch auf den oberen Gastrointestinaltrakt ausdehnen.

Heinrich: Der technische Aufwand ist gering, da neben einer einfachen Laborzentrifuge 2 Mikroliterpipetten als Grundausrüstung genügen. Für das allgemeine Massenscreening steht der Test erst dann zur Verfügung, wenn die klinische Prüfung, die seit etwa einem Vierteljahr läuft, abgeschlossen ist. Den genauen Zeitpunkt kann ich jetzt noch nicht angeben. Sind die Ergebnisse der bereits laufenden Studien vorhanden, dann wird als nächstes eine multizentrische Studie durchzuführen sein.

Die Kosten des Latexagglutinationstests zum Okkultblutnachweis sind mit den bereits weit verbreiteten Latexagglutinationstests zur Bestimmung der Rheumafaktoren vergleichbar und ungefähr wie beim Haemoccult-Test. Eine Lokalisation der Blutungsquelle im Gastrointestinaltrakt ist mit dem Latextest ebensowenig möglich wie mit dem Haemoccult- oder einem anderen Guajaktest. Wenn mit dem Haemoccult-Test vorwiegend tiefsitzende kolorektale Blutungen erfaßt werden, so liegt das allein an der Unempfindlichkeit dieses Tests. Mit dem empfindlicheren Feca-Test werden auch hochsitzende Blutungen von 8–12 ml/Tag aus Hiatushernien, erosiver Gastritis etc. erfaßt. Bei größeren Blutungen in das Magenlumen von 38–72 ml/Tag wird dann auch der Haemoccult-Test positiv.

Sie erfassen bei einem sehr empfindlichen Test somit auch Blutungen aus dem oberen Gastrointestinaltrakt. Machen Sie den Test etwas unempfindlicher, dann erfassen Sie diese Blutungen nicht mehr. Sie können beim Latextest die Empfindlichkeit selbst beliebig bestimmen und beispielsweise zwischen einer Nachweisgrenze von 0,1 µl und 10 ml/Tag einstellen.

Ewe: Ich habe noch eine Frage zu den Blutverlusten aus dem oberen Gastrointestinaltrakt. Wenn ein Magenkarzinom etwa 10 ml Blut pro Tag verliert, dann kommt dieses in den Dünndarm, wird dort verdaut und resorbiert. Insofern kann doch eigentlich eine mäßige obere Gastrointestinalblutung auch bei empfindlichem Testsystem nicht erfaßt werden. Größere Blutmengen führen ohnehin zum Teerstuhl.

Heinrich: Wenn Sie den Test in seiner vollsten Empfindlichkeit anwenden, dann erfassen Sie auch Blutungen aus dem oberen Gastrointestinaltrakt, selbst blutende Magenpolypen.

Ewe: Das ist aber doch sehr hypothetisch.

Heinrich: Herr Ewe, Sie können davon ausgehen, daß mindestens 1 % der Aminosäuresequenz des Hämoglobins Antigenstruktur hat. Diese bleibt übrig und reicht aus. Wenn Sie mit einer Empfindlichkeitsgrenze von 0,1 ml arbeiten und verlieren 99 %, dann sind es immer noch 10 µl, die nachweisbar sind. Das reicht aus.

Herzog: Darin kann ich Herrn Heinrich zustimmen. Es ist durch Untersuchungen nachgewiesen, daß etwa 5 % des oral aufgenommenen Bluts unverändert ins Kolon gelangen und somit auch ein positives Testergebnis hervorrufen können.

Gnauck: Mein Haupteinwand, Herr Heinrich, gegen ein eintägiges Testen deckt sich mit einer Bemerkung von Songster. Er sagt, daß auch mit der empfindlichsten Methode im Rahmen von eintägigen Testungen kolorektale Karzinome nur in etwa 50 % der Fälle positive Befunde ergeben. Genau diese Zahl hat auch Boas 1901 in Berlin genannt, als er mit Guajak gearbeitet hat und 35 % positive Testergebnisse hatte. Deshalb müssen Sie, Herr Heinrich, auch mit Ihrem Test 3 Tage lang untersuchen. Bei intermittierenden Blutungen werden Sie bei eintägigem Test eine große Zahl falsch-negativer Ergebnisse erwarten müssen.

Kutter: Ich möchte auch betonen, daß ein Teil des Bluts, welches in den Magen gelangt, auch in den ausgeschiedenen Stuhl gelangt. Vergessen Sie dabei nicht, daß es bei einer Mahlzeit ja weiterblutet und der gesamte Magensaft derart abgepuffert wird, daß die ganze peptische Wirkung während dieser Zeit sistiert. Damit haben Sie während dieser Zeit keinen peptischen Abbau des Hämoglobins, und der tryptische Abbau des Hämoglobins beträgt nur etwa 50 %.

Übersicht und Beweiskraft europäischer und amerikanischer Haemoccult-Studien

R. GNAUCK

Nach entsprechenden Vorarbeiten und der Entwicklung des modifizierten Guajaktests Haemoccult Ende der 60er Jahre hatte GREEGOR in den USA 1971 bei beschwerdefreien Erwachsenen - zusätzlich zur üblichen Vorsorgerektoskopie - das Screening nach Darmkrebs mit Haemoccult vorgeschlagen [12, 13]. Dieser Vorschlag fand zunächst kaum Beachtung, aber GLOBER in Hawaii [6], HASTINGS in Princetown [15] und GNAUCK in Wiesbaden [7] führten 1972 unabhängig voneinander die ersten Feldstudien durch, die übereinstimmend Greegors Ergebnisse bestätigten. Das führte zu weiteren Studien, deren Resultate in Tabelle 1 und 2, getrennt

Tabelle 1. Haemoccult-Screening nach Darmkrebs in den USA

Autor, Ort bzw. Land	Jahr	Getestete Personen	Positive Tests [%]	Kolorektale Karzinome n	große Adenome n
GREEGOR Ohio [12, 13]	1967/71	2 900	5,0	16	9
HASTINGS New Jersey [15]	1972	2 625	6,1	5	–
GLOBER u. PESKOE Hawaii [6]	1972	1 539	3,4	3	3
HELFRICH et al. Washington [18]	1976	14 031	8,1	19	24
ROSS u. JOHNSON Arizona [22]	1976	1 103	6,3	4	–
MILLER u. KNIGHT New York [21]	1977	2 323	1,7	3	7
BRALOW u. KOPEL Florida [1]	1977	3 008	10,9	7	11
WINCHESTER Chicago [27]	1978	14 074	4,4	30	40
NORFLEET u. ROBERTS Wisconsin [22]	1978	236	6,3	–	5
GILBERTSEN et al. Minnesota [5, 18]	1980	ca. 32 000	2,3	94	271
WINAWER et al. New York [18, 26]	1980	22 000	2,5	59	62
Summe		ca. 96 000	5,2	240 (2,5 ‰)	432 (4,5 ‰)

1 Deutsche Klinik für Diagnostik, Aukammallee, D-6200 Wiesbaden

Tabelle 2. Haemoccult-Screening nach Darmkrebs in Europa

Autor, Ort bzw. Land	Jahr	Getestete Personen	Positive Tests [%]	Kolorektale Karzinome n	große Adenome n
GNAUCK Wiesbaden [7]	1972	815	3,3	2	13
OTTO Hannover [17]	1974	8 727	3,2	27	35
FRÜHMORGEN Erlangen [4]	1975	5 016	2,7	15	51
PEZZUOLI Italien [18]	1976	19 391	1,4	18	58
SAMEC Österreich [17]	1977	3 887	4,1	12	23
FRIC Tschechoslowakei [18]	1978	1 152	2,9	7	6
CHRISTODOLOPOULOS Griechenland [18]	1978	1 663	6,6	7	21
BERTARIO et al. Italien [18]	1978	9 280	2,3	24	33
HUNT Großbritannien [18]	1978	409		12	9
JESENSKI et al. Jugoslawien [18]	1978	2 484	1,0 (hemoFEC)		22
JACOBI Mölln [19]	1979	4 743	3,9	14	68
VARRO Ungarn [18]	1980	3 791	2,5	6	18
WEISS Österreich [18]	1980	8 784	4,0	52	67
GNAUCK Wiesbaden [10]	1982	30 985	3,4	149	247
Summe		ca. 101 000	3,2	345 (3,4 ‰)	671 (6,6 ‰)

für USA und Europa, zusammengefaßt sind. Berücksichtigt sind nur Studien bei ambulanten, asymptomatischen oder vorwiegend asymptomatischen Erwachsenen.

Besonders hervorheben möchte ich die typische Feldstudie von Winchester in Chicago. Nach einem Fernsehaufruf an die Bevölkerung wurden rund 14 000 Personen getestet, 617 oder 4,4 % hatten einen positiven Haemoccult-Test. Nur gut die Hälfte dieser Patienten wurde daraufhin weiter untersucht, und das auch nicht komplett. Es fanden sich 30 kolorektale Karzinome, davon $^2/_3$ im Stadium Dukes A oder B, 27 Patienten waren völlig asymptomatisch. Bei weiteren 40 Patienten fanden sich adenomatöse Polypen [27]. Ein solches Ergebnis ist geradezu sensationell, denn es gibt kein anderes Screeningverfahren nach Darmkrebs, mit dem man innerhalb weniger Tage oder Wochen so viele Karzinome und Polypen in der Bevölkerung aufspüren könnte. Die beiden Studien, die am Ende der Tabelle 1 genannt werden, sind noch andauernde, prospektive, kontrollierte Studien. Hier sind die 1980 veröffentlichten Zwischenergebnisse angegeben. Beide Studien sind jetzt im Stadium des wiederholten Screenings und der Verlaufsbeobachtung.

Die Ergebnisse vieler europäischer Studien (Tabelle 2) sind beim I. und II. Internationalen Symposium über kolorektalen Krebs 1979 in New York und 1981 in Washington vorgetragen worden, aber sonst nicht veröffentlicht. Nicht aufgenommen habe ich Studien, die an stationären, z.B. präoperativen Patienten durchgeführt wurden oder deren Ergebnisse nicht vergleichbar dokumentiert sind. Hervorheben möchte ich die Feldstudie von FRÜHMORGEN 1975 in Erlangen [4]. Nach einer Zeitungskampagne wurden rund 5000 Personen getestet, von denen 2,7% einen positiven Test hatten. Bei der kompletten Untersuchung von 117 dieser 136 Patienten fanden sich 13 Kolonkarzinome und 83 adenomatöse Polypen. Der „predictive value" eines positiven Tests war in dieser Studie demnach für Karzinome etwa 10% und für Adenome, wenn man nur die größeren rechnet, etwa 30%.

Diese europäischen und amerikanischen Studien beweisen zweierlei:

1. Das Haemoccult-Testen als Screening nach Darmkrebs funktioniert. Die Anwendung des Verfahrens bei sich gesund fühlenden Erwachsenen führt zur Aufspürung asymptomatischer Karzinome und präkanzeröser Polypen. Außerdem werden schon symptomatische, aber noch unerkannte Krankheitsträger einer Diagnose zugeführt.

2. Das Haemoccult-Screening ist praktikabel. Jeder Patient versteht die einfachen Instruktionen zur Anfertigung der Stuhlproben, und jedes ärztliche Labor kann den Test ohne besondere Ausbildung oder technischen Aufwand durchführen. Der Test ist außerdem billig und die bei Test-positiven Probanden notwendigen diagnostischen Folgeuntersuchungen sind die allgemein verfügbaren, die auch bei symptomatischen Patienten routinemäßig angewandt werden (Endoskopie und Kolonröntgen).

Damit sind wichtige Voraussetzungen zur Massenanwendung dieses Screenings gegeben [9].

Wie bei jedem Krebsscreening gibt es beim Haemoccult-Test das Problem der falsch-negativen und der falsch-positiven Tests. Die exakte Zahl der falsch-negativen ist nicht genau bestimmbar, denn es ist ebensowenig möglich, eine große Zahl beschwerdefreier Personen mit negativem Testergebnis zu koloskopieren, wie man z.B. eine große Zahl gesunder Frauen mit negativem Pap-Abstrich konisieren kann, um die exakte Zahl falsch-negativer Pap-Abstriche herauszufinden. Andere Möglichkeiten zur Bestimmung falsch-negativer Tests sind nachträgliches Screening bei bekannten Läsionen, Verlaufsbeobachtung Test-negativer Personen und insbesondere wiederholtes Screening.

Die Rate falsch-negativer Tests bei einmaligem Haemoccult-Screening kann annähernd aus der Summe verschiedener Studien angegeben werden (Tabelle 3). Berücksichtigt sind hier nur Polypen ab 1,0 cm Durchmesser, denn bei Adenomen hängt die Blutungsneigung sehr stark von der Größe ab. Mit Ausnahme einzelner älterer prospektiver Studien, z.B. der von DEYHLE [2], beziehen sich diese Zahlen auf das heute verwendete Testmaterial und Testverfahren. Alle vor 1979 veröffentlichten Zahlen über die Treffsicherheit bei einmaliger Testung sind mit der alten, einlöchrigen Version von Haemoccult durchgeführt worden und daher heute nicht mehr relevant. Daher habe ich z.B. die Studie von SCHEWE [25] hier nicht angeführt. Seine 35% falsch-negativen Tests bei Karzinomen und 58% falsch-negativen bei Polypen wurden bei präoperativen Patienten mit dem alten, einlöchrigen Haemoccult erzielt. 17% der Tests waren unvollständig - nur 1 oder 2 Proben -,

Tabelle 3. Falsch-negative Haemoccult-Tests bei einmaligem Screening

Autor, Ort bzw. Land	Jahr	Karzinome falsch-negativ			Große Adenome falsch-negativ		
		n	n	[%]	n	n	[%]
DEYHLE Schweiz [2]	1976	23	3	13	17	7	41
KOBAYASHI Japan [17]	1976	19	1	5	39	11	28
SAMEC Österreich [17]	1977	16	4	25	74	51	68
BERTARIO et al. Italien [18]	1978	30	6	20	72	39	54
GOULSTON Australien [18]	1979	10	2	20	14	11	78
HABR-GAMA Brasilien [18]	1979	12	1	8	23	12	52
ROTH Jugoslawien [24]	1979	106	9	8			
GRIFFITH et al. Schottland [14]	1980	28	5	18			
MACRAE Australien [20]	1980	46	14	31	16	9	56
HUNT Großbritannien [18]	1980	15	3	20	23	14	61
HARDCASTLE Großbritannien [3, 18]	1980	50	15	30			
HERZOG Mainz [16]	1981				44	19	43
GNAUCK Wiesbaden [10]	1982	176	25	14	451	191	42
Summe		531	88	17	773	364	47

andere an 3 Stühlen von einem Tag durchgeführt worden. Bei den Adenomen ist die Größe nicht angegeben und hyperplastische Polypen wurden einfach dazugezählt. Die viel zitierten Schewe-Angaben sind m. E. daher wenig aussagekräftig.

Die Effektivität des Darmkrebsscreenings hängt jedoch weniger von der Treffsicherheit bei einmaligem Test, sondern entscheidend von der Treffsicherheit bei jährlich wiederholtem Screening noch beschwerdefreier Personen ab. Neoplasien des Kolons - sowohl die präkanzerösen Adenome wie die Karzinome - wachsen bekanntlich sehr langsam, über viele Jahre. Jedes Krebsscreening muß periodisch wiederholt werden, und uns interessiert vor allem, wie sich jährliches Haemoccult-Screening auf Morbidität und Mortalität von Darmkrebs auswirkt. Diese Antwort ist nur aus langfristig angelegten Studien, wie denen in Minnesota und New York, zu erwarten. Wir haben versucht, die Treffsicherheit bei wiederholtem Screening am Patientengut unserer Klinik zu bestimmen (Tabelle 4 und 5). Es stellte sich heraus, daß nur 8% der Karzinome und 26% der großen Adenome bei wiederholtem Screening innerhalb der 2 Jahre vor Diagnose jedes Mal falsch-negative Testergebnisse hatten.

Der Blutverlust von kolorektalen Neoplasien ist eben intermittierend, und es

Tabelle 4. Häufigkeit zumindest eines positiven Tests bei wiederholtem Screening innerhalb von 2 Jahren

	Karzinome (n = 48) [%]	Große Adenome (n = 152) [%]
Einmaliges Screening	83	56
Zweimaliges Screening	90	74

Tabelle 5. Testresultate bei wiederholtem Screening innerhalb von 2 Jahren

	Karzinome (n = 48) [%]	Große Adenome (n = 152) [%]
Jedesmal positiv	52	42
Wechselweise positiv/negativ	40	32
Jedesmal negativ	8	26
Summe	100	100

nutzt deshalb auch wenig, das Testmaterial empfindlicher zu machen. Dies führt nur zu einem unproportional starken Anstieg falsch-positiver Tests. Beim Testen von 1600 Erwachsenen parallel mit Haemoccult und dem empfindlicheren Hemoscreen, dessen Positivitätsrate doppelt so hoch wie die von Haemoccult war, waren trotzdem mehrere Neoplasien mit beiden Testmaterialien negativ [11].

Beim erstmaligen Haemoccult-Screening einer Bevölkerungsgruppe sind - abhängig von deren Zusammensetzung und Altersdurchschnitt - etwa ein Drittel der positiven Tests falsch-positiv. Bei einem zweiten Drittel finden sich diverse andere Blutungsquellen, und rund ein Drittel der 1-4 % Personen mit positivem Testergebnis haben die gesuchte Läsion - eine kolorektale Neoplasie. Der „predictive value" beträgt also rund 30 %, wenn man Karzinome und große Adenome einmal zusammenfaßt. Bei anderen Krebssuchtests, etwa dem Pap-Abstrich nach Zervixkarzinomen, ist das nicht anders.

Was läßt sich demnach heute über die Treffsicherheit des Haemoccult-Screenings sagen? Dabei meine ich das neue, in Europa seit 1978 verfügbare Testmaterial - 3mal 2 Tests an 3 aufeinanderfolgenden Stühlen.

1. Bei einmaligem Haemoccult-Screening zeigen etwa 15-20 % der Karzinome und 40-50 % der großen Adenome falsch-negative Ergebnisse.

2. Bei jährlich wiederholtem Haemoccult-Screening verringert sich die Zahl falsch-negativer Tests innerhalb von 2 Jahren auf etwa die Hälfte - 10 und 25 %. Diese Zahlen dürften bei regelmäßig wiederholtem Screening über 3-5 Jahre noch weiter sinken.

Tabelle 6. Haemoccult-Test im Routinelaborprogramm bei ambulanten Patienten (> 45 Jahre) der Deutschen Klinik für Diagnostik 1972–1982

	Juli 1979 bis Februar 1980 n	März 1980 bis Februar 1981 n	März 1981 bis Juni 1982 n	Summe 1972–1982 n
Getestete Patienten	3 200	4 800	6 100	31 800
Haemoccult positiv	149 (4,6 %)	150 (3,1 %)	225 (3,7 %)	1 098 (3,4 %)
Untersuchte Patienten mit positivem Testergebnis	84	105	145	745
Aufgespürte kolorektale Neoplasien				
Karzinome	*22*	*21*	*27*	*151*
Oberhalb Rektoskop	14	18	17	102
Völlig asymptomatisch	6	6	13	39
Patienten < 50 Jahre	4	3	2	27
Adenomatöse Polypen > 1,0 cm ∅	*26*	*40*	*64*	*260*
Oberhalb Rektoskop	20	29	51	178
Völlig asymptomatisch	16	22	33	131
Patienten < 50 Jahre	5	7	13	55
Falsch-negative Ergebnisse bei Karzinomen	3 von 25	4 von 25	6 von 33	25 von 176 (14 %)
Falsch-negative Ergebnisse bei Polypen	20 von 46	32 von 72	55 von 119	191 von 451 (42 %)

Die sog. Dunkelziffer, also die Zahl beschwerdefreier, Test-negativer Träger von Neoplasien, die auch beim Röntgen oder der Endoskopie übersehen werden, wird von Kritikern dieses Screenings gern überschätzt. Meines Erachtens ist es wichtiger, technische Fehlerquellen bei der Testdurchführung auszuschalten, wobei am häufigsten die Proben zu winzig sind und keine repräsentative Stuhlprobe darstellen [8].

In der Deutschen Klinik für Diagnostik ist der Haemoccult-Test seit der ersten Feldstudie 1972 Bestandteil des Routinelaborprogramms neben Blutbild, Urinstatus etc. Tabelle 6 gibt die Ergebnisse jährlicher Überprüfungen und die Summe dieser 10jährigen Erfahrung wieder. Wir verfahren bei positivem Test nach dem Schema der Abb 1.

Der Endeffekt eines Krebsscreenings wird daran gemessen, daß die Morbidität und Mortalität an der gesuchten Krebsart bei periodisch getesteten Personen sinkt. Dieser Beweis steht für das Haemoccult-Screening nach Darmkrebs noch aus (und es ist kein Trost, daß es den Gynäkologen mit dem Pap-Abstrich nicht besser geht).

Es gibt jedoch den Beweis, daß durch das Haemoccult-Screening völlig asymptomatische Neoplasien aufgespürt werden und daß beim erstmaligen Testen die entdeckten Karzinome zu etwa 70 % im Stadium Dukes A und B sind (Tabelle 7). Bei jährlich wiederholtem Testen dürfte sich dieser Prozentsatz noch weiter erhöhen. Ohne Screening, d. h. bei symptomatischen Patienten, bei denen die Diagnose nach

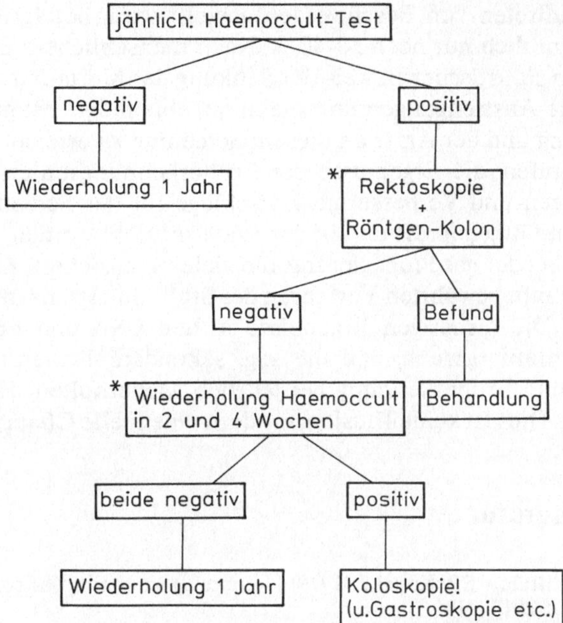

Abb. 1

Tabelle 7. Erstmaliges Screening mit Haemoccult: Stadium der aufgespürten Karzinome

Autor, Land	Jahr	Getestete Personen n	Aufgespürte Karzinome n	Stadium Dukes A und B [%]
HELFRICH USA [18]	1976	14 031	30	73
PEZZUOLI Italien [18]	1976	19 391	18	82
WINCHESTER USA [27]	1978	14 074	29	64
BERTARIO Italien [18]	1978	9 280	24	66
GILBERTSEN USA [5, 18]	1979	ca. 32 000	94	77
WINAWER USA [18, 26]	1979	22 000	59	74
HUNT Großbritannien [18]	1980	409 (symptomatisch)	12	56
Summe		ca. 111 000	266	70

Auftreten von Beschwerden gestellt wird, beträgt der Anteil dieser Stadien bekanntlich nur noch 30-40%. Nach menschlichem Ermessen ist in einigen Jahren ein statistischer Beweis der Senkung der Mortalität zu erwarten. Daher sollten wir alle Anstrengungen unternehmen, eine möglichst große Beteiligung der Bevölkerung und der Ärzte an diesem Screening zu erreichen. Unsere Statistiker sind aufgerufen, die Ergebnisse der Früherkennungsuntersuchung zu analysieren. Neue Ideen und Verbesserungsvorschläge für das Screening nach Darmkrebs müssen sorgfältig geprüft und in der Praxis erprobt werden - vor der öffentlichen Diskussion oder gar Propagierung, die viele verunsichert. Zur Zeit gibt es keine Alternative zum bewährten Verfahren des Stuhlbluttestens mit Haemoccult.

Die bisherigen Ergebnisse in den USA und Europa erlauben jedenfalls die Schlußfolgerung, daß die sog. sekundäre Prävention des kolorektalen Krebses durch Früherkennung bei jährlich wiederholtem Haemoccult-Screening möglich ist. Dies ist keine Illusion, sondern eine reelle Chance.

Literatur

1. Bralow SP, Kopel J (1979) Hemoccult screening for colorectal cancer. J Fla Med Assoc. 66:915-919
2. Deyhle P, Nüesch HJ, Kobler E et al. (1976) Der Haemoccult-Test in der Vorsorge des Dickdarmkarzinoms. Schweiz Med Wochenschr. 106:297
3. Doran J, Hardcastle JD (1982) Bleeding patterns in colorectal cancer: the effect of aspirin and the implications for faecal occult blood testing. Br J Surg 69:11-713
4. Frühmorgen P (1980) Early detection of colorectal cancer with a modified guaiac test - a screening examination in 6000 humans. In: Winawer SJ, Schottenfeld D, Sherlock P (eds) Colorectal Cancer: prevention, epidemiology and screening. Raven, New York, pp 311-315
5. Gilbertsen VA, McHugh R, Schumann L et al. (1980) The earlier detection of colorectal cancers - A preliminary report of the results of the occult blood study. Cancer 45: 2899-2901
6. Glober GA, Peskoe SM (1974) Outpatient screening for gastrointestinal lesions using guaiac-impregnated slides. Dig Dis 19:399-403
7. Gnauck R (1974) Okkultes Blut im Stuhl als Suchtest nach kolorektalem Krebs und präkanzerösen Polypen. Z Gastroenterol 12:239-250
8. Gnauck R (1978) Die Treffsicherheit des Haemoccult-Screnning - Fehlerquellen und Verbesserungsmöglichkeiten. Dtsch Aerztebl 75:957-961
9. Gnauck R (1980) World Health Organization (WHO) - criteria for screening. In: Winawer SJ, Schottenfeld D, Sherlock P (eds) Colorectal Cancer: prevention, epidemiology and screening. Raven, New York, pp 175-180
10. Gnauck R (im Druck) Praktische Erfahrungen mit der Stuhltestung auf okkultes Blut. Schweiz Med Wochenschr
11. Gnauck R, Thomas L (1980) Haemoscreen im Vergleich mit Haemoccult als Suchtest auf kolorektalen Krebs. Dtsch Med Wochenschr 105:1643-1646
12. Greegor DH (1967) Diagnosis of large-bowel cancer in the asymptomatic patient. JAMA 201:943-945
13. Greegor DH (1971) Occult blood testing for detection of asymptomatic colon cancer. Cancer 28:131-134
14. Griffith CDM, Turner DJ, Saunders JH (1981) False-negative results of Hemoccult test in colorectal cancer. Br Med J 283:472
15. Hastings JB (1974) Mass screening for colorectal cancer. Am J Surg 127:228-233
16. Herzog P, Holtermüller KH, Preiss J et al. (1982) Fecal blood loss in patients with colonic polyps: a comparison of measurements with ^{51}Chromium-labeled erythrocytes and with the Haemoccult test. Gastroenterology 83:957-962

17. I. International Symposium on Colorectal Cancer (1979) New York, März 1979 (Abstr)
18. II. International Symposium on Colorectal Cancer (1981) Washington, März 1981 (Abstr)
19. Jacobi D (1980) Darmkrebs-Früherkennungsstudie Mölln (1979) Krebsmedizin 1:5-9
20. Macrae FA, St John DJ (1982) Relationship between patterns of bleeding and haemoccult sensitivity in patients with colorectal cancers or adenomas. Gastroenterology 82:891-898
21. Miller SF, Knight R (1977) The early detection of colorectal cancer. CA 40:945-949
22. Norfleet RG, Roberts RC (1979) Hemoccult screening for colorectal neoplasms: report of a pilot project. Wisc Med J 78:25-27
23. Ross TH, Johnsons JC (1976) Detecting colorectal cancer. Ariz Med 23:445-448
24. Roth A (1982) The results of Hemoccult test in 200 patients with gastrointestinal cancer. World Congress of Gastroenterology, Stockholm, Juni 1982 (Abstr)
25. Schewe S, Feifel G, Heldwein W et al. (1979) Sensitivität des Haemoccult-Tests bei kolorektalen Tumoren. Dtsch Med Wochenschr 104:253-256
26. Winawer SJ, Andrews M, Flehinger B et al. (1980) Progress Report on controlled trial of fecal occult blood testing for the detection of colorectal neoplasia. Cancer 45:2959-2964
27. Winchester DP, Shull JH, Scanlon EF et al. (1980) A mass screening program for colorectal cancer using chemical testing for occult blood in the stool. Cancer 45:2955-2958

Diskussion

Frühmorgen: Herr Gnauck, mir erscheint es sehr wichtig, daß Sie nochmals darauf hingewiesen haben, daß die Steigerung der Empfindlichkeit, die ja auch beim Haemoccult-Test möglich ist, nicht empfehlenswert ist. Deshalb nochmals meine konkrete Frage: Führt eine Steigerung der Empfindlichkeit bisheriger Okkultbluttests zu unverhältnismäßig hohen falsch-positiven Befunden und damit zu einer nicht zu verantwortenden Mehrzahl an Folgeuntersuchungen? Oder ist durch eine Steigerung der Empfindlichkeit das Raster enger zu schließen und die Zahl falsch-negativer Befunde zu reduzieren?

Gnauck: Man kann mit einer Steigerung der Empfindlichkeit schon noch etwas erreichen. In meiner Studie mit 1600 Patienten waren mit dem empfindlicheren Test doch ein paar Adenome und auch 2 Karzinome mehr gefunden worden. Aber auch mit dem weniger empfindlichen Test waren 2 Karzinome, die mit dem empfindlicheren Test nicht gefunden worden waren, erkannt worden. Und dann gab es auch Karzinome, die mit keinem der beiden Tests entdeckt wurden. Mit anderen Worten, wir sind mit einer Positivitätsrate von etwa 3 % bei erstmaligem Test an einer Grenze, jenseits derer das Ansteigen der falsch-positiven Befunde unproportional und nicht zu rechtfertigend groß ist. Da wir uns um eine Früherkennungsuntersuchung bemühen, müssen wir immer bedenken, wieviel Prozent aller Testergebnisse positiv sein sollen und können. Wenn Herr Fehr sagt, daß er den Colo-Rectal-Test einsetzt und 12 % positive Ergebnisse akzeptiert, da er ausreichende Koloskopiemöglichkeiten hat, dann ist das wieder eine andere Frage. Sicher sind Verbesserungen möglich, so z. B. im Hinblick auf die Empfindlichkeit des Tests oder die noch immer nicht abgeschlossene Diskussion um die Rehydratation bei gleichzeitiger Diät. Diätetische Maßnahmen erscheinen mir jedoch nicht sinnvoll, und deshalb gehe ich davon aus, daß die Verbesserungen anderer Natur sein müssen. Herr Herzog untersucht die Verlängerung der Testzeit von 3 auf 6 Tage, das halte ich für sehr sinnvoll. Eine andere Möglichkeit wäre der immunologische Blutnachweis.

Frühmorgen: Der immunologische Blutnachweis steht uns für das Massenscreening noch nicht zur Verfügung. Sie haben, Herr Gnauck, immer vom Haemoccult-Test gesprochen und dabei wohl auch das gleichnamige Handelsprodukt gemeint. Sie haben die größte Erfahrung von uns allen im Vergleich verschiedener Testbriefe. Würden Sie die auf dem Markt befindlichen für das Massenscreening generell als gleichwertig ansehen?

Gnauck: Ich habe mit dem alten und dem neuen Haemoccult-Test, mit Haemoscreen und hemo FEC Erfahrungen. Haemoscreen ist doppelt so empfindlich wie der Haemoccult-Test und damit benzidinähnlich. Dieses Testverfahren ist für mich unbrauchbar. Aber auch zum hemo FEC gibt es sicher Unterschiede. Diese Unterschiede sind genau jene, die Herr Heinrich und Herr Herzog herausgefunden haben, nämlich hemo FEC ist etwas weniger empfindlich als Haemoccult. Da wir aber versuchen, an die obere Empfindlichkeitsgrenze heranzukommen, und außerdem noch ein Unterschied in der Farbintensität und Farbdauer, d. h. in der Beständigkeit des Farbringes, besteht, ist Haemoccult für mich derzeit das beste Testsystem. Ich habe keine Erfahrung mit dem Colorectal-Test und dem Auftropfen von Wasser.

Heinrich: In diesem Punkt teile ich die Ansicht von Herrn Gnauck. Man darf die beim Haemoccult-Test unter Normalkost schon bei etwa 10 % liegenden falsch-positiven Testergebnisse, die nur durch eine hämoproteinfreie Diät auf 2—3 % gesenkt werden können, auf keinen Fall noch erhöhen. Man sollte jedoch die Intensität und die Stabilität des Farbkomplexes um den Faktor 10—20 verbessern. Will man überhaupt mit einem Guajaktestverfahren untersuchen, sollte man einen Farbkomplex nehmen, der etwa 10- bis 20fach intensiver auch ohne Erhöhung der Sensitivität noch nach 4 Wochen sichtbar ist.

Frühmorgen: Die Diskussion, Herr Heinrich, erscheint ja aus Ihrer Sicht vordergründig so geführt, daß wir auf der einen Seite einen schlechten Test (Guajak) und auf der andern Seite einen guten Test (immunologischer Blutnachweis) haben und uns hier und heute für eines der beiden Testsysteme entscheiden müssen. Es dürfte doch unstrittig sein, daß wir ein verbessertes Testsystem zum Nachweis okkulter Blutung unverzüglich akzeptieren. Der Diskussion ist jedoch zu entnehmen, daß die Entwicklung Ihres immunologischen Testsystemes noch nicht so weit fortgeschritten oder gar abgeschlossen ist, daß wir unsere Screeninguntersuchungen ab morgen umstellen können.

Herzog: In Ergänzung zu dem, was Herr Gnauck vorhin gesagt hat, darf ich noch sagen, daß auch wir vergleichende Untersuchungen mit dem deutschen und dem amerikanischen Haemoccult-Produkt, mit hemo FEC und Colo-Rectal gemacht haben. Dabei haben wir eine identische Empfindlichkeit des deutschen Haemoccult-Tests und des hemo FEC herausgefunden. Die amerikanische Haemoccult-Präparation ist gering unempfindlicher als die deutsche. Dieser Unterschied liegt jedoch in der Größenordnung von 5 %; beim Einsatz von Colo-Rectal hat sich gezeigt, daß es unempfindlicher ist und daß außerdem die Beurteilbarkeit durch verschiedene Untersucher zu deutlich differierenden Ergebnissen führt. Mit anderen Worten, die Reproduzierbarkeit des Colo-Rectal-Tests ist ebenso wie beim Fecanostic schlechter, wobei letzterer zusätzlich die hohe Rate falsch-positiver Befunde aufweist. Zusammenfassend sehe ich also keinen Unterschied zwischen hemo FEC und Haemoccult bezüglich der Empfindlichkeit, der Reproduzierbarkeit der Ergebnisse sowie der Lagerungsstabilität. Die Aussage von Herrn Heinrich bezüglich der Rate falsch-positiver Testergebnisse kann ich nicht nachempfinden. Wir sehen eine Rate falsch-positiver Testungen von 1,5—2 %. In einer Feldstudie, die wir gerade durchführen, zeigt sich ohne Einschränkung der Diät bei bisher 3500 untersuchten Personen und 6tägiger Testung eine Gesamtzahl positiver Tests von ca. 5 %.

Frühmorgen: Bezüglich der Zahl falsch-positiver Testergebnisse muß ich Herrn Heinrich zustimmen. In unserer Erlanger Studie haben wir bei 10 % der Haemoccult-positiven Personen falsch-positive Ergebnisse, d. h. keine auffindbare Blutungsquelle nachgewiesen. Man muß allerdings sagen, daß zwischen Testung und Nachuntersuchung in der Klinik teilweise eine Latenzzeit von 1—3 Wochen lag und möglicherweise ein passageres Blutungsereignis bei der Nachuntersuchung nicht mehr nachweisbar war. Ich würde gern Herrn Mahnke an dieser Stelle in die Diskussion einbeziehen. Er kennt die Deutsche Krebshilfe, deren Absichten und Möglichkeiten, aber auch die geringe Resonanz, welche die Früherkennung kolorektaler Karzinome in diesem Gremium gefunden hat. Liegt dies daran, daß die Argumente zur Früherkennung kolorektaler Karzinome oder deren Prävention nicht gut genug waren, oder liegt es daran, daß die Problematik nicht bekannt ist, oder ist es vielleicht gar nicht Aufgabe der Deutschen Krebshilfe, hier aktiv zu werden?

Mahnke: Das Thema der Früherkennung kolorektaler Karzinome ist möglicherweise derzeit noch zu spezifisch für die Deutsche Krebshilfe, als daß man sich diesem im größerem Umfang angenommen hat. Während meiner Tätigkeit habe ich feststellen können, daß bezüglich der Information und Aufklärung sowohl der breiten Bevölkerung als auch der medizinischen Fachöffentlichkeit erhebliche Versäumnisse bestehen. Hier ist sicher einiges nachzuholen und es bedarf der Verbesserung des Verhältnisses zwischen den Ärzteverbänden und der Deutschen Krebshilfe.

Frühmorgen: Es wäre begrüßenswert, wenn die Kommunikation zwischen Vertretern der Deutschen Krebshilfe und fachkompetenten Medizinern intensiviert werden könnte. Dies erscheint insbesondere bei der Früherkennung kolorektaler Karzinome und deren Prävention bedeutsam, da es sich hierbei um eines der Karzinome handelt, bei denen eine echte Früherkennung und Prävention möglich und sinnvoll sind.

Mahnke: Diese Problematik sehe ich in gleicher Weise. Hinzu kommt jedoch, daß auch in der Fachpresse Kritik an Früherkennungsuntersuchungen laut wird. Allein der Meinungsaustausch und kompetente Stellungnahmen von Experten können uns auf diesem Wege einen Schritt weiterbringen. Darüber hinaus müssen die Aktivitäten verschiedener Verbände unbedingt koordiniert werden.

Vorsorgeuntersuchungen in Österreich

W. Weiss[1]

Häufigkeit des kolorektalen Karzinoms

Seit dem Jahr 1971 ist das kolorektale Karzinom die häufigste maligne Erkrankung in Österreich (Tabelle 1). In einem Zeitraum von nur 10 Jahren ist nicht nur eine ständige Zunahme der absoluten (1971–1980: 34%), sondern auch der relativen Häufigkeit beobachtet worden: 1971 stellten kolorektale Karzinome 12,5% aller malignen Erkrankungen, 1980 bereits 14%. Das bedeutet, daß 1971 jedes achte, 1980 jedes siebte Karzinom im Dickdarm gelegen war.

Tabelle 1. Maligne Ersterkrankungen in Österreich

	Bronchus	Magen	Dickdarm
1971	2018	2319	2381
1980	2545	2183	3189

Erfahrungen mit dem Haemoccult-Test

In Österreich wurden bislang neben einer Reihe kleinerer Studien 2 Untersuchungen größeren Umfangs durchgeführt (Tabelle 2). 1977 waren im Rahmen einer Multi-center-Studie knapp 8000 Probanden getestet worden. Unsere eigenen Erfahrungen mit dem Haemoccult-II-Test beruhen auf den Untersuchungsergebnissen von mehr als 10000 Patienten; diese Studie wurde gemeinsam mit einem gastroenterologischen Zentrum in Kärnten in der Zeit von 1977 bis 1982 durchgeführt.

Mit 3,6% lagen die positiven Testresultate etwas niedriger als in der Multi-center-Studie. Bei 336 von insgesamt 382 Probanden mit positivem Haemoccult-Test (HO-Test) konnte eine komplette Untersuchung des Gastrointestinaltrakts vorgenommen werden (= 88%). In ca. 65% der Fälle wurde eine Blutungsquelle im unteren, in 17% im oberen Verdauungstrakt festgestellt. Bei 62 Patienten war keine Blutungsursache zu eruieren.

154 Tumoren wurden diagnostiziert, 14 im oberen, 140 im unteren Gastrointestinaltrakt (Tabelle 3). 68 Tumoren waren maligne, 86 benigne. 3 der 8 Magenkarzino-

1 1. Med. Abt., KA Rudolfstiftung, Juchgasse 25, A-1030 Wien

Tabelle 2. Ergebnisse mit dem Haemoccult-Test in Österreich

	Multi-center-Studie 1977	Eigene Ergebnisse
Probanden (n)	7949	10676
HO-positiv [%]	4,9	3,6
Blutungsquelle		
– Oberer Gastrointestinaltrakt [%]	22,4	16,7
– Unterer Gastrointestinaltrakt [%]	58,3	64,9
– Nicht eruierbar [%]	19,3	18,4
Anteil der Tumoren bei positivem Test [%]	35,9	45,8

me erwiesen sich als Frühkarzinome. Nach der Einteilung von DUKES wurden 80% der kolorektalen Karzinome als „Stadium A oder B" klassifiziert.

Ein entscheidendes Kriterium für die Beurteilung der klinischen Brauchbarkeit des HO-Tests scheint uns die zu erwartende Häufigkeit von Tumoren bei Probanden mit positivem Testergebnis zu sein. In unserer eigenen Studie waren Tumoren bei HO-positiven Patienten etwas häufiger als in der österreichischen Multi-center-Studie (Tabelle 2). Eine Sammelstatistik mehrerer Studien aus den letzten Jahren zeigt Tumorraten von 18 bis über 80%. (Tabelle 4). Die errechnete durchschnittliche Tumorhäufigkeit von 41,4% stimmt mit unserem Ergebnis von 45,8% recht gut überein.

Folgende Feststellungen zum HO-Test scheinen uns wesentlich:

1. Nur ein positives Testergebnis hat klinische Relevanz. Ein negatives Testresultat schließt das Vorhandensein eines kolorektalen Tumors nicht aus.

2. Ein positives Testergebnis ist in etwa 40% aller Fälle auf einen oder mehrere Tumoren im Verdauungstrakt zurückzuführen.

3. Diese Tatsache rechtfertigt nicht nur, sondern verpflichtet zu einer intensiven diagnostischen Abklärung bei positivem Testergebnis.

4. Diese sollte u. E. auch obligatorisch eine endoskopische Untersuchung des oberen Gastrointestinaltrakts beinhalten, wo sowohl in der Multi-center-Studie als auch bei unseren eigenen Fällen in etwa 20% ein klinisch relevanter, pathologischer Befund registriert wurde (Tabelle 2).

Tabelle 3. Tumoren bei Patienten mit positivem Haemoccult-Test

	Maligne	Benigne	Gesamt
Oberer Gastrointestinaltrakt	8	6	14
Unterer Gastrointestinaltrakt	60	80	140
Gesamt	68	86	154

Tabelle 4. Tumoren bei Probanden mit positivem Haemoccult-Test

Autor	Jahr	Positiver HO-Test (n)	Tumoren (n)	[%]
Ribet	1980	27	5	18,5
Ujszaszy	1981	101	21	20,8
Feldman	1981	112	24	21,4
Brücke	1979	55	13	23,6
Winawer	1976	126	32	25,4
Brandstätter	1978	104	29	27,9
Otto	1979	240	75	31,3
Kruse	1982	122	42	34,4
M.C.-Studie (Ö)	1977	326	117	35,9
Gilbertsen	1982	873	345	39,5
Schüler	1979	62	25	40,3
Weiss	1982	336	154	45,8
Spinelli	1979	41	19	46,3
Nottingham-Studie	1981	45	21	46,6
Kimmig	1978	113	55	48,7
Gnauck	1982	600	320	53,3
Hardcastle	1980	11	6	54,5
Applegate	1981	71	41	58,0
Frühmorgen	1978	117	98	83,7
Gesamt		3482	1442	41,4

Aktuelle Situation der Vorsorgeuntersuchungen

Vorsorgeuntersuchungen wurden 1974 in Österreich als sog. Gesundenuntersuchungen (GU) eingeführt. 1979 wurden sie Personen jeden Alters zugänglich gemacht. Mit dem 1. Januar 1983 wurden die bestehenden bürokratischen Hindernisse für Interessenten an der GU weitgehend beseitigt. Neben einer Reihe weiterer Maßnahmen wurde auch der HO-Test in das Programm der GU integriert. Außerdem wurden die für die GU vorgesehenen finanziellen Mittel verdoppelt: ab 1983 sind 2% der für medizinische Belange vorgesehenen staatlichen Budgetmittel für diesen Zweck bestimmt.

Dieser zunächst fast vorbildlich anmutende Situationsbericht hat allerdings einen einzigen, nicht unerheblichen Schönheitsfehler: Die Bereitschaft der österreichischen Bevölkerung, sich der GU zu unterziehen, ist von Jahr zu Jahr geringer geworden und hat im Vorjahr mit einer Beteiligung von weniger als 2% einen absoluten Tiefpunkt erreicht.

Wenn man nun berücksichtigt, daß das zweckgebundene, jedoch weitgehend unverbrauchte Geld für die GU jedes Jahr zur Deckung anderer Budgetposten verwendet wird, dann wird das geringe Interesse der verantwortlichen Stellen an einer gesteigerten Inanspruchnahme der GU verständlich. Anfang dieses Jahres wurde sogar erstmals die Möglichkeit erwähnt, die GU in Österreich wegen „offensichtlich mangelnden Interesses der Bevölkerung“ überhaupt einzustellen.

Fehlende Information und Motivierung der Betroffenen finden in den Ergebnissen einer vor kurzem publizierten Umfrage ihren Ausdruck:

- Die Mehrheit der Befragten hält „Krebs grundsätzlich für unheilbar“ und
- fühlt sich andrerseits persönlich nicht bedroht.
- Das kolorektale Karzinom wird nicht unter den 4 häufigsten malignen Tumoren in Österreich vermutet.
- Die peranale Blutung wird nur von wenigen als Warnzeichen beachtet.
- Von den Personen, die den Wert von Eigenuntersuchungen bejahen, führen lediglich 25% eine solche auch durch. (Es ist zu befürchten, daß dies bei Medizinern nicht anders ist!)

Niedergelassene Ärzte werden über Zielsetzung und Bedeutung der GU offenbar zu wenig informiert, so daß die praktische Durchführung der GU zunehmend in den Ambulanzen der Krankenkassen stattfindet.

Eine Änderung der derzeitigen Situation ist nur vorstellbar, wenn entweder Ärzteschaft oder Bevölkerung ihr Interesse an der GU in einer Weise äußern, daß die Öffentlichkeit davon Notiz nehmen muß. Einige Fakten belegen, daß eine Motivierung der Bevölkerung in Österreich gar nicht so schwierig wäre:

- Aufgrund der ambitionierten Tätigkeit einiger weniger Kollegen konnte die Teilnahme an der GU in Vorarlberg auf das 6- bis 8fache der übrigen Bundesländer Österreichs gesteigert und der Erfolg in Form einer positiven Kosten-Nutzen-Rechnung dokumentiert werden.
- Unabhängig von der eigentlichen GU absolvieren immer mehr Frauen in Österreich jährliche Vorsorgeuntersuchungen beim Gynäkologen.
- In einer hervorragend vorbereiteten Aktion konnten 60%(!) der erwachsenen Einwohner Wiens im Jahre 1980 motiviert werden, einen Harnstreifentest zur Früherkennung von Zucker- und Nierenerkrankungen durchzuführen.

Zielsetzungen zukünftiger Maßnahmen

Der Versuch, Vorsorgeuntersuchungen an den Patienten selbst zu delegieren, hat sich bei der Harnstreifentestaktion in Wien glänzend bewährt. Diese von der Wiener Ärztekammer unterstützte Schwerpunktaktion scheint uns ein praktikables, nachahmenswertes Modell für einen gezielten Einsatz des HO-Tests - unabhängig von dem eigentlichen, recht umfangreichen Programm der GU - zu sein.

Neben den offenen Finanzierungsfragen eines derartigen Projekts ist die sachgerechte Untersuchung der Probanden mit positivem Testergebnis ein weiteres, nach wie vor ungelöstes Problem. Mit der Autorisierung einiger entsprechend ausgerüsteter gastroenterologischer Zentren wäre nicht nur eine effiziente Diagnostik, sondern auch eine exakte Dokumentation der erzielten Resultate gewährleistet.

Im Gegensatz zu Europa wird in den USA in derzeit noch nicht abgeschlossenen Studien untersucht, ob regelmäßige Vorsorgeuntersuchungen mit dem HO-Test die Mortalitätsrate kolorektaler Karzinome entscheidend senken können. In Österreich besteht seit dem Jahr 1970 eine gesetzliche Meldepflicht für Karzinomerkrankungen. Im Laufe der Jahre ist eine ständige Verbesserung des Meldesystems erreicht worden, so daß heute in Österreich ein gut funktionierendes zentrales Krebsregister existiert. Die Obduktionsrate der Verstorbenen liegt in unserem Land bei etwa 35%, was im internationalen Vergleich als günstig bezeichnet werden kann. Eine hohe Beteiligung an HO-Testaktionen vorausgesetzt, würde daher ein Einfluß auf die Mortalitätsrate (auch aufgrund der liberalen Datenschutzbestimmungen in Österreich) verhältnismäßig exakt und problemlos erfaßt werden können.

Ein bisher zu wenig beachtetes und diskutiertes Problem liegt in der Tatsache begründet, daß ein negatives HO-Testergebnis dem Patienten *keine* Gewähr bieten kann, *keinen* Dickdarmtumor zu haben. Dieser Umstand wird die Propagierung des HO-Tests und die Motivierung der Bevölkerung nicht eben vereinfachen.

Als Sofortmaßnahme sollte schließlich allen Interessierten der Erwerb von einzeln verpackten HO-Testsets ermöglicht werden, denn bislang sind in den Apotheken nur Klinikpackungen erhältlich. Gleichzeitig wären Stellen zu benennen, die die erforderliche Auswertung der Tests vornehmen.

Literatur beim Verfasser.

Diskussion

Gnauck: Wird die Vorarlberger Studie fortgeführt und von wem, und gibt es da wieder einmal weitere Ergebnisse?

Weiss: Jedes Jahr wird ein Ergebnisbericht veröffentlicht. Dabei gab es sogar im Vorjahr eine positive Kosten-Nutzen-Rechnung, die anhand der Spitalaufenthaltstage errechnet wurde. Darüber hinaus konnte die Liegezeit verkürzt werden, wobei man natürlich im einzelnen nachweisen müßte, inwieweit dies durch die Vorsorgeuntersuchungen allein bewirkt wurde. Es ist aber in dieser Vorarlberger Studie generell ein großer Teil der medizinischen Versorgung in den ambulanten Bereich verlegt worden. Dies ist ein brauchbares Modell, das man näher betrachten müßte. Dabei ist noch erwähnenswert, daß die Beteiligung an Vorsorgeuntersuchungen nach diesem Modell auf das 6- bis 8fache gesteigert werden konnte.

Rösch: Herr Weiss, ist es wirklich reell anzunehmen, daß in 20% der Fälle die Blutungsquelle im oberen Verdauungstrakt zu suchen ist? Oder ist es nicht einfach ein Kausalitätsbedürfnis dahingehend, daß ein positives Testergebnis bei gleichzeitigem Nachweis einer Läsion im oberen Verdauungstrakt mit der Blutungsquelle gleichgesetzt wird?

Weiss: Der Schluß auf einen ätiologischen Zusammenhang ist möglicherweise voreilig. Daß wir jedoch auch im oberen Gastrointestinaltrakt klinisch relevante pathologische Befunde erhoben haben, erscheint mir bemerkenswert. Wenngleich ich nicht den Haemoccult-Test zur Früherkennung des Magenfrühkarzinomes propagieren will, so ist es für mich ein sekundäres Problem, ob ein nach positivem Haemoccult-Test erhobener relevanter Befund auch tatsächlich geblutet hat. Alle Personen unserer Studie waren, zumindest was den Verdauungstrakt anbelangt, symptomfrei. Dennoch haben wir, wenn auch in relativ kleiner Anzahl, Karzinome und Ulzera im oberen Verdauungstrakt sowie Ösophagusvarizen nachgewiesen. Vielleicht ist es besser formuliert, wenn ich sage, daß wir bei 20% der Haemoccult-positiven Fälle klinisch relevante Informationen außerhalb des kolorektalen Bereichs erhalten haben.

Frühmorgen: Dahin zielt auch meine Frage. Wie häufig haben Sie denn ausschließlich im oberen Gastrointestinaltrakt eine potentielle Blutungsquelle gefunden? Auch wir haben in unserer Studie klinisch relevante Befunde im oberen Gastrointestinaltrakt erhoben. Doch hatten diese Patienten in aller Regel eben auch eine Blutungsquelle im unteren Gastrointestinaltrakt, so daß ich die Befunde im oberen Verdauungstrakt als zusätzliche Ergebnisse gewertet habe.

Weiss: Es waren insgesamt 4 oder 5 Patienten, bei denen wir eine wahrscheinliche Blutungsquelle im unteren Verdauungstrakt gefunden haben und gleichzeitig im oberen Verdauungstrakt eine Läsion, die gleichfalls nicht sicher als Blutungsquelle angesprochen werden konnte. Diese Fälle haben wir nicht in die Auswertung hineingenommen. Die hier angegebenen Fälle haben ausschließlich Läsionen im oberen Gastrointestinaltrakt gehabt. In diesem Zusammenhang darf man an die Arbeit von Roth aus Jugoslawien erinnern und die Frage stellen, wie viele Magenkarzinompatienten einen positiven Haemoccult-Test aufweisen. Roth hat bei insgesamt 60 oder 70 Magenkarzinompatienten immerhin in 70% der Fälle positive Resultate beobachtet. Die Anzahl positiver Probanden ist insgesamt nicht sehr groß. Unsere Studie lief über 4 Jahre und erforderte bei 336 Patienten Untersuchungen. Eine ergänzende Endoskopie des oberen Gastrointestinaltraktes erscheint daher zumutbar und sinnvoll.

Frühmorgen: Die Frage der Nachsorge nach positivem Okkultbluttest wurde angesprochen. Wir sollten noch klären, wann und welche Folgeuntersuchungen bei einem positiven Testergebnis notwendig sind.

Gnauck: Leider kann man dies nicht generell sagen. Da gibt es zum einen die Möglichkeit, die Patienten mit positivem Testergebnis zu Zentren zu schicken, welche dann die gezielten Nachuntersuchungen durchführen. Die optimalste diagnostische Maßnahme ist sicher die Koloskopie. Wo eine solche Untersuchung durchführbar ist, sollte sie erfolgen. Vielfach müssen wir uns jedoch auf die Empfehlung zur Rektoskopie und die Doppelkontrastuntersuchung beschränken. Somit würde ich formulieren: Die optimale Lösung im Rahmen der Nachsorge Haemoccult-positiver Personen ist die Koloskopie, die praktikable Lösung z. Z. die Rektoskopie einschließlich radiologischer Doppelkontrastuntersuchung des Dickdarms.

Weiss: Wenn wir über diese Dinge sprechen, so sollten wir auch andere Aspekte betrachten. Der Studie von Kruse aus Mölln habe ich entnommen, daß eine ganze Reihe symptomloser Karzinompatienten gefunden wurde. Zum Schluß steht jedoch geschrieben, daß ein großer Teil der teilnehmenden Ärzte nicht mehr dazu bewegt werden konnte, weitere derartige Aktionen durchzuführen. Nicht bekannt ist, *warum* diese Kollegen nun zu Gegnern von Vorsorgeuntersuchungen geworden sind, obwohl das Studienziel erreicht worden war - nämlich: symptomlose Karzinomkranke in kurablem Zustand ausfindig zu machen.

Vorsorgeuntersuchungen in der Schweiz, insbesondere beim kolorektalen Karzinom

H. F. FEHR

Gesetzliche Situation

Im Gegensatz zu einem Teil der Nachbarländer ist in der Schweiz eine Leistungspflicht der Krankenkassen für Vorsorgeuntersuchungen im bestehenden Kranken- und Unfallversicherungsgesetz (KUVG) nicht enthalten.

Die Revision dieses veralteten Gesetzes ist seit Jahren in Bearbeitung. Darin soll u. a. die Möglichkeit eines beschränkten Vorsorgeuntersuchungsprogramms verankert werden, geknüpft an folgende Hauptbedingungen: 1. schwere und/oder häufige Krankheit mit 2. langem, erfaßbarem Latenzstadium und 3. guter Behandlungsmöglichkeit besonders im Frühstadium.

Das kolorektale Karzinom gehört zweifellos zu dieser Krankheitsgruppe. Die Mortalität übertrifft z. B. die Todesfallrate im Verkehr auf schweizerischen Straßen (Tabelle 1), wogegen vom Staat riesige finanzielle und gesetzliche Anstrengungen unternommen werden.

Tabelle 1. Zahl der Unfallopfer im Straßenverkehr (M. Schär) und der jährlichen Erkrankungen an abdominalen Karzinomen (SAKK 1981).

Straßenverkehrsunfallopfer		
Jahr	Verletzte	Tote
1972	37 108	1722
1974	31 749	1372
1976	28 620	1174
1977	31 206	1302
Karzinome		
	Erkrankungen/Jahr	Todesfälle
Kolon	3000	50 % im 1. Jahr
Magen	1000	
Pancreas	500	
Leber	400	

1 Gastroenterologische Abteilung, Kantonsspital, Bucherstraße, CH-5001 Aarau

Tabelle 2. Zeitaufwand für präventivmedizinische Leistungen innerhalb der Praxis durch niedergelassene Ärzte in Basel-Stadt 1972

Fachbereich	Zeitanteil für präventive Leistungen %
Allgemeinpraktiker und Internisten	25
Gynäkologen	55
Pädiater	40 (AG 30 %)
Andere	5
Zusammen	22

Sekundärprophylaktische Maßnahmen - um solche handelt es sich beim Dickdarmkrebs im wesentlichen - werden daher auf freiwilliger Basis realisiert. Die Hauptarbeit leistet der Hausarzt im Rahmen seiner täglichen Routinetätgkeit durch gewissenhafte anamnestische und klinische Untersuchung seines Patientenkreises. Der Zeitaufwand des niedergelassenen Arztes für präventivmedizinische Zwecke ganz allgemein beträgt aufgrund einer Studie im Kanton Basel-Stadt (Tabelle 2) im Durchschnitt 25 %.

Es ist nicht erwießen, daß der schweizerische Patient durch diese besondere Situation eine schlechtere Chance hat als ein Bürger in einem Nachbarstaat. Für präventivmedizinische Maßnahmen muß in jedem Gesellschaftssystem *geworben* werden. Finden sie auf freiwilliger Basis statt, besteht weniger Gefahr, daß Gelder verschleudert werden. Die Motivation der Beteiligten ist vielleicht sogar besser.

Vorsorgekonzepte beim kolorektalen Krebs

Die Vorsorgemaßnahmen beim kolorektalen Karzinom halten sich in der Schweiz an die international erarbeiteten Konzepte der letzten Jahre (Abb. 1, Tabelle 3). Für die große Zahl der asymptomatischen Personen wird ein modifizierter Guajakoltest zum Blutnachweis im Stuhl eingesetzt (Haemoccult, Rectokult). Bei den Risikogruppen (operierte Karzinompatienten, familiäre Polypose, Colitis ulcerosa, M. Crohn etc.) werden direkte Darmuntersuchungen in adäquaten zeitlichen Intervallen vorgenommen. Kosten-Nutzen-Überlegungen sollen u. E. besonders bei den Risikopatienten nicht ausgeklammert werden. Wir sind an unserer Klinik dazu übergegangen, die Koloskopie als primäre Darmuntersuchung durchzuführen und Radiologie und Rektoskopie in speziellen Situationen (Stenosen bzw. Rektumbefunde) einzusetzen.

In den schweizerischen Endoskopiezentren und Polikliniken wurden in den letzten Jahren v. a. praktikable *Nachsorgekonzepte für Karzinomoperierte* ausgearbeitet. Neben der Koloskopie als direkte intestinale Kontrolluntersuchung (i. allg. während der ersten 5 postoperativen Jahre) bilden die CEA-Bestimmung im Blut und bei Verdacht die Lebersonographie bzw. Computertomographie bewährte diagnostische Stützen zur Erkennung von Fernmetastasen.

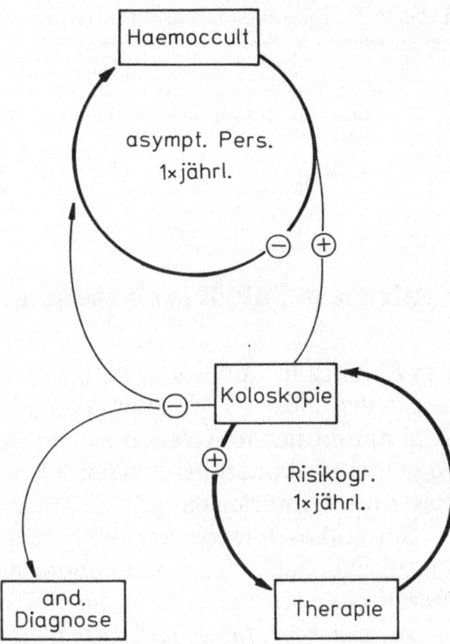

Abb. 1. Vorsorgemaßnahmen beim kolorektalen Karzinom

Die *Zweckmäßigkeit des modifizierten* Guajakoltests als Screeninguntersuchung ist erwiesen. In der BRD ist er seit 1977 als gesetzliche Leistungspflicht anerkannt. Wenn man heute seinen präventiven Nutzeffekt erforschen will, dürfte das aus Gründen der Anwendungsdauer in Deutschland am ehesten realisierbar sein. In der Schweiz besteht keine Morbiditätsstatistik. Es wird daher noch Jahre dauern, bis sich eine erhoffte Änderung der Mortalität statistisch abzeichnet, dies um so mehr, als die Verbreitung der empfohlenen Vorsorgeuntersuchungen noch keineswegs ideal ist.

Eine interessante Entwicklung zeichnete sich in den vergangenen 10 Jahren am Kantonsspital Aarau ab (Tabelle 4): Während die Zahl der Koloskopien sprungartig anstieg, die radiologischen Explorationen zurückgingen, stieg die Zahl der operierten Karzinome beinahe um 100%. Die Deutung ist sicher vielschichtig: bessere Diagnostik, Krebszunahme, frühere Erkennung?

Tabelle 3. Präventivmaßnahmen beim kolorektalen Karzinom

Gesunde Population	*Risikogruppen*
Test nicht belastend	operiertes Karzinom
einfach	familiäre Polypose
risikofrei	Status nach Polypektomie
aussagekräftig	Colitis ulcerosa, M. Crohn
kostengerecht	Mamma- u. Ovarialkarzinom
	Ureterosigmoidostomie
	Test diagnostisch
	risikoarm

Tabelle 4. Kolorektales Karzinom (Kantonsspital Aarau)

	1972	1977	1981
Kolorektales Karzinom	60	87	104
Holzknecht	628	544	231
Koloskopien	290	528	785

Umfrage bei niedergelassenen Ärzten (Tabelle 5)

Um Einblick in die Vorsorgetätigkeit unserer praktischen Ärzte zu gewinnen, wurden in den letzten 2 Monaten 61 niedergelassene Ärzte telephonisch befragt. Die Zahl nimmt sich in Relation zu den über 7000 praktischen Ärzten (davon ca. 3000 Allgemeinpraktiker) bescheiden aus und ist sicher nicht repräsentativ. Trotzdem lassen die Antworten einige Schlüsse zu:

Der praktisch tätige Arzt ist (noch) nicht bereit, auch einen billigen Test ohne spezifische Indikation anzuordnen, hauptsächlich aus Kostengründen. Bei anamnestischen Hinweisen wird die Guajakolprobe aber breit angewandt. Wird damit die Aussagekraft dieses Tests möglicherweise überschätzt?

Das Problem der Risikopatienten wird erst von der Hälfte der Kollegen ernst genug genommen, wenn man bedenkt, daß hier falsch-positive (z. B. Colitis ulcerosa) bzw. falsch-negative (z. B. Rektumkarzinom) Resultate zu inadäquatem Vorgehen verleiten.

Erstaunlich ist die immer noch bestehende Unsicherheit über die Wirkungsweise der verwendeten Blutsuchtests; dagegen wird die kompromißlose Konsequenz

Tabelle 5. Präventivmaßnahmen beim kolorektalen Karzinom. Befragung von 60 niedergelassenen Ärzten (10 Gynäkologen, 7 Internisten, 44 Allgemeinpraktiker)

	Ja	[%]
1. Screening bei über 45jährigen Patienten	6	10
2. Screening bei abdominalen Symptomen	52	85
3. Auswahl aus Kostengründen	45	73
4. Unterschiedliches Vorgehen bei „Normalpersonen" und Risikogruppen?	26	43
5. Stuhltestung:		
Hochempfindlicher Test	15	25
Niedrigempfindlicher Test	35	57
6. Folgeuntersuchung nach positivem Test		
Testkontrolle	11	18
Rektalpalpation	8	13
Rektoskopie	20	33
Radiologie	13	21
Koloskopie	9	14
7. Rektalpalpation wichtig für Prävention	57	93
8. Labortest (CEA)		
primär	6	10
operierte Patienten	17	28

aus einem positiven Haemoccult-Test (Rektoskopie, Röntgen, Koloskopie) erfreulich oft gezogen (68 %). Die Koloskopie wird von den praktischen Ärzten mit Zurückhaltung angeordnet (Unkenntnis?); man vertraut der klassischen Radiologie und Rektoskopie. Wahrscheinlich wird diesbezüglich stark auf die Wünsche und Bedenken der Patienten eingegangen.

Nach wie vor steht die Rektalpalpation als Präventivmaßnahme hoch im Kurs (93 %). Das darf hoffentlich als Ausdruck der Untersuchungsdisziplin gewertet werden und läßt sich sicher auch durch die bekannten falsch-negativen Haemoccult-Proben bei tiefsitzenden Karzinomen rechtfertigen.

Eine übertriebene Laborhörigkeit bestand bei den Befragten erfreulicherweise nicht.

Umfrage bei Patienten (101 Männer, 72 Frauen) (Tabelle 6)

172 zu uns überwiesene Patienten >45 Jahre wurden anläßlich der Sprechstunde in schematischer Form befragt. Das Patientengut ist selektioniert, da es sich um eine gastroenterologische Sprechstunde handelt. 25 % der Männer und beinahe 50 % der Frauen kannten bereits den Blutsuchtest und seine Bedeutung (Krebsfahndung). Nur selten war er ohne Indikation (abdominale Symptomatik) angeordnet worden (5 % bzw. 20 %).

Die nochmals angeordnete Testung wurde zu 100 % befolgt. Die Patienten erachten die Maßnahme für wichtig, die Durchführung für einfach. Männer lassen

Tabelle 6. Präventivmaßnahmen beim kolorektalen Karzinom. Befragung von 173 Patienten >45 Jahre (72 Frauen, 101 Männer)

	Männer Ja	Männer [%]	Frauen Ja	Frauen [%]
1. Schon auf Dickdarmkrebs untersucht	26	25	52	72
2. Methode: Stuhltestung	26	25	41	57
3. Grund: reine Vorsorge	5	5	14	20
wegen Darmstörung	21	20	38	53
4. Kosten durch Krankenkasse bezahlt	101	100	72	100
5. Stuhltest: selbst durchgeführt	64	63	61	84
einfach	64	63	72	100
ekelerregend	11	11	7	10
wichtig	93	92	72	100
6. Welche Darmuntersuchung gewünscht				
Röntgen	49	50	24	33
Spiegelung	4	4	2	3
je nach Rat des Arztes	100	100	72	100
7. Kenntnisse über Darmkrebs	49	50	51	70
Fernsehen	2	2	6	8
Radio	12	12	12	17
Zeitung	18	18	42	58
Bücher	23	23	14	19
Vorträge	3	3	8	11
8. Testrücklauf	101	100	72	100

die Stuhlprobe gerne von ihrer Ehefrau aufarbeiten (ca. 30 %), manchmal ist das Alter ein Hindernis. Nur wenige finden die Aufgabe als ekelerregend (10 %). Die Kostenfrage stellte sich nie, da der Test im Rahmen ärztlicher Leistungen erfolgte. Auch der Patient bekundet noch durchweg Zurückhaltung gegenüber Darmspiegelungen und unterzieht sich der Endoskopie immer auf Rat des Arztes und seine Erklärungen hin.

Die Kenntnisse über den Darmkrebs (inklusive Ernährung) waren erstaunlich gut. Das Wissen bezogen die meisten aus Zeitschriften und Büchern, während Radio, Vorträge und besonders das Fernsehen fast keinen Informationseffekt aufweisen.

Zusammenfassung

Sekundärprophylaktische Krebsvorsorge wird in der Schweiz in zunehmendem Maße praktiziert, v. a. durch die freiwillige hausärztliche Tätigkeit im eigenen Patientenkreis.

Den wichtigen Belangen der Risikopatienten nehmen sich die Endoskopiezentren, Fachspezialisten und Polikliniken an, was sicher aus statistischen Gründen wünschenswert bleibt.

Der schweizerische Patient hat u. E. in präventivmedizinischen Belangen gleiche Chancen wie Bürger unserer Nachbarländer, obwohl eine gesetzliche Leistungspflicht der Krankenkassen einstweilen nicht besteht.

Als wichtigste Zielgruppe für die *Informationsarbeit* gelten unsere niedergelassenen Ärzte. Es zeigt sich, daß für den Patienten der Rat des Arztes ausschlaggebend ist.

Die Zunahme der niedergelassenen, ausgebildeten Gastroenterologen in der Schweiz garantiert in Zukunft ohne Probleme, daß der Anfall notwendiger Koloskopien bewältigt werden kann. Die Koloskopie erachten wir daher heute schon als Mittel der Wahl für die direkte Dickdarmexploration.

Der Kampf gegen den Dickdarmkrebs ist mit Vorsorgemaßnahmen nicht gewonnen. Anstrengungen sind v. a. auch gegen die *Mikrometastasierung* anläßlich der Operation zu forcieren. Die von der SAKK 1980 organisierte Studie mit peroperativer Leberperfusion durch die V. portae, in die jetzt über 100 Patienten an 6 Chirurgischen Zentren einbezogen sind, könnte einen weiteren gangbaren Weg aufzeigen.

Diskussion

Gnauck: Ihr Vorschlag, Herr Fehr, alle haemoccult-positiven Testpersonen zu koloskopieren, ist uneingeschränkt begrüßenswert. In einer Ihrer Tabellen haben Sie jedoch selbst dargelegt, daß nur etwa 14 % Ihrer Kollegen diese Untersuchung momentan praktizieren.

Eckardt: Die Empfehlungen zum weiteren diagnostischen Vorgehen nach positiven Testungen sind unterschiedlich. Dies führt zumindest in Deutschland zu einer extremen Unsicherheit bei den niedergelassenen Kollegen. Herr Gnauck hat ein Schema entwickelt, das sich ausschließlich auf die Kolondiagnostik konzentriert, und auf der anderen Seite hat Winewar 1976 empfohlen, routinemäßig auch eine Magen-Darm-Passage anzuschließen. Ich könnte mir vorstellen, daß die Mehrheit der deutschen Gastroenterologen sich nach diesem Schema richtet.

Gnauck: Das Problem liegt in der Tat darin, daß man den deutschen Ärzten noch nicht genau gesagt hat, wie man vorgehen soll. Propagiert wurde bislang lediglich, den Haemoccult-Test durchzuführen. Deshalb meine ich, daß eine kleine Broschüre notwendig ist, um den an der Früherkennungsuntersuchung teilnehmenden Arzt darüber zu informieren, was er im Anschluß an ein positives Testergebnis veranlassen soll. Diese Aufgabe sollte gemeinsam mit den Krankenkassen übernommen werden.

Otto: Ganz so informationslos sind die niedergelassenen Kollegen nicht. In den KV-Richtlinien steht immerhin geschrieben, daß sich nach einem positiven Haemoccult-Test eine rektal-digitale Untersuchung, eine Rektoskopie sowie ein Kontrasteinlauf oder eine Koloskopie anschließen sollen.

Gnauck: Diese Empfehlung ist jedoch ungenügend bekannt und bedarf der intensiveren Propagierung.

Effektivität und Praktikabilität des Haemoccult-Screenings - eine prospektive Studie

P. FRÜHMORGEN[1]

Einleitung

Aufgabenstellung, Ziel und Arbeitsplan der vorliegenden Studie

Gegenstand der vorliegenden Untersuchung ist eine Feldstudie über die Verwendbarkeit von guajakimprägnierten Teststreifen bei der Suche nach okkultem Blut im Stuhl als Symptom stummer Karzinome, Polypen und anderer Erkrankungen im Magen-Darm-Trakt.

Dabei handelt es sich um Schnelltests, die durch Farbumschlag makroskopisch unsichtbare Blutspuren in den Fäzes nachweisen sollen. Sie werden in der Bundesrepublik Deutschland unter dem Handelsnamen Haemoccult von der Darmstädter Firma Röhm Pharma GmbH in Lizenz der Smith, Kline & French Laboratories, Philadelphia, USA, hergestellt und vertrieben[2].

Es soll zunächst ausführlich über Organisation, Ablauf und Auswertung einer Testaktion bei über 6000 freiwilligen Versuchspersonen berichtet werden, die an der Medizinischen Universitätsklinik Erlangen stattgefunden hat.

Weiter sollen die Ergebnisse einer anschließenden stationären Nachuntersuchung von Probanden mit positivem Testergebnis dargestellt werden.

Die dabei insgesamt entstandenen Kosten sollen berechnet und mit dem mutmaßlichen volkswirtschaftlichen Nutzen verglichen werden.

Die Ergebnisse von simultan ausgegebenen Fragebögen bilden den Abschluß der Studie. Sie beinhalten Daten, insbesondere über das Vorkommen von typischen Symptomen gastrointestinaler Erkrankungen bei unseren Probanden, über deren Teilnahme an früheren Vorsorgeuntersuchungen sowie über die Einnahme von möglicherweise testverfälschenden Medikamenten wie Antikoagulanzien oder Salicylaten.

Wir hoffen, daß die vorliegende Arbeit einen nützlichen Beitrag zur Beseitigung des immer noch bestehenden Defizits an empirisch gesicherten Erkenntnissen über Karzinom- und Krankheitsfrüherkennung liefert.

---

1 Medizinische Klinik und Poliklinik der Universität Erlangen-Nürnberg und Medizinische Klinik (Schwerpunkt Gastroenterologie - Hepatologie) an den Krankenanstalten Ludwigsburg, Posilipostr. 49, D-7140 Ludwigsburg

2 Die Untersuchungen erfolgten mit 1-Testfeld-Briefchen. Diese wurden nach Abschluß der Studie seit 1977 gegen Zweiloch-Testbriefchen ausgetauscht

Die Filteruntersuchung mit Haemoccult

Testmaterial und methodische Grundlage

Die Suchmethode geht von der Feststellung aus, daß auch klinisch stumme Karzinome ziemlich regelmäßig - okkult oder sogar makroskopisch sichtbar - bluten. Nach Hämolyse der Erythrozyten freiwerdendes Hämoglobin wird im Dickdarm nicht mehr oder nur noch teilweise abgebaut, so daß in den Fäzes Hämoglobin oder noch eisenhaltige Abbauprodukte davon enthalten sind.

Hämoglobin besitzt - wie seine eisenhaltigen Derivate und viele ähnliche Enzyme tierischer oder pflanzlicher Herkunft - die Eigenschaft, die Übertragung eines Sauerstoffatoms von einem Sauerstoffdonator (z.B. Wasserstoffperoxid) auf geeignete Chromogene - in unserem Fall Guajakolsäure - katalysieren zu können (6, 28, 30, 31), wobei die oxidierten Chromogene einen Farbumschlag aufweisen:

Reaktionsschema:
0-Donator + Chromogen $\xrightarrow{\text{Katalysator}}$ H_2O + oxidiertes Chromogen
Wasserstoffperoxid + Guajakolsäure $\xrightarrow{\text{Hämoglobin}}$ H_2O + Guajakblau

Wegen der geringen Spezifität wird diese Eigenschaft als „Pseudoperoxidasewirkung" bezeichnet.

Bei dem Schnelltest Haemoccult ist ein spezielles Elektrophoresepapier mit Guajakharz imprägniert und zwecks leichter und hygienischer Handhabung in kleine Briefumschläge aus festem Papier eingeklebt (Format 7 x 7 cm). Der Proband muß die Vorderseite aufklappen und dort eine ca. reiskorngroße Stuhlprobe auf das in einem Fenster erscheinende Testpapier verreiben, wozu ein beigepackter Einmalspatel dient. Beim Eintrocknen diffundiert ein Teil der Stuhlprobe in das guajakgetränkte Papier. Zur Auswertung wird später ein vorgefalztes Fenster auf der Rückseite aufgerissen und ca. 2-3 Tropfen Entwicklerflüssigkeit (stabilisiertes H_2O_2) aufgeträufelt, wobei die umseitige Stuhlprobe zugefaltet bleiben kann. Falls in der Probe Substanzen mit Peroxidase-Eigenschaften vorhanden sind, kommt es in wenigen Sekunden zu einem intensiven blauen Farbumschlag, wobei die Farbtönung etwa königsblauer Tinte entspricht. Charakteristisch ist auch ein scharf begrenztes, strahlenförmiges „pseudopodienartiges" Auslaufen der Farbe zu Beginn des Farbumschlags.

Laut Hersteller ist die Empfindlichkeit auf klinisch relevante Blutmengen bzw. Peroxidaseaktivität eingestellt, so daß anders als bei hochempfindlichen Tests kein Farbumschlag durch winzigste Blutspuren, etwa infolge von Zahnfleischbluten u.ä., auftreten soll.

Um Störungen durch Fremdperoxidasen, wie sie etwa im Fleisch, insbesondere in roher und halbroher Form, vorhanden sein können, zu eliminieren, hatte die Herstellerfirma bis 1976 noch die Vorschaltung einer mehrtägigen fleischfreien Ernährung vorgeschrieben.

Planung und Organisation der Testaktion

Wie bereits angedeutet, war die Haemoccult-Methode schon vor unserer Studie mehrfach Gegenstand von Untersuchungen.

Nicht nur von GREEGOR, der diese Methode maßgeblich mitentwickelt [18–22], sondern auch von der Arbeitsgruppe um OSTROW [35], die den neuen Schnelltest 1973 labormäßig geprüft und für geeignet befunden hatte, lagen positive Stellungnahmen vor. Auch zwei 1974 von HASTINGS [26] und GNAUCK [14, 15] publizierte Feldstudien hatten optimistische Erwartungen geweckt.

Allerdings ließen die 6 gefundenen Kolorektalkarzinome dieser beiden Untersuchungen (GREEGOR hatte keine auslesefreien Kollektive) keine repräsentativen Schlüsse zu. In unserer Versuchsplanung mußte deswegen eine wesentliche Erweiterung der Zahlenbasis an erster Stelle stehen: Das Plansoll von 5000 Testteilnehmern konnte wegen der hohen Nachfrage mühelos überboten werden.

In keiner der damals vorliegenden Studien waren bei den Nachuntersuchungen *alle* zum Ausschluß von gastrointestinalen Blutungsquellen geeigneten Methoden *regelmäßig* eingesetzt worden. Erstmals wollten wir deswegen *alle* guajakpositiven Probanden auch koloskopisch und gastroskopisch durchuntersuchen, um auch kleine und im oberen Gastrointestinaltrakt potentielle Läsionen zu erfassen und damit definitive Aussagen über die Validität des Guajakscreenings machen zu können.

Bisher hatten sich nur sporadisch Informationen über Einzelheiten der Testauswertung (genaue Grenzziehung zwischen positiver und negativer Bewertung, Lagerzeiten und -temperaturen, die ja lt. OSTROW [35] doch spürbaren Einfluß haben etc.) gefunden. Auch die Dokumentation über die Kollektive der Versuchspersonen (Alter- und Geschlechtsverteilung, Grad der Auslesefreiheit u. ä.) war mit Ausnahme von HASTINGS Arbeit denkbar lückenhaft, was auch für die Darstellung der Nachuntersuchungen und gefundene nichtkarzinomatöse Erkrankungen zutraf.

Neben der Beseitigung dieser Mängel wollten wir schließlich erstmals empirische Daten über den Einfluß von Medikamenten gewinnen, denen die Beeinflussung des Tests nachgesagt wurde: den Antikoagulanzien und Salicylaten, die laut Literaturangaben bereits in therapeutischen Dosierungen die physiologischen intestinalen Blutverluste vervielfachen [5, 32, 36].

Anwerbung und Rekrutierung der Teilnehmer

Bei der Rekrutierung unserer Testteilnehmer strebten wir zwei Kollektive an (Tabelle 1):

1. In einem ortsansässigen Großbetrieb sollten an alle interessierten und über 40 Jahre alten Beschäftigten Testpackungen über die Werksarztzentren ausgegeben und wieder eingesammelt werden. Wir erhofften davon neben organisatorischer Erleichterung eine möglichst auslesefreie Zusammensetzung dieses Samples.

2. Gleichzeitig sollte eine Ausgabestelle nahe bei der Klinikpforte für Freiwillige aus der gesamten Bevölkerung eingerichtet werden.

Der Aufruf zur Teilnahme erfolgte durch etwa 150 Plakate im Stadtgebiet und in den verschiedenen Zweigwerken des Großbetriebs, in dem zusätzlich über 1000 Handzettel verteilt worden waren. In den Texten war der Begriff „Krebs“ vermieden worden und nur von Früherkennung verborgener Magen-Darm-Krankheiten die Rede.

Tabelle 1. Vergleich der Teilnehmergruppen von Klinikambulanz und Großbetrieb

	Ambulanz der Medizinischen Klinik			Großbetrieb Werksärztlicher Dienst		
Ausgegebene Testpackungen	2806			3201		
Rücklauf	2476	88,24%		2540	79,35%	
Guajakpositiv	96	3,88%		40	1,57%	
Rücksendungen mit Fragebogen (= verwertbare)	2433	96,39%		2506	98,66%	
Altersgruppen	Männer	Frauen	Summe	Männer	Frauen	Summe
≤44	144	172	316	498	159	657
45-49	166	198	364	507	163	670
50-54	158	207	365	466	168	634
55-59	133	168	301	224	89	313
60-64	213	272	488	190	17	207
65-69	182	159	341	15	3	18
≥70	122	139	261	4	3	7
Summe	1118	1315	2433	1904	602	2506
Summe in %	46,0	54,0	100	76,0	24,0	100
Anteil an Probanden über 65 Jahre	24,7%			1,0%		
Neuentdeckte Karzinome	10			2		

Entscheidend wichtig für die gute Beteiligung dürften allerdings die Massenmedien gewesen sein: Die Haemoccult-Methode war wenige Tage vor Testbeginn in einer Gesundheitssendung des überregionalen Fernsehens vorgeführt worden. Dazu kamen noch Sendungen des regionalen Fernsehens und mehrere Berichte in der lokalen Presse, die leider teilweise etwas simplifizierend von einem „Krebstest" gesprochen hatte.

Ausgabe und Rücklauf

Die Interessenten erhielten jeweils einen Umschlag mit 3 Testbriefchen, Spateln, einer Gebrauchsanweisung mit Diätvorschrift (Abb. 1), einem Rücksendekuvert (frankiert bei der Ausgabestelle in der Klinik) und einem Fragebogen, den sie zusammen mit dem Testmaterial zurücksenden sollten (s. S. 156-157).

Alle Testbriefchen und Rücksendeumschläge waren vornumeriert. Um eine zuverlässige Benachrichtigung bei positivem Testergebnis zu sichern, wurden alle Personen mit Adresse, Alter und Testnummer in Listen eingetragen, eine Maßnahme, die sich sehr bewähren sollte.

Angesichts der Tatsache, daß die Testteilnehmer sich persönlich an den Ausgabestellen das Material abholen mußten (nur für Familienmitglieder wurde es mitgegeben; einige Dutzend wurden ferner auf briefliche Anforderung versandt), hatte das allgemeine Interesse unsere Erwartungen bei weitem übertroffen. Wir konnten

TESTANWEISUNG

Anbei erhalten Sie drei Testbriefchen, drei Spatel und einen Umschlag für die Rückgabe an die betriebsärztliche Dienststelle. Einige Nahrungsmittel können das Testergebnis verfälschen. Halten Sie deshalb ab Montag bis zum Samstag folgende Diät ein:
Essen Sie, wenn möglich, kein Fleisch, insbesondere nicht in roher oder halbroher Form (Steak, Tatar) und keine Wurst (Hartwurst, Blutwurst, Salami).
Huhn, Fisch, Eier sowie alle anderen Nahrungsmittel stören den Test nicht. Essen Sie möglichst viel Obst, Gemüse und Vollkornbrot.
Am **Donnerstag** entnehmen Sie die erste Stuhlprobe. Verfahren Sie dabei bitte folgendermaßen:

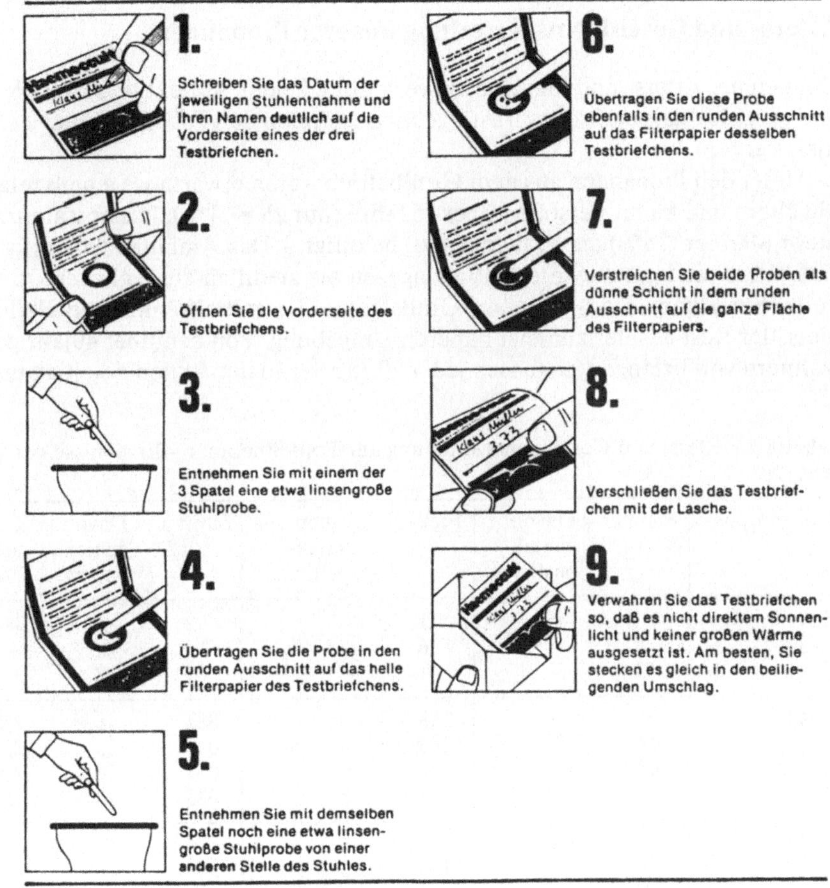

Am **Freitag** (zweites Testbriefchen) entnehmen Sie die 2. Stuhlprobe. Verfahren Sie ebenfalls wie unter Punkt 1–9 vermerkt.
Am **Samstag** (drittes Testbriefchen) entnehmen Sie die 3. Stuhlprobe. Verfahren Sie ebenfalls wie unter Punkt 1–9 vermerkt.
Am **Samstag** - spätestens am Sonntag - soll der Test beendet sein. Stecken Sie die Briefchen bitte in den beiliegenden Umschlag. Sollte eines der 3 Testbriefchen (durch Verstopfung oder andere Gründe) noch „leer" sein, stecken Sie dieses bitte ebenfalls in den Umschlag. Geben Sie den Umschlag bei Ihrer betriebsärztlichen Dienststelle ab.

Mit der Aufbringung der Stuhlprobe auf das dritte Testbriefchen ist der Test beendet und Sie können wieder wie gewohnt essen.

Abb. 1. Testanweisung

mühelos das Plansoll von 5000 überschreiten und insgesamt 6007 Testsets verteilen: 3201 im Großbetrieb und 2806 in unserer Klinikambulanz.

Noch erfreulicher waren die sehr hohen Rücksendequoten: 83,5 % aller Probanden (n = 5016) gaben ihr Material mit den Stuhlproben zurück bzw. schickten sie mit der Post ein. Das entspricht 88,2 % der Abholer aus der Klinikambulanz (n = 2476) und 79,4 % der Teilnehmer aus dem Großbetrieb (n = 2540), wobei in den einzelnen Zweigwerken die Quoten zwischen 70 % und 93 % schwankten.

Alters- und Geschlechtsverteilung unserer Probanden

Die genaue Alters- und Geschlechtsverteilung beider Kollektive sowie die alters- und geschlechtsspezifischen Testergebnisse können den Tabellen 1 und 2 entnommen werden.

Unter den Probanden aus dem Großbetrieb waren erwartungsgemäß relativ wenig ältere und kaum Personen über 65 Jahre (nur 25 = 1 %); ferner waren weitaus mehr Männer (76 %) als Frauen (24 %) beteiligt. - Das Ambulanzkollektiv erwies sich alters- und geschlechtermäßig dagegen als ziemlich ausgeglichen. 75 % aller Teilnehmer kamen aus den drei Großstädten des mittelfränkischen Ballungsgebiets, der Rest aus der zumeist näheren Umgebung. Von den über 40jährigen Einwohnern von Erlangen hatte sich jeder 20. (5,5 %) an der Aktion beteiligt, ungeach-

Tabelle 2. Alters- und Geschlechtsverteilung der Testteilnehmer - Ergebnisse der Guajaktests

Altersgruppe	Männer	Davon guajak-positiv	Frauen	Davon guajak-positiv	Summe	Davon guajak-positiv	Guajak-positiv [%]
<29	1	–	1	–	2	–	–
30-34	8	–	6	–	14	–	–
35-39	53	3	31	–	84	3	3,57
40-44	589	11	298	7	887	18	2,03
45-49	684	17	363	5	1047	23	2,20
50-54	629	19	384	9	1013	26	2,57
55-59	361	4	264	8	625	12	1,92
60-64	409	16	295	9	704	17	2,41
65-69	203	15	163	3	365	18	4,93
70-74	92	4	99	2	191	6	3,14
75-79	31	1	36	3	67	4	5,97
80-84	5	–	6	–	11	–	–
85-89	1	–	3	–	4	–	–
>90	–	–	2	–	2	–	–
Summe	3065	90	1951	46	5016[a]	136	2,71

[a] 77 Testteilnehmer haben nur das Testmaterial, jedoch keinen Fragebogen eingesandt. Sie konnten deswegen in der weiteren Auswertung nicht mehr berücksichtigt werden. Abzüglich dieser Teilnehmer beläuft sich die Gesamtsumme auf 4939 (3022 Männer und 1917 Frauen). Bei den Testergebnissen ändert sich dabei nichts.

tet der beschränkten Ausgabezeit und des teilweise lästigen Abholens in einer Klinik.

Über die Repräsentanz unserer Kollektive soll an späterer Stelle diskutiert werden.

Labormäßige Auswertung

Verwendete Reagenzien

Wir hatten ausschließlich serienmäßiges, fabrikneues Testmaterial ausgegeben, das uns der Hersteller kostenlos zur Verfügung gestellt hatte. Auch die zur Auswertung verwendeten Reagenzien - in kleine Plastikfläschchen abgefülltes stabilisiertes H_2O_2 - entsprachen der Handelsware und waren frisch geliefert; nach Vorschrift des Herstellers wurden sie dunkel gelagert. Angebrauchte Fläschchen wurden nur am Öffnungstag verwendet und sonst weggeworfen.

Lagertemperaturen

Die Lagerung und Verarbeitung der täglich mit der Post eintreffenden oder persönlich an der Pforte abgegebenen Testpackungen erfolgten in einem Kellerraum. Die Temperaturen betrugen dort bei abgestellter Heizung und gekipptem Fenster etwa 15° C. Während des Postversandes waren die Proben z.T. Minustemperaturen ausgesetzt (Februar!).

Verarbeitungszeiten

Trotz des schlagartig 6 Tage nach Aktionsbeginn einsetzenden Rücklaufs konnte bei der Ambulanzgruppe ein großer Teil postwendend bearbeitet werden, so daß zwischen dem Anfertigen der letzten Stuhlprobe und der Auswertung im Schnitt nur 2 Tage bzw. bei der ältesten Stuhlprobe etwa 4–5 Tage verstrichen waren.

Bei den Teilnehmern aus dem Großbetrieb konnte diese prompte Verarbeitung nicht so gut eingehalten werden. Die an die betriebsmedizinischen Dienststellen zurückgegebenen Proben wurden dort zwischengelagert und in 2- bis 3tägigen Abständen (bei Nachzüglern z.T. wesentlich länger) zum Entwickeln zu uns gebracht. Beim größten Teil aller Probanden dürfte die Zeit zwischen letzter Stuhlprobe und chemischer Auswertung 7 Tage nicht überschritten haben.

Zeitbedarf und technische Durchführung der Auswertung

Im Durchschnitt konnten pro Stunde die Testpackungen von 50 Probanden bearbeitet werden, also 150 einzelne Tests (durch Rationalisierung konnte die Stundenleistung am Schluß sogar auf über 250 Einzeltests gesteigert werden). Das beinhaltete jeweils: Brieföffnen - Aufreißen des Falzfensters - Ausbreiten von jeweils ca. 80 Schnelltests auf einem großen Tisch - Entwickler aufträufeln - Reaktion ablesen - Ergebnis auf vorher beiseite gelegten Fragebogen dokumentieren - Schnelltests wegwerfen.

Gewichte der getesteten Stuhlproben

Das durchschnittliche Gewicht der Stuhlproben lag bei 0,25 g Trockengewicht (ohne Papier), wobei stärkste Schwankungen zu verzeichnen waren: die kleinsten

Proben wogen 0,05 g, die größten 1,05 g. Bei derartigen - glücklicherweise seltenen - Großportionen konnte es vorkommen, daß das Umschlagpapier des Teststreifenträgers durchgeweicht war oder leichte Geruchsbelästigung eintrat. Die Masse der Proben erwies sich im Umgang als hygienisch und derartig geruchsfrei, daß nicht einmal mehrere tausend Proben in dem Auswertungsraum WC-Atmosphäre verbreiten konnten.

Verwendete Auswertungskriterien

Nach Vorproben zum Studium des Farbumschlags, teils bei stationären Patienten mit peranaler Blutung, teils mit Tropfen hämolysierten Bluts, wurden die ersten 300-400 Proben von zwei Auswertern gemeinsam entwickelt. Der Rest wurde nur noch von einem Auswerter bearbeitet, wobei folgende Kriterien für positive Wertung angewandt wurden:

1. Der Farbumschlag muß spätestens nach 30 s begonnen haben.
2. Er muß mindestens 1 min lang deutlich zu beobachten sein.
3. Auch bei kleinen Stuhlproben muß der Farbfleck mindestens 5 mm Durchmesser haben.
4. Es muß die typische königsblaue Farbe auftreten; grünliche oder verwaschen graublaue Verfärbungen werden als negativ gewertet.

In $^4/_5$ aller Fälle warf die Bewertung keinerlei Probleme auf: der Farbumschlag setzte unmittelbar nach Diffusion des H_2O_2 ein - fast immer mit strahlenförmigem „pseudopodienartigem" Auslaufen in die Peripherie, blieb 15 min und länger (z.T. 48 h) deutlich sichtbar und fiel aus mehreren Metern Entfernung schon auf.

Die schwächeren Reaktionen mußten genauer beobachtet werden.

„Schwach-positive" Reaktionen und Grenzfälle

Etwa auf jede von uns positiv gewertete Probe kam eine Reaktion, die mehr oder weniger abgeschwächt oder kleinflächiger verlaufen war und die bei modifizierten Kriterien als noch positiv gewertet worden wäre.

In etwa 10-20 Fällen war die Einordnung nicht eindeutig möglich. Etwas willkürlich wurden sie teils positiv, teils negativ entschieden. Derartige Grenzfälle wären auch bei schärferen oder herabgesetzten Maßstäben wahrscheinlich unvermeidlich gewesen.

Technische Fehler der Versuchspersonen

Sie waren überraschend selten: Nur 2 hatten keine einzige verwertbare Stuhlprobe geliefert, indem sie die Probe dreimal auf dem Rand oder außen aufgetragen hatten. Mehrfach kam es allerdings vor, daß die Probanden das rückwärtige Entwicklungsfenster benutzt hatten, was eine Auswertung trotzdem ermöglichte. 6 Personen hatten nur die Fragebögen zurückgesandt, die Briefchen aber nicht benutzt (sie wurden zur Vereinfachung wie negativ gewertet).

13% aller Probanden hatten nur 1 oder 2 benutzte Testbriefchen zurückgegeben. Dies wurde im Verlauf dieser Arbeit nicht weiter berücksichtigt. Die in der Gebrauchsanweisung enthaltene Vorschrift, auf jedes Testfeld 2 von verschiedenen Stellen stammende Stuhlproben aufzutragen, wurde nur etwa von jedem 5. befolgt.

Testergebnisse

Bei 136 Probanden (2,7 %) von 5008 Personen mit mindestens einer verwertbaren Stuhlprobe hatten sich positive Guajakreaktionen ergeben. Bei 14 war die Reaktion 3mal positiv, bei 36 2mal positiv und bei 86 nur einmal positiv ausgefallen. Einzelheiten über Alter und Geschlecht der guajakpositiven Probanden können den Tabellen 1 und 2 entnommen werden.

Männer scheinen insgesamt etwas häufiger betroffen als Frauen (2,94 % gegenüber 2,36 %), wobei dieses Phänomen bei unseren Versuchspersonen durch die bei 60–69jährigen Männern doppelt so hohen Werte (5,1 %) gegenüber gleichaltrigen Frauen (2,6 %) verursacht sein dürfte; auffällig sind ferner 3 positive Tests unter 62 Männern unter 39 Jahren[3].

In den Altersgruppen der 40- bis 59jährigen liegen die Werte für beide Geschlechter etwa um 2,3 % (Männer 2,2 bzw. 2,3 %, Frauen 1,8 bzw. 2,6 %); auch bei den über 70jährigen Senioren herrschen gleiche Größenordnungen (3,9 % bzw. 3,4 %) vor.

Die Ergebnisse des Fragebogens, den 98,5 % aller Testteilnehmer zurückgegeben hatten, werden auf S. 154 ff. dargestellt.

Die klinische Nachuntersuchung der guajakpositiven Probanden und ihre Ergebnisse

Ablauf der Nachuntersuchungen

Ziel unserer Nachuntersuchung war, bei möglichst allen guajakpositiven Testteilnehmern *alle* diagnostischen Verfahren zum Nachweis gastrointestinaler Blutungsquellen unter möglichst *standardisierten* Bedingungen anzuwenden.

Das hieß, neben den bei peranalen Blutungen üblichen rektal-digitalen Untersuchungen und der Rektoskopie in jedem Fall auch Kolondoppelkontrastdarstellung, Koloskopie und Gastroskopie durchzuführen. Organisatorische Gründe, die erforderliche hohe Kapazität an Diagnostik sowie die Gewährleistung möglichst einheitlicher Befunderhebung legten nahe, alle Probanden an der Medizinischen Universitätsklinik Erlangen während stationärer Kurzaufenthalte nachzuuntersuchen.

Zu diesem Zweck versandten wir an alle 136 guajakpositiven Probanden Schreiben mit der Aufforderung, sich wegen kontrollbedürftiger Testergebnisse von ihren Hausärzten an unsere Klinik überweisen zu lassen. Es stellten sich daraufhin 86 % der Angeschriebenen (n = 117) zur stationären Nachuntersuchung bei uns vor.

Von den 19 nicht erschienenen erhielten wir von 12 Personen keine Antwort. Einer hatte aus Zeitmangel abgesagt. Die restlichen 5 waren auswärts beim Arzt gewesen: In 4 Fällen konnten dabei Hämorrhoiden als Blutungsquelle festgestellt werden; bei einem Patienten war bereits vor der Testaktion ein inoperabler Ascendenstumor diagnostiziert worden.

---

3 162 Probanden hatten an sich noch nicht das Teilnahmealter; da sie zumeist knapp unter 40 waren, wurden sie in die Untersuchung mit einbezogen

Bei den 117 in unserer Klinik aufgenommenen Probanden handelte es sich um 78 Männer und 39 Frauen im Alter von 38 bis 78 Jahren; das Durchschnittsalter betrug 55,7 Jahre.

Der stationäre Aufenthalt lag zwischen 2 und 14 Tagen (Mittelwert 5,6). Allerdings gehen in diesen Wert auch mitgerechnete Wochenenden, zusätzliche Verweildauer durch endoskopische Polypektomien oder internistische OP-Vorbereitung mit ein, so daß sich leicht ein falsches Bild über den Zeitbedarf bei unkomplizierten Fällen einstellt. Bei immerhin 40% der Probanden konnte der gesamte Untersuchungsgang mit digitaler Austastung, Rektoskopie, Kontrasteinlauf, Koloskopie und Gastroskopie nebst Vorbereitungen und beiklinüblichen Routineuntersuchungen bis zum 4. Tag abgeschlossen werden; 19 Teilnehmer konnten sogar schon am 3. Tag entlassen werden.

In Anbetracht dieser dichtgedrängten und strapaziösen Diagnoseprozeduren war es erstaunlich, daß nur ein Patient nach einer Rektoskopie alle weiteren Untersuchungen verweigert hatte. 116 konnten koloskopiert (112 total, 4 partiell) und gastroskopiert werden. Insgesamt mußte 5mal auf eine Kolonkontrastdarstellung verzichtet werden.

Somit konnte in 112 Fällen, also über 96%, das vorgesehene Programm voll realisiert werden. Die Finanzierung der Nachuntersuchungen erfolgte über die Krankenkassen der Betroffenen.

Ergebnisse der Nachuntersuchungen – Übersicht und klinische Relevanz

Von den 117 in unserer Klinik Nachuntersuchten erwies sich nur ein Proband als völlig gesund.

Unter den verbleibenden 116 Personen fanden wir 12 Träger von bisher nicht bekannten bösartigen Tumoren des Magen-Darm-Trakts (4 Rektum-, 7 Kolon- und 2 Magenfrühkarzinome, eines davon in Kombination mit einem Sigmakarzinom). In einem Fall hatte es sich um ein bisher unbekanntes Tumorrezidiv gehandelt.

Zusätzlich wurde ein Patient mituntersucht, bei dem zwar ein Kolonkarzinom bereits diagnostiziert worden war, jedoch Palliativmaßnahmen erwogen wurden.

Bei 47 Patienten konnten im kolorektalen Bereich 81 polypoide Läsionen sowie in 3 Fällen eine generalisierte Polypose festgestellt werden. 44 Polypen bei 26 Patienten erwiesen sich als Adenome (darunter 1 villöses Adenom und 5 adenopapilläre Formen), 2 von ihnen wiesen schwere Zellatypien auf und waren somit bereits fokal entartet; 27 hatten Durchmesser von 1 cm und größer.

Beim Rest der polypoiden Läsionen handelte es sich überwiegend um hyperplastische Polypen (n = 28 bei 22 Patienten), selten um Pseudopolypen (n = 6). Eine generalisierte Pseudopolypose fand sich bei 2 Patienten mit Colitis ulcerosa, beim 3. Fall war es eine hyperplastische Polypose. Proktitis bzw. Colitis ulcerosa verschiedener Aktivität und Ausdehnung konnten bei 6 Patienten nachgewiesen werden. 84 Probanden litten an Hämorrhoiden, 34 an Divertikulose, 21 an Analfissuren und 8 an anderen kolorektalen Erkrankungen (2mal Analekzem, Ulcus recti simplex, Analstenose, 3mal Colon spasticum, unspezifische Kolonulzera).

Im oberen Gastrointestinaltrakt konnten bei 11 Patienten polypoide Läsionen entdeckt werden (2mal adenomatöse, 2mal hyperplasiogene, 2mal Drüsenkörperzysten, 4mal hyperplastische). 3 Probanden litten an Ulcus duodeni, 2 an Ulcus ventriculi, einer an einer großen paraösophagealen Hernie, 23 an Hiatushernien, 4 an massiver Oberflächengastritis und 3 an atrophischer Gastritis, 12 an kompletten Antrumerosionen.

Die Diagnose einer Reihe von nichtgastrointestinalen, teilweise dringend behandlungsbedürftigen Erkrankungen sowie von zahlreichen Risikofaktoren war ein willkommener Nebeneffekt einer systematischen Durchuntersuchung.

Im Durchschnitt konnten bei jedem nachuntersuchten Probanden 3,1 Einzeldiagnosen (maximal 9) gestellt werden, insgesamt (ohne Risikofaktoren!) 365.

Relevanter als diese Zahlen dürfte die Tatsache sein, daß jeder 2. Patient (n = 59) eine oder mehrere Erkrankungen hatte, die üblicherweise einen stationären Aufenthalt notwendig machen. 14 von ihnen mußten sogar umgehend operiert werden.

Nachstehende Zahlen enthalten auch Mehrfachnennungen: Bei 27 Patienten waren längerdauernde Behandlungen indiziert (z. B. Versuch einer konservativen Ulkustherapie), 46 Personen hatten Erkrankungen, die vorläufig nur Kontrollen und diätische Maßnahmen erforderten (z.B. latenter oder nur diätbedürftiger Diabetes); 86 Probanden waren im Bedarfsfall durch einfache Maßnahmen wie Sklerosierung von Hämorrhoiden heilbar, insgesamt 87 Diagnosen bei 62 Untersuchten entfielen auf andere Bagatellerkrankungen (Analfissuren, einfache Hiatushernien u.ä.).

Erkrankungen im unteren Gastrointestinaltrakt

Karzinome des Kolons und Rektums

Einen Überblick über Lokalisation, Infiltrationsstadien, Entdifferenzierungsgrad und Lymphknotenbefall sowie über Alter, Geschlecht und Guajaktestergebnisse der betroffenen 12 Patienten vermittelt Tabelle 3 und 4 (S. 136, 137).

Diese 3 Frauen und 9 Männer waren zwischen 52 und 78 Jahre alt; ihr Durchschnittsalter lag mit 63,8 um 8 Jahre höher als das der übrigen Nachuntersuchten (55,7 Jahre) und mehr als 10 Jahre höher als das aller Testteilnehmer (53,2 Jahre).

Erwähnenswert ist die Kumulation von sonst relativ seltenen mehrfach positiven Guajaktestergebnissen wie übrigens auch besonders intensiven Farbreaktionen: 9 von 12 Malignomträgern waren durch mindestens 2, 4 sogar durch 3 positive Tests aufgefallen. Anders ausgedrückt: Unter den 14 Probanden mit 3 positiven Tests, die wir nachuntersucht hatten, fanden wir 4 bisher unbekannte kolorektale Karzinome!

Die Angaben über 5 klassische Symptome kolorektaler Karzinome im Fragebogen werden in Tabelle 4 den jeweiligen Haemoccult-Resultaten gegenübergestellt. Gleichzeitig ist dabei vermerkt, welche Patienten bereits vor der Testaktion wegen einschlägiger Beschwerden beim Arzt gewesen waren (insgesamt nur 4) und wie lange die „fatale Pause“ vom Beginn der Symptome bis zur definitiven Diagnosestellung jeweils gewesen war. Die „diagnostische Latenz“ hatte im Durchschnitt 9 Monate betragen, wobei die Anamnesedauer zwischen 2 und 20 Monaten gelegen hatte. Von der Diagnosestellung bis zur Operation verstrichen im Mittel 17,6 (1–35) Tage.

Tabelle 3. Karzinome des Kolons und Rektums

11 neuentdeckte Fälle, davon ein neuentdecktes Rezidiv				
Fall Nr.	Alter Geschlecht	Guajak-probe	Lokalisation	TNM-Klassifikation[a]
8 Kolorektalkarzinome in wenig fortgeschrittenen Stadien, noch radikal operabel:				
14	64 w.	+−−	Colon descendens	P3 G2 Nx−
55	78 w.	+++	Sigma (+Magenfrühkarzinom)	P3 G2 Nx+
76	67 w.	++−	Sigma	P2 G2 Nx−
78	69 m.	+−−	Rektum (unterhalb Falte)	P3 G2 Nx−
87	63 m.	+++	Rektum (unterhalb Falte)	P4 G2 Nx+
90	65 m.	+−−	Sigma	P3 G2 Nx+
110	61 m.	+++	Sigma	P3 G1 Nx−
125	52 m.	++−	Rektum (oberhalb Falte)	P2 G1 Nx−
2 Karzinome in fortgeschrittenen Stadien, nur noch palliativ operabel:				
100	73 m.	++−	Rektum (unterhalb Falte)	
124	54 m.	+++	Colon ascendens	
1 neuentdecktes Rezidiv, nur noch palliativ operabel:				
37	62 m.	++−	Sigma	
Anhang: 1 bekanntes, inoperables, mit nachuntersuchtes Karzinom				
80	67 m	++−	Colon transversum	

[a] Bei der TNM-Klassifikation kennzeichnet Buchstabe P die histopathologische Klassifikation: Der Tumor infiltriert bei P1 nur die Mukosa, bei P2 auch die Submukosa, bei P3 die Muscularis propria oder Subserosa und bei P4 die Serosa oder mehr. - Histopathologisches Grading: G1 = ausdifferenziertes Adenokarzinom, G2 = mäßig differenziertes Adenokarzinom, G3 = anaplastisches Karzinom. Nx+/Nx−: regionaler Lymphknotenbefall vorhanden/nicht vorhanden.
Die TNM-Klassifikation aller o. g. Fälle erfolgte durch Prof. G. Hermanek, Abteilung für Klinische Pathologie an der Chirurgischen Universitätsklinik Erlangen.

Weitere Einzelheiten sollen zunächst den folgenden Fallberichten entnommen werden.

Fallberichte

Fall 14: Frau S. B., 64 Jahre, 1mal guajakpositiv.

Im Fragebogen Klagen über gelegentlich Blut im Stuhl, aufgetretene Durchfälle, stärkere Schmerzen im Unterbauch links sowie in der Enddarmregion. Bei der klinischen Anamnese gleiche Angaben, die Blutungen seien bereits vor $1^1/_2$ Jahren aufgetreten, in letzter Zeit etwa zweimal pro Woche. Der Hausarzt hätte ohne Untersuchung (!) die Diagnose Hämorrhoiden gestellt.

Rektal-digitale Untersuchung: kein Befund. Rektoskopie: bis 16 cm abgesehen von Hämorrhoiden 1. Grades kein Befund. Koloskopie und Doppelkontrastuntersuchung führen übereinstimmend zur Diagnose eines stenosierenden, etwa 5 cm langen Tumors im Colon descendens (Histologie: Adenokarzinom).

Bei der anschließenden Kolektomie mit Ileosigmoidostomie konnte man ein stenosierendes Adenokarzinom von ca. 2,5 cm Durchmesser mit Malignitätsgrad I radikal resezieren, das

Tabelle 4. Übersicht über die Karzinompatienten. Ergebnisse der Guajakproben, Symptome laut Fragebogen, „diagnostische Latenz" (Symptomdauer bis zur Diagnose). Angaben nur von den 12 neuentdeckten Karzinomfällen einschließlich des Rezidivs und des Magenkarzinoms

Tumorlokalisation (Fall Nr.)	Guajakprobe	Blut gesehen	Schmerz im Abdomen	Suspekter Gewichtsverlust	Stuhl-änderung	Leistungs-knick	Arztbesuch wegen Symptomen	Symptomdauer in Monaten
Descendens (14)	+−−	++	++	−	+	−	+	18
Sigma+Magen (55)	+++	−	++	+	+	+	−	3
Sigma (76)	++−	++	++	+	+	−	++	20
Sigma (90)	+−−	++	−	−	−	−	−	2
Sigma (110)	+++	−	−	−	−	−	−	7
Rektum (125)	+−−	++	+	+	+	+	−	9
Rektum (87)	+++	+++	+	−	−	−	+	15
Rektum (78)	+−−	++	−	−	−	−	−	6
Ascendens (124)	+++	−	++	+++	+	+	−	12
Rektum (100)	++−	++	+	−	+	−	−	12
Sigma (37) (Rezidiv)	++−	+	+	++	+	+	−	3
Summen: −	0	3	3	6	4	7	8	
+	3	1	4	3	7	4	2	
++	4	6	4	1			1	
+++	4	1		1				
+/++/+++ (n)	11	8	8	5	7	4	3	⌀9
[%]	100	73	73	45	58	36	27	Monate
Magen (6)	++−	++	+	−	?	+	−	2
+/++/+++ (n)	12	9	9	5	7	5	3	
(alle Karzinome) [%]	100	75	75	42	58	42	25	
Bereits vorher bekannter, jedoch mit nachuntersuchter Tumor:								(80)
Transversum	++−	−	k. A.	−	+	−	++	20

bis in die Subserosa infiltriert war, jedoch die Lymphknoten noch nicht erreicht hatte (P3 G1 Nx-).

Fall 55: Frau K. K., 3mal guajakpositiv: Die 78jährige Patientin hatte nie Blut gesehen, jedoch auf dem Fragebogen 3 kg Gewichtsabnahme aus unklaren Gründen, aufgetretene Stuhlunregelmäßigkeiten, Leistungsabfall sowie stärkere Beschwerden im Unterbauch links vermerkt. – Bei Klinikaufnahme gleiche Angaben, zusätzlich Klage über Abneigung gegen Fleisch.

Rektoskopie und digitale Untersuchung: lediglich Hämorrhoiden Grad I–II. Koloskopie und Kontrasteinlauf: stenosierender Sigmatumor, ca. 5 cm lang (Hist.: Adenokarzinom). Die Gastroskopie führte überraschend zur Entdeckung eines Magenfrühkarzinoms vom Typ IIa. Nebendiagnosen: mehrere gutartige Magenpolypen, atrophische Gastritis, absolute Arrhythmie.

Postoperative Diagnose nach Sigmaresektion mit End-zu-End-Anastomose: Adenokarzinom mit Malignitätsgrad II mit Befall der Subserosa und benachbarter Lymphknoten; Grenz- und Fernlymphknoten tumorfrei (P3 G2 Nx+). Resektion im Gesunden.

Das Magenfrühkarzinom wurde im Hinblick auf das Alter der Patientin teilreseziert, ebenfalls im Gesunden.

Fall 76: Im Fragebogen der 67jährigen, 2mal gujakpositiven Patientin M. N. war neben gelegentlichem Blut im Stuhl Gewichtsverlust von 2–5 kg durch „Nahrungsmittelunverträglichkeit" angestrichen, ferner aufgetretene Verstopfungsneigung sowie stärkere Schmerzen im gesamten Bauchraum.

Ein Kontrasteinlauf durch einen niedergelassenen Röntgenologen 2 Wochen vor unserer Früherkennungsaktion war unauffällig gewesen. Zwei Wochen nach ihrem positiven Guajaktest wurde die Patientin noch in einer anderen Klinik rektoskopiert („...bis 20 cm ohne pathologischen Befund"), als Blutungsquelle angesehene Hämorrhoiden 2. Grades wurden sklerosiert, ferner eine Wiedervorstellung in 4 Wochen erbeten.

Bei der zwischenzeitlich erfolgten Aufnahme in unsere Klinik gab die Patientin an, daß seit der Hämorrhoidenbehandlung die Blutungen abgenommen hätten, die sie im übrigen bereits seit Jahren bis zu einmal täglich beobachtet hätte.

Rektoskopie bis 22 cm abgesehen von Hämorrhoiden unauffällig, jedoch „Spuren hellroten Blutes, die von weiter proximal kommen". Koloskopie: Im Sigma bei 25 cm ein breitbasiger, exophytisch wachsender Tumor von etwa 2,5 cm ∅ (Hist.: Adenokarzinom), dazu ein kleiner (Hist.: hyperplastischer) Sigmapolyp.

Kolondoppelkontrastdarstellung: „In Kenntnis des koloskopischen Befundes kann in einer proximalen Sigmaschlinge eine polypöse Formation nachgewiesen werden, die möglicherweise 2,5 cm Durchmesser aufweist und an der Basis etwas eingezogen wirkt und keine glatte Oberfläche mehr hat...".

Nebendiagnosen: Divertikulose, Hämorrhoiden 1. Grades, koronare Herzkrankheit, hyperplastischer Sigmapolyp.

Die Patientin konnte durch Sigmaresektion im Gesunden, mit End-zu-End-Anastomose von einem Adenokarzinom mit Malignitätsgrad II ohne Lymphknotenbefall (P3 G2 Nx-) behandelt werden.

Fall 78: E. N. Der 69jährige, 1mal guajakpositive Patient hatte laut Fragebogen und klinischer Anamnese außer gelegentlichen „hellroten Blutauflagerungen geringen Ausmaßes ungefähr jeden dritten Tag" seit etwa $1^1/_2$ Jahren keine Symptome.

Die rektal-digitale Untersuchung blieb ohne Ergebnis; Rektoskopie und Koloskopie sicherten einen exophytisch wachsenden Tumor in 13–16 cm Höhe, der Radiologe äußerte Verdacht auf einen Tumor im rektosigmoidalen Übergang.

Nebendiagnosen. Kleiner hyperplastischer Magenpolyp, Hyperurikämie.

Das Adenokarzinom des Rektums unterhalb der peritonealen Umschlagsfalte mit Malignitätsgrad II war bis in die äußere Hälfte der M. propria infiltriert und gestattete eine Rektumresektion mit End-zu-End-Anastomose von Sigma und Rektumstumpf (P3 G2 Nx-).

Fall 87: Herr K. R., 63 Jahre, 3mal guajakpositiv, stand laut Fragebogen wegen einer Lungenembolie 1973 zum Zeitpunkt der Haemoccult-Aktion noch unter Antikoagulanzientherapie mit Marcumar. An Symptomen hatte er im Fragebogen häufige Blutabgänge mit dem Stuhl sowie geringfügige Beschwerden im gesamten Bauchraum angegeben.

Herr R. hatte uns brieflich vor seiner geplanten Nachuntersuchung Anfang April mitgeteilt, daß er zwischenzeitlich „sehr starke Blutungen mit einem Blutverlust von ca. $1^1/_2$ l innerhalb von 1-2 Tagen" gehabt hätte. Daraufhin hätte sein behandelnder Internist die Marcumarbehandlung abgesetzt, eine gründliche Magen-Darm-Untersuchung veranlaßt und, nachdem diese keinen verdächtigen Befund erbracht hatte, ihm von einer nochmaligen Untersuchung abgeraten, zumal seitdem keine Blutungen mehr festzustellen waren.

Wir konnten den Patienten dennoch dazu überreden, wenigstens zum Zweck einer nicht durchgeführten Koloskopie in unsere Klinik zu kommen. Hier zeigten Rektoskopie und Koloskopie in 14 cm Höhe ein Ringwallkarzinom von etwa 3 cm ∅. Hist.: Adenokarzinom mit intramuraler Ausbreitung.

Das Ergebnis der 4 Wochen vorher auswärts durchgeführten Doppelkontrastuntersuchung: Ausgeprägte Divertikulose des Sigmas und Descendens, ansonsten „keine weiteren pathologischen Veränderungen nachweisbar". Die bei gleicher Gelegenheit durchgeführte Rektoskopie war bis 24 cm ebenfalls ohne jeden krankhaften Befund.

Von uns gestellte bzw. bestätigte Nebendiagnose: ausgeprägte Divertikulose, Hepatopathie, Hypertonie, koronare Mangeldurchblutung mit ventrikulärer Extrasystolie.

Die bei dem Patienten durchgeführte tiefe Rektumresektion im Gesunden mit End-zu-End-Anastomose bestätigte unsere Diagnose. Es handelte sich um ein Adenokarzinom mit Malignitätsgrad II von ca. 2,5 cm ∅, das bis in die Subserosa sowie angrenzende Lymphknoten eingedrungen war (P4 G2 Nx+).

Der Patient blieb zwar bisher rezidivfrei (letzte Nachuntersuchung 14 Monate nach der Operation), mußte jedoch unter Auswirkungen einer Stenosierung der Anastomose leiden, die zu einem Dünndarmileus mit einer zweiten Operation geführt hatte.

Fall 90: H. R. Der 65jährige, 1mal guajakpositive Patient gab in Fragebogen und klinischer Anamnese als einziges Verdachtsmoment gelegentliche Blutauflagerungen auf dem Stuhl an.

Die beiden endoskopischen Untersuchungsmethoden zeigten in etwa 18 cm Höhe einen exophytischen Tumor sowie einen kleinen Rektumpolypen (Hist.: Adenokarzinom und hyperplastischer Polyp). Beim Kolondoppelkontrast konnte nur der Verdacht auf einen kleinen Polypen 7 cm über dem Anus geäußert werden, ansonsten kein Befund.

Nebendiagnosen: 2 weitere kleine hyperplastische Polypen im Kolon, Hyperurikämie.

Auch bei diesem Patienten konnte eine Sigma-Rektum-Resektion im Gesunden mit End-zu-End-Anastomose die Therapie eines 4 cm durchmessenden Adenokarzinoms ermöglichen, das bereits einen tumornahen Lymphknoten infiltriert hatte (P3 G2 Nx+).

Fall 110: H. S. Der 61jährige, 3mal guajakpositive Patient hatte im Fragebogen alle Verdachtssymptome verneint, abweichend davon jedoch bei Klinikaufnahme von erstmals vor 7 Monaten ganz gelegentlich aufgetretenem Blut im Stuhl berichtet; darüber hinaus jedoch völlig unauffällige Anamnese.

Rektoskopie und Koloskopie gelangten zur übereinstimmenden Diagnose eines hochgradig lumenstenosierenden malignen Prozesses im Sigma bei ca. 20 cm (Hist.: Adenokarzinom).

Ein sich während des Klinikaufenthalts ausbildender Ileus machte sofortige chirurgische Intervention notwendig, wobei zunächst ein blockierender Anus praeter transversalis angelegt wurde. Zwei Wochen später folgte in einer zweiten Sitzung die Resektion des durch ein zirkulär gewachsenes Karzinom verlegten Sigmas im Gesunden. Die dabei angelegte End-zu-End-Anastomose sollte bald die Anus-praeter-Rückverlagerung erlauben (P3 G1 Nx-).

Fall 125: Der 52jährige Herr H.-J. V. wies 2 positive Guajakproben auf. Im Fragebogen fanden sich eine stark verdächtige Symptomkonstellation von gelegentlich im Stuhl beobachtetem Blut, Gewichtsabnahme aus unklaren Gründen, Leistungsabfall, Veränderungen der Stuhlgewohnheiten sowie stärkere Schmerzen in Unterbauchmitte und Mastdarmregion. Aufnahmeanamnese: Blutungen seit etwa 9 Monaten.

Rektoskopie und Koloskopie: Breitbasiger, polypöser Prozeß im Rektum bei etwa 14 cm. Hist.: villöses Adenom. Doppelkontrast: Verdacht auf malignen Prozeß. Therapie erfolgte durch Rektumresektion im Gesunden mit End-zu-End-Anastomose und bestätigte die Diagnose eines villösen Adenoms, das teilweise zu einem Adenokarzinom mit Malignitätsgrad I entartet war; die Infiltration ging nur bis in die Submukosa (P2 G1 Nx-).

Nebendiagnosen: Hämorrhoiden 1. Grades sowie ein dem Tumor benachbarter Rektumpolyp.

Leider war er der letzte Patient, der einer kurativen Resektion zugeführt werden konnte. Die drei nun folgenden Fälle waren nur noch palliativ zu behandeln:

Fall 100: O. S., 73jähriger, 2mal guajakpositiver Patient, der im Fragebogen neben gelegentlichen analen Blutungen noch aufgetretene Stuhlunregelmäßigkeiten und mäßige Schmerzen im Enddarm angekreuzt hatte. Er war noch nie rektal untersucht worden. Bei Klinikaufnahme gleiche Angaben, Beschwerdedauer 1 Jahr.

Rektal-digitale Untersuchung: ohne Befund. Rektoskopisch ließ sich jedoch bei 10cm ein exulzerierter, stenosierender Tumor nachweisen, was sich koloskopisch und röntgenologisch bestätigte. Die Ausdehnung betrug etwa 6cm. Wegen der stark eingeschränkten kardiopulmonologischen Leistungsfähigkeit und dem fortgeschrittenen Alter war eine kurative Operation nicht mehr möglich. Statt dessen wurde als Palliativmaßnahme bisher 6mal das Karzinom von rektal her elektrokoaguliert.

Fall 124: Herr J. V., 54 Jahre alt, 3mal guajakpositiv, hatte laut Fragebogen nie Blut im Stuhl entdeckt, aber aus unklaren Gründen über 10kg Gewicht abgenommen, Leistungsabfall, stärkere Unterbauchbeschwerden sowie Änderung der Stuhlgewohnheit festgestellt.

In der Klinik führte er seinen starken Gewichtsabfall auf fettlose Diät zurück; die Unterbauchbeschwerden seien im übrigen vor einem Jahr aufgetreten.

Während die Rektoskopie ohne Befund blieb, konnte röntgenologisch und koloskopisch ein stenosierender Tumor nahe der rechten Flexur nachgewiesen werden.

Bei der Operation wurde anschließend ein doppeltfaustgroßes Adenokarzinom des Colon ascendens, das dem Duodenum breitbasig aufsaß und dieses bereits infiltriert hatte, durch Hemikolektomie rechts mit Ileotransversostomie entfernt. Die Resektion war nur noch palliativ.

Der Patient verstarb 9 Monate nach der Operation an Tumorkachexie.

Fall 37: Der 62jährige, 2mal guajakpositive Patient F. F. hatte auf dem Fragebogen vermerkt, daß er 4 Jahre vorher an einem Tumor des „Dünndarms“ operiert worden sei. Bei Anfrage in der betreffenden Klinik stellte sich dieser Tumor als unreifes Adenokarzinom des Sigmas heraus, das damals einschließlich einer regionalen Metastase radikal reseziert worden war.

Weitere Fragebogenergebnisse: Letzte Rektoskopie mit Kontrasteinlauf 12 Monate vor und letzte rektal-digitale Untersuchung 5 Monate vor unserer Vorsorgeaktion, jeweils ohne krankhaften Befund. - Vor längerer Zeit hätte er einmal Blut im Stuhl gesehen; aus unklaren Gründen hätte er 5-10kg Gewicht verloren, Stuhlunregelmäßigkeiten und Leistungsabfall seien eingetreten; ferner würde er an Bauchschmerzen leiden.

Diese relativ detaillierten Fragebogenangaben reduzierten sich bei Klinikaufnahme auf die Mitteilung, vor etwa 20 Jahren am Darm operiert worden zu sein und ansonsten lediglich seit 3 Monaten gelegentlich Blut im Stuhl zu sehen.

Rektoskopie, Koloskopie und Doppelkontrastdarstellung führten zum Befund eines zirkulär wachsenden Tumors bei ca. 15cm. (Nebenbefunde: 3 adenomatöse Kolonpolypen, Hämorrhoiden).

Bei der Laparotomie muß die Diagnose eines faustgroßen Rezidivs an der Anastomose mit duffuser metastatischer Aussaat in das Peritoneum sowie in die Leber gestellt werden. Da durch eine Metastase ein Ileus in nächster Zeit bevorstand, wurde palliativ ein Anus praeter angelegt.

Der Patient verstarb nach 12 Monaten.

Wie in der Übersichtstabelle bereits aufgeführt war, handelt es sich bei dem letzten nachuntersuchten Fall um ein bereits bekanntes Karzinom:

Fall 80: Bei dem 67jährigen, 2mal guajakpositiven Patienten F. P. war bereits ein halbes Jahr vorher durch eine explorative Laparotomie ein inoperables Karzinom des Colon transversum mit multiplen Metastasen diagnostiziert worden. Er war über seine Diagnose nicht aufgeklärt.

Die Nachuntersuchung ergab keine Indikation für palliative Eingriffe. Der Patient verstarb wenige Wochen später.

Gleichfalls nicht aufgeklärt war ein 67jähriger, 3mal guajakpositiver Mann mit inoperablem Ascendensmalignom. Er wurde von uns nicht nachuntersucht und in unseren Statistiken nicht berücksichtigt.

Symptomatik entdeckter Neoplasmen: „stumme" Karzinome?

Aus der Sichtung der anamnestischen Daten von Fragebögen und Klinik geht hervor, daß nur ein einziger Patient (Fall 110) keines der typischen Symptome geboten hatte: diskrete Beschwerden konnten dennoch 7 Monate zurückverfolgt werden. 3 Patienten hätten wenig Verdacht erregt, zumal bei ihnen auch die körperliche Untersuchung einschließlich der rektal-digitalen Palpation und Laborwerte weitgehend unauffällig waren (Fall 78, 87 und 90).

5 Patienten boten bereits aufgrund ihrer Fragebogenantworten ein suspektes Bild (Fall 14, 55, 76, 100 und 124) und 2 wiesen eine regelrecht klassische Symptomkonstellation auf (Fall 37, 125). Bei diesen 7 Personen hätten zudem stark reduzierter Allgemeinzustand (2mal), abdominelle Palpationsbefunde (2mal) oder stark beschleunigte Blutsenkung (4mal 1-h-Wert über 25 mm) einen Arzt wohl veranlaßt, differentialdiagnostisch auch an Tumoren zu denken. Von „stummen" Karzinomen kann man demnach allenfalls bei 4 Patienten sprechen.

Ertrag verschiedener Diagnosemethoden

1. In keinem einzigen Fall konnte ein Karzinom rektal-digital getastet werden. Das tiefsitzendste Karzinom wurde rektoskopisch bei 9 cm beschrieben.
2. Rektoskopisch konnten von 11 neudiagnostizierten Karzinomen 7 nachgewiesen werden, darunter neben allen 4 Rektum- auch 3 von 5 Sigmaneoplasmen.
3. Durch die Doppelkontrastmethode waren 5 Tumoren einwandfrei zu sichern, je 2mal wurde erheblicher bzw. geringer Verdacht geäußert.

   Ein intramural wachsendes tiefsitzendes Rektumkarzinom entzog sich dem radiologischen Nachweis. - In einem Fall wurde die Methode nicht angewandt.
4. Die Koloskopie ermöglichte in allen Fällen eine sichere Diagnose.

Simultanerkrankungen und weitere potentielle Blutungsquellen

Nur bei 3 Malignompatienten war das Karzinom die einzige mögliche Blutungsquelle: 6 Patienten litten an Hämorrhoiden, 3 an Divertikulose, 1 Patient stand unter Antikoagulanzientherapie mit Marcumar, ein anderer hatte 3 adenomatöse Polypen und 4 hatten hyperplastische Polypen.

Andere Erkrankungen, die nicht zu peranalen Blutungen führen können, sind für unsere Fragestellung nicht relevant und wurden daher nur bei den Fallberichten aufgeführt.

Polypoide Läsionen des Kolons und Rektums

Adenomatöse Polypen. Wir fanden bei insgesamt 26 Patienten (16 Männern, 10 Frauen) 44 adenomatöse Polypen. Das Durchschnittsalter lag bei 58,5 Jahren (40–75). 17 Polypen traten singulär auf, in 9 Fällen waren sie multipel (5mal 2, 3mal 3, 2mal je 4 Polypen).

Histologie:

2 Polypen mit schwerer Zellatypie
1 villöses Adenom
5 adenopapilläre Formen
36 adenomatöse Polypen ohne Besonderheit

Größe, Form, Lokalisation:

<5mm	5	Rektum	1
5- 9mm	12	Rektum/Sigmoid	10
10-19mm	13	Sigma	19
20-29mm	9	Sigma/Descendens	1
30-39mm	4	Colon descendens	6
40-49mm	1	linke Flexur	-
		Colon transversum	2
breitbasig	20	rechte Flexur	2
gestielt	24	Colon ascendens	3

Therapie:

Operativ	1 (villöses Adenom)
endoskopische Polypektomie mit Schlinge	25
endoskopische Polypektomie mit Zange	17
nur PE, Polypektomie aus techn. Gründen nicht durchführbar	1

Blutungsquellen: In 2 Fällen stellten adenomatöse Polypen die einzige plausible Blutungsursache dar. Bei 21 Patienten gab es mindestens noch eine weitere (bis zu 4) wahrscheinliche Blutungsquelle.

Ausgewählte Kasuistik

Fall 68: Die 40jährige Patientin I. M. hatte gelegentlich Blut im Stuhl beobachtet und über Obstipationsneigung geklagt, war aber zum Testzeitpunkt (Guajak 3mal positiv) völlig beschwerdefrei. Etwas später aufgetretene Unterbauchschmerzen hatten sie dann zum Internisten geführt. Rektoskopisch aus einem Sigmapolypen gewonnene „stecknadelspitzgroße Biopsiepartikel" — so der Pathologe — wiesen Epithelatypien auf, waren jedoch „für eine Bewertung nicht repräsentativ".

In unserer Klinik wurde der Polyp später mit der Schlinge abgetragen. Bei seiner histologischen Aufarbeitung zeigten sich neben papillären Strukturen schwere Zellatypien (sog. fokales Karzinom), die jedoch noch nicht auf den Stiel übergegriffen hatten. — Nebendiagnose: Hämorrhoiden.

Fall 61: Auch der 64jährige Patient W. K. hatte nur Verstopfungsneigung angegeben, war ansonsten beschwerdefrei und hatte nie Blut im Stuhl gesehen.

Koloskopisch konnte im Sigma ein 3,5 cm großer Polyp mit kurzem Stiel abgetragen werden, der multizentrisch fokal entartet war (Stiel frei).

Nebendiagnosen: 2 kleinere adenomatöse Kolonpolypen, Sigmadivertikulose.

Fall 137: 65jähriger, 1mal guajakpositiver Patient A. Z. Klagen über Durchfälle, leichteren Gewichtsverlust infolge „Appetitmangels", Leistungsabfall und starke Schmerzen im gesamten Unterbauch; Blutauflagerungen wurden gelegentlich gesehen.

Im Doppelkontrasteinlauf zeigte sich ein riesiges Sigma elongatum, darin in einer descendensnahen Schleife ein ca. 5 cm großer, breit aufsitzender endophytisch wuchernder Prozeß, der hochgradig malignomverdächtig aussah.

Bei der Koloskopie gelingt zwar der Nachweis von radiologisch ebenfalls beschriebenen 4 kleineren Sigmapolypen, der suspekte Prozeß im Dolichosigma entzieht sich jedoch dem Nachweis. Der Patient wird linksseitig hemikolektomiert, wobei sich der Tumor als großes villöses Adenom ohne invasives Wachstum erweist. Die 4 Polypen waren jeweils adenomatös, weitere Nebendiagnosen bildeten ausgeprägte Divertikulose und Hämorrhoiden.

Hyperplastische Polypen. Bei der Nachuntersuchung wurden bei 22 Patienten insgesamt 28 hyperplastische Läsionen sowie bei einem Patienten eine generalisierte hyperplastische Polypose festgestellt.

Tabelle 5. Ergebnisse der Kolondoppelkontrastdarstellung

Polypengröße	>20mm	10-19mm	<9mm	Summe
Sichere Diagnose	9	7	–	16
Verdachtsdiagnose	2	–	6	8
Geringer Verdacht	–	1	–	1
Nicht gesehen bei eingeschränkter Aussagekraft	2	–	3	5
Nicht nachweisbar bei voller Aussagekraft	1	4	1	6
Nicht angewendet/Zustand nach vorheriger Polypektomie	7	1	–	8
Summen	14	13	17	44

Diagnosesicherung – Wertigkeit verschiedener Methoden: Rektal-digital wurde kein einziger Poyp getastet. Rektoskopisch wurden 10 Polypen, darunter 3 über 2cm und 3 über 1cm groß entdeckt.

Kolondoppelkontrastdarstellung s. Tabelle 5.

Koloskopie: Das große villöse Adenom konnte bei eingeschränkter Aussagekraft nicht nachgewiesen werden.

42mal sichere Diagnose (einmal Polyp schon vorher rektoskopisch entfernt).

Symptome, Simultandiagnosen, weitere Blutungsquellen s. Tabelle 6.

Das Durchschnittsalter der Patienten betrug 55,9 Jahre (40–72). 12 litten gleichzeitig entweder an Karzinomen (4), adenomatösen Polypen (7) oder Colitis ulcerosa (1), so daß nur bei 9 Patienten (Durchschnittsalter 53,3 Jahre) ein hyperplastischer Polypenbefall als Erstdiagnose fungierte.

Von diesen 9 hatten 6 als plausible Blutungsquelle Hämorrhoiden; als weniger wahrscheinliche Blutungsursache waren außer den Polypen 4mal Divertikulose

Tabelle 6. Symptome, Simultandiagnosen, weitere Blutungsquellen bei 26 Patienten mit adenomatösen Polypen

Polypendurchmesser	>2cm	10-19mm	<9mm	Summe
Patienten	14	7	5	26
Guajaktest+++	1	1	–	2
„Blut im Stuhl gesehen"	10	5	1	16
Suspekter Gewichtsverlust	2	–	–	2
Leistungsknick	4	1	–	5
Änderung im Stuhlverhalten	7	1	2	10
Abdominalschmerz leicht	2	2	1	5
schwer	5	–	–	5
Simultandiagnosen				
Sigmakarzinom				1
Multiple adenomatöse Polypen				10
Multiple polypoide Läsionen jeder Art				11
Hämorrhoiden				18
Divertikulose				10
Fissuren				3

Tabelle 7. Lokalisation der Polypen

Lokalisation	Hyperplastische Polypen (n = 28)	Sonstige Polypen (n = 9)
Rektum	2	–
Rektum/Sigmoid	5	5
Sigma	3	2
Sigma/Descendens	2	–
Colon descendens	7	–
Linke Flexur	4	–
Colon transversum	2	1
Rechte Flexur	1	–
Colon ascendens	2	1

und 2mal Fissuren zu verzeichnen. Nur bei einem verlief die Guajakprobe 2mal positiv, alle 8 anderen hatten nur 1mal einen Farbumschlag. 3 Polypen waren gestielt, einer war über 1 cm, die 25 anderen Läsionen saßen breit auf oder waren kleiner als 10 mm. 2 wurden mit der Schlinge abgetragen, alle anderen mit der Biopsiezange.

Die unterschiedlichen Lokalisationen zeigt Tabelle 7.

Sonstige polypoide Läsionen. Bei 6 Patienten wurden noch 9 weitere Polypen gefunden: In 6 Fällen (bei 3 Personen) handelte es sich um kleine Pseudopolypen. Bei einer Patientin war wegen massiver Divertikulose die Polypektomie verschoben worden; die Patientin war später jedoch nicht mehr erschienen.

In einem Fall war der Polyp bei Ankunft beim Pathologen autolytisch und konnte nicht mehr untersucht werden. Ein anderer Polyp war bei der Bergung in die Toilette gefallen und verlorengegangen. Zwei dieser letztgenannten Polypen waren über 1 cm groß geschätzt worden.

Übersicht über alle histologischen Typen von polypoiden Läsionen

Lokalisationen:

Rektum	3
Rektum/Sigmoid	20
Sigma	24
Sigma/Descendens	3
Colon descendens	13
linke Flexur	4
Colon transversum	5
rechte Flexur	3
Colon ascendens	6
Zäkum	-

Form:

gestielt	29
breitbasig	51
keine Angabe	1

Größe:

40-49 mm	1
30-39 mm	4
20-29 mm	9
10-19 mm	16
5- 9 mm	26
<5 mm	25

Diagnostisch-therapeutisches Vorgehen:

Operation	1
endoskopische Polypektomie mit Schlinge	29

endoskopische Entfernung mit Zange
(weitgehend totale Entfernung kleinerer Läsionen) 49
nur PE, Entfernung in toto nicht durchführbar 1
nur Inspektion (Patient zur Polypektomie nicht mehr erschienen) 1

Diagnosesicherung - Wertigkeit verschiedener Methoden:

Rektal-digitale Austastung: Kein einziger Polyp wurde diagnostiziert.

Rektoskopie: 19 Polypen, darunter 3 über 2cm und 4 zwischen 10 und 19mm große Läsionen waren nachweisbar.

Kolondoppelkontrastdarstellung s. Tabelle 8.

Koloskopie: 76mal sichere Diagnose. Ein villöses Adenom bei eingeschränkter Aussagekraft (Dolichosigma) nicht nachgewiesen. - 4mal Polyp bereits rektoskopisch entfernt.

Tabelle 8. Diagnostische Wertigkeit der Kolondoppelkontrastdarstellung

Größe	>1cm	<1cm	Summe
Sichere Diagnose	17	1	18
Verdachtsdiagnose	3	8	11
Geringer Verdacht	1	1	2
Nicht nachweisbar bei			
- eingeschränkter	3	9	12
- voller Aussagekraft	5	9	14
Nicht angewendet/Zustand nach Polypektomie/PE	1	23	24

Proktitis und Colitis ulcerosa

Proktitis oder Colitis ulcerosa verschiedener Aktivität und Ausdehnung konnten wir bei 6 Patienten feststellen. Die wichtigsten Daten sind in Tabelle 9 aufgeführt.

Tabelle 9. Proktitis und Colitis ulcerosa

Fall Nr.	Alter Geschlecht	Guajakprobe	Ausdehnung, Aktivität, Simultandiagnose
98	51 m.	+−−	Umschriebene Colitis ulcerosa des Sigmas, Hämorrhoiden, 1 kleiner hyperplastischer Rektumpolyp
107	49 m.	+−−	Zustand nach abgelaufener Colitis ulcerosa mit generalisierter Pseudopolyposis vom Transversum bis zum Rektum. Hämorrhoiden
118	51 m.	++−	Zur Zeit inaktive Colitis ulcerosa mit generalisierter Pseudopolyposis von der rechten Flexur bis zum rektosigmoidalen Übergang
108	45 w.	++−	Rectosigmoiditis hämorrhagica (Colitis sine ulcera)
115	40 w.	+++	Akute Proctitis ulcerosa
132	54 m.	+++	Subakute Proctitis ulcerosa

Es stellte sich heraus, daß nur 2 Patienten (Nr. 107, 118) vor unserer Nachuntersuchung über ihre Erkrankung voll unterrichtet gewesen waren. Bei 2 anderen waren nur „Darmerkrankungen“ bekannt; ob eine exakte Diagnosestellung bereits früher erfolgt war, konnte nicht mehr sicher festgestellt werden. Demnach wurden 2, möglicherweise 4 Fälle von uns erstdiagnostiziert. Die Angaben über Symptome lagen beim Durchschnitt aller Nachuntersuchten. Etwas auffällig waren die meist mehrfach und hochgradig positiven Guajakergebnisse.

Andere kolorektale Erkrankungen

Hämorrhoiden: Bei 84 Patienten (72%) festgestellt. 47mal Grad I, 19mal I–II, 14mal II, 2mal II–III, 1mal III (1mal Zustand nach frischer Operation).

Bei 19 Patienten (Durchschnittsalter 48,7 Jahre) dürften die Hämorrhoiden die einzige plausible Blutungsquelle gewesen sein. In weiteren 9 Fällen kamen Analfissuren dazu und bei 11 Personen traten Hämorrhoiden simultan mit Divertikulose auf (Durchschnittsalter 49,2 bzw. 57,5 Jahre).

Divertikulose: Bei 34 Nachuntersuchten (29%) diagnostiziert; 9mal ausgeprägt und einmal mit Divertikulitis. Nur bei einem Patienten war Divertikulose die einzige potentielle Blutungsquelle.

Analfissuren hatten 21 Probanden, davon 6 multiple und einer massive Fissuren.

In 3 Fällen waren sie die einzigen auffindbaren Blutungsquellen, sonst nur simultan mit (zumeist wahrscheinlicheren) Blutungsursachen.

Sonstige kolorektale Erkrankungen wurden bei 8 Patienten entdeckt: Unklare Kolonulzera (V. a. M. Crohn) und Ulcus recti simplex waren bei 2 von ihnen Hauptdiagnose und wahrscheinliche Blutungsquelle. Der Rest waren Nebendiagnosen: Analstenose, Colon spasticum (3mal), Analekzem (2mal).

Erkrankungen im oberen Gastrointestinaltrakt

Karzinome

Wir fanden durch die routinemäßige Gastroskopie von 116 Fällen (einmal war die Untersuchung abgelehnt worden) 2 Magenfrühkarzinome.

Kasuistik

Fall 6: Der 54jährige, 2mal guajakpositive Patient F.B. hatte im Fragebogen und bei Klinikaufnahme über gelegentlich beobachtetes Blut im Stuhl, diffuse Bauchschmerzen und Leistungsabfall geklagt.

Rektoskopisch werden als mögliche Blutungsquellen Hämorrhoiden 2. Grades und multiple Fissuren nachgewiesen. Koloskopie: ein kleiner (hyperplastischer) Descendenspolyp.

Gastroskopisch wird makroskopisch der Verdacht auf ein Frühkarzinom geäußert, was sich im Resektat bestätigte. – Röntgenologisch gleichfalls Verdacht auf ein malignes Geschehen des gesamten Antrums.

Nebendiagnosen: Diabetes mellitus, Hepatopathie. Postoperative Diagnose nach einer Billroth-II-Resektion: Magenfrühkarzinom mit Malignitätsgrad I.

Bei Nachkontrollen bis 12 Monate postoperativ rezidivfrei.

Fall 55: Der Fallbericht der 78jährigen Patientin mit Magenfrühkarzinom und simultanem Sigmakarzinom wurde bereits aufgeführt (vgl. S. 138).

Polypoide Läsionen des oberen Gastrointestinaltrakts

11 Patienten im Alter von 41–78 Jahren (57,3 Jahre im Mittel) wiesen derartige Erkrankungen auf (Tabelle 10).

Bei der Sichtung der Simultandiagnosen fällt auf, daß 10 von 11 Trägern von Magenpolypen wahrscheinliche Blutungsquellen im unteren Gastrointestinaltrakt hatten (9mal Hämorrhoiden, 4mal Kolonpolypen, 1mal Karzinom). Nur eine Patientin mit Drüsenkörperzysten (Nr. 63) hatte dort keine plausible Blutungsquelle.

Ulcus ventriculi bzw. duodeni

Eine Zusammenstellung der Fälle zeigt Tabelle 11.

Tabelle 10. Polypoide Läsionen des oberen Gastrointestinaltrakts.

Fall Nr.	Alter Geschlecht	Guajak-probe	Histologie und Lokalisation der Polypen	Simultandiagnosen (H. = Hämorrhoiden)
92	53 w.	++−	1 kleiner adenomatöser Antrumpolyp	H., 3 Dickdarmpolypen, davon 2 adenomatöse
26	64 m.	++−	1 kleiner adenomatöser Antrumpolyp, multiple kleine Bulbuspolypen	H., 2 adenomatöse Sigmapolypen, Marcumar-Therapie
63	57 w.	++−	Drüsenkörperzysten[a] im Korpus bis 10 mm ⌀	Keine sonst mögliche Blutungsquelle
58	69 w.	+++	Drüsenkörperzysten[a] im Korpus bis 7 mm ⌀	1 großer adenomatöser Sigmapolyp
15	57 m.	+−−	1 hyperplasiogener Korpuspolyp, 5 mm ⌀, multiple Bulbuspolypen	H., Ulcus pepticum ösophagei
38	42 w.	+−−	1 hyperplasiogener Polyp subkardial, 5 mm ⌀	H., grobe Falten, Oberflächengastritis
3	49 m.	+−−	1 hyperplastischer Polyp, 10 mm ⌀	H.
40	41 m.	+−−	1 hyperplastischer Korpuspolyp, 3 mm ⌀	H.
48	60 w.	+−−	3 hyperplastische Korpuspolypen, ca. 5 mm ⌀	H., Analfissur
60	60 m.	+−−	Kleine Bulbuspolypen, hyperplastisch	H., 4 Pseudopolypen im Kolon
55	78 w.	+++	„Gutartiger" Magenpolyp, 15 mm ⌀	H., Magenfrühkarzinom, Sigmakarzinom

[a] Histologie: Prof. K. Elster, Pathologisches Institut der Städtischen Krankenanstalten Bayreuth

Tabelle 11. Ulcus ventriculi bzw. duodeni

Fall Nr.	Alter Geschlecht	Guajak-probe	Hauptdiagnose/Simultandiagnosen[a]
105	69 m.	+−−	Zustand nach frischer Perforation eines Ulcus duodeni (Operation war nach dem Hämoccult-Test)
113	55 m.	+−−	Florides Ulcus duodeni/Hämorrhoiden, Fissur
128	51 m.	++−	Florides Ulcus duodeni/Divertikulose/ generalisierte hyperplastische Polypose von der rechten Flexur bis zum Rektum
24	49 m.	+−−	Florides Ulcus ventriculi/Hämorrhoiden
31	49 m.	++−	Abklingendes Ulcus ad pylorum

[a] In 2 Fällen fanden sich keine simultanen möglichen Blutungsquellen.

Sonstige Erkrankungen im oberen Gastrointestinaltrakt

Wir fanden bei einem Patienten eine große, paraösophageale kombinierte Hernie, bei 23 Hiatushernien, bei 4 massive Oberflächengastritiden, in 3 Fällen eine chronisch atrophische Gastritis und in 12 Fällen komplette Antrumerosionen.

Erkrankungen außerhalb des Gastrointestinaltraktes

Da sie für unsere Fragestellung irrelevant sind, begnügen wir uns mit einer kurzen Aufzählung:

Herz-Kreislauf-Erkrankungen: Koronare Herzkrankheit (8mal), absolute Arrhythmie (1mal), Überleitungsstörungen (5mal), Hypertonie (12mal, davon 4mal hochgradig).

Stoffwechselkrankheiten: Durch Belastungstests gesicherter latenter Diabetes (14mal), dringend neueinstellungsbedürftiger (bekannter) Diabetes (1mal), behandlungspflichtige Hyperurikämie (3mal) und diverse Fettstoffwechselstörungen (8mal).

In dieser Aufzählung sind bereits bekannte Erkrankungen oder pathologische Laborwerte (96 bei 58 Patienten) nicht enthalten. Darüber hinaus wurde die Diagnose einer chronischen Pyelonephritis, einer Nierensteinerkrankung sowie von je 2 Erkrankungen der Leber und der Schilddrüse gestellt.

Sogenannte falsch-positive Testergebnisse und nachgewiesene potentielle Blutungsquellen

Aus mehreren Gründen ist die Rede von „falsch-positiven" wie auch von zutreffenden Testergebnissen problematisch:

1. Eine säuberliche Trennung einerseits in (potentiell) blutende und andererseits in niemals blutende Magen-Darm-Erkrankungen ist häufig nicht möglich. Vielfach muß, wie beispielsweise bei der Divertikulose, mit einer mit zunehmender Ausprägung ansteigenden Blutungswahrscheinlichkeit gerechnet werden.

2. Die für den positiven Testausfall verantwortlich gemachten Blutungsquellen wurden ja nicht sofort nachgewiesen, sondern erst bei den Wochen bis Monate später durchgeführten Nachuntersuchungen.

Gewisse Erkrankungen könnten in solchen Zeiträumen durchaus spontan abgeheilt sein. Alle Aussagen über mit dem Guajaktest nachgewiesene Blutungsquellen haben deswegen einen mehr oder weniger *hypothetischen Charakter*, entsprechend sind auch Quoten über falsch-positive Ergebnisse „weiche Daten".

Um dieser Problematik gerecht zu werden, haben wir „wahrscheinliche" Blutungsquellen (Malignome, größere Dickdarmpolypen, Hämorrhoiden, *ausgeprägte* Divertikulose, massive Analfissuren, Ulcus ventriculi bzw. duodeni, Marcumar-Therapie, Colitis ulcerosa) strikt getrennt von „weniger wahrscheinlichen" Ursachen (leichtere Divertikulose, kleine Polypen, Fissuren u. ä.) ausgezählt. Ergebnis:

105 Probanden (90%) hatten mindestens eine „wahrscheinliche" Blutungsquelle; 36 von ihnen wiesen sogar mehrere derartige Befunde auf: 29 Teilnehmer hatten 2, 5 Personen 3 und 2 Nachuntersuchte sogar 4 Läsionen mit hoher Blutungswahrscheinlichkeit („weniger wahrscheinliche" gar nicht gerechnet).

9 Probanden (7,7 %) waren Träger von mindestens einer „weniger wahrscheinlichen" Blutungsquelle.

Bei 3 Teilnehmern konnten wir keine Blutungsquellen nachweisen (2,6%). Einer von ihnen hatte jedoch im Testzeitraum mehrere Grippetabletten mit einem Salicylatgehalt von insgesamt 1,35g eingenommen, eine andere Patientin litt an Drüsenkörper-Zysten; weder die Salicylateinnahme noch der Befall mit Magenpolypen war von uns als potentielle Blutungsursache berücksichtigt worden.

Die Quote von falsch-positiven Testergebnissen in unserer Studie läßt sich somit je nach Strenge der verwendeten Kriterien mit 1,7 % (falls man die Salicylateinnahme als plausible Blutungsquelle akzeptiert), 2,7 % oder 10% beziffern, wobei wir aus obenerwähnten Gründen alle Zahlen mit Zurückhaltung interpretieren.

Die Kosten unserer Früherkennungsaktion — Versuch einer Kosten-Nutzen-Analyse

Bestimmung der Kosten

Im folgenden versuchen wir eine Aufstellung über die Kosten zu geben, die bei unserer Testaktion einschließlich der klinischen Nachuntersuchungen entstanden sind.

Dabei lassen sich *direkte* Kosten für Testmaterial, Werbung, Zeitbedarf für die Organisation, Verteilung und Auswertung sowie für die Nachuntersuchungen von *indirekt* anfallenden Kosten, etwa durch ausgefallene Arbeitstage, unterscheiden.

Wir gingen methodisch von folgenden Voraussetzungen aus:

1. Aufwendungen für wissenschaftliche Fragestellungen (Fragebögen und deren Auswertung o. ä.) oder statistische Zwecke wurden nicht berücksichtigt.

2. Material- und Personalkosten gelten für 1975 (z. T. Schätzwerte); dabei wurde die Arbeitsstunde eines Arztes mit DM 25,- und die von Hilfskräften und Medizinalassistenten mit DM 10,- angesetzt.

3. Bei den Nachuntersuchungen gingen wir vom Pflegesatz 3. Klasse der Medizinischen Universitätsklinik Erlangen in Höhe von DM 139,- pro Tag aus, der pauschal die endoskopischen und sonstigen Untersuchungen einschloß.

4. Die volkswirtschaftlich durchaus relevanten Verluste an Arbeitstagen während stationärer Untersuchungen - sie können bei gewissen Modellen von Vorsorgeuntersuchungen sogar die direkten Kosten übersteigen — haben wir wie folgt berücksichtigt.:

Angenommen wurde bei Männern zwischen 40 und 64 Jahren eine Beschäftigungsquote von 85% und bei gleichaltrigen Frauen von 50% (ältere = 0). Unter Berücksichtigung der Geschlechtsrelationen in unserem Kollektiv (2:1) errechnet sich eine Quote von ca. 73% für alle unter 65jährigen. - Unsere Nachuntersuchungen hatten im Schnitt 5,6 Tage gedauert, woraus sich unter obiger Annahme 372 verlorene Arbeitstage ergeben würden. - Wegen der durchschnittlichen kürzeren Untersuchungszeit der jüngeren Probanden und einiger Klinikaufenthalte über Wochenenden reduziert sich diese Ziffer auf 300 Tage.

Die ausgefallenen Arbeitstage wurden mit DM 115,- (Bruttolohn + Lohnnebenkosten 1975 pro Arbeitstag; Durchschnitt von Arbeitern/Angestellten/männlich/weiblich 1975) angerechnet.

Bestimmung der direkten Kosten

1. Materialien:			
- Packungen mit je 3 Testbriefchen, Spateln, Anleitungen (Marktpreis) DM 2,70 x 6007		DM	16 219,-
- 2000 Handzettel und 150 Werbeplakate (die Werbung in den Massenmedien ist nicht berücksichtigt)		DM	80,-
- 6007 Rücksendekuverts, 2800 davon frankiert, Teilnehmerlisten, Briefwechsel zur Einbestellung etc.		DM	2 300,-
	Teilsumme 1:	DM	18 600,-
2. Zeitbedarf/Lohnkosten:			
- Zeit für Organisation und Überwachung durch Ärzte (ohne Wissenschaft)			
a) an Klinik ca. 30 h			
b) in Werksarztzentren ca. 10 h		DM	1 000,-
- Zeitansatz für Hilfskräfte/Medizinalassistenten für			
a) Verteilung, Eintragung in Listen, Rücknahme 132 h			
b) Auswertung der Testbriefchen 100 h			
c) Pauschale für sonstige Arbeiten 28 h			
260 h		DM	2 600,-
	Teilsumme 2:	DM	3 600,-
3. Nachuntersuchungen bei 117 Probanden mit durchschnittlichem stationärem Aufenthalt von 5,6 Tagen (pro Patient DM 778,-)		DM	91 070,-
	Teilsumme 3:	DM	91 070,-
Gesamtbetrag der direkten Kosten (Teilsumme 1-3)	Summe I:	DM	113 270,-

Das entspricht DM 22,58 pro Testteilnehmer (5016)

Bestimmung der indirekten Kosten

300 (verlorene Normarbeitstage) x DM 115,-	Summe II:	DM	34 500,-

Bestimmung der Gesamtkosten

(I+II) Summe III: DM 147 770,-
Das entspricht bei 12 neuentdeckten Karzinomen
einem Aufwand pro entdecktem Tumor von DM 12 310,-
(bzw. direkten Kosten von DM 9 440,-).
Als „Abfallprodukte" mitdiagnostizierte Erkrankungen wie 44 adenomatöse Polypen (z. T. mit schwerer Zellatypie) werden einstweilen noch nicht berücksichtigt.

4 Alternativmodelle - Kosten und Effektivität

Äußerst aufschlußreich ist das Durchspielen von mehreren Alternativen.

Alternative 1

Teilnahme nur von Personen ab 50 Jahre.
3571 Teilnehmer; bei durchschnittlicher Rücklaufquote wären auszugeben 4282 Testpackungen x 2,70 = DM 11 560,-; dazu kämen die Auswertungs-, Versandkosten etc. in Höhe von DM 1,73 pro Teilnehmer, also DM 6160,-, zusammen DM 17 720,-. Es wären 80 Probanden nachuntersucht worden (je 6 Kliniktage) für DM 66 720,-.
Die direkten Kosten belaufen sich auf DM 84 440,-.
Mit ausgefallenen Arbeitstagen (178 Tage entsprechend DM 20 470,- kommt man auf
Gesamtkosten von DM 104 910,-
Da man alle 12 Karzinome und 22 (von sonst 26) Träger adenomatöser Polypen mit erfaßt hätte, ergibt sich ein relativ günstiges Bild:
Aufwand pro entdecktes Karzinom DM 8 740,-
(bzw. direkte Kosten DM 7 040,-).
Allerdings hätte man dann einen fokal bereits entarteten Polypen bei einer 40jährigen weitgehend asymptomatischen Patienten übersehen!

Alternative 2

Nachuntersuchung nur mit ambulanter Rektoskopie.
Eine solche Nachuntersuchung würde umfassen: Anamnese, körperliche Untersuchung mit rektal-digitaler Austastung, Rektoskopie, evtl. Teststreifen und Blutsenkung. Kostenpunkt: DM 50,-. Indirekte Kosten: $^1/_2$ Arbeitstag.

- Haemoccult-Testaktion wie oben (Summe 1+2) =	DM 22 200,-
- 117 x DM 50,-	DM 5 850,-
- indirekte Kosten: 66 x $^1/_2$ Arbeitstag	DM 3 800,-
Summe	DM 31 850,-

Das scheint auf den ersten Blick die sehr günstige Relation von DM 4550,- pro entdecktes Karzinom (bzw. DM 4010,- ohne indirekte Kosten) für die dabei entdeckten 7 Karzinome zu bieten.
Die Daten sind jedoch nicht vergleichbar, da es sich nur um „andiagnostizierte" Patienten handeln würde, die präoperativ ähnlich wie in unserer Klinik voll durchuntersucht werden müßten.
Analoges gilt z. T. für die 10 rektoskopisch entdeckten Polypenträger (nur adenomatöse Polypen gerechnet). Demnach muß die anschließende komplettierende Diagnostik hinzugerechnet werden:
17 Patienten je 6 Tage Klinik DM 14 180,-
indirekte Kosten (50 verlorene Arbeitstage) DM 5 750,-
Tatsächlich vergleichbare Daten zu unserer Untersuchung oder
zu Alternative 1 lauten demnach für Alternative 2:
Gesamtkosten DM 51 780,-
(bzw. ohne indirekte Kosten DM 42 230,-).
Ein entdecktes Karzinom würde dann DM 7400, (bzw. DM 6030,-) kosten. Hier würden 5 Karzinome und die Mehrzahl aller Polypen nicht erfaßt.

Alternative 3

Bei dem 3. Modell gehen wir wie oben mit primärer ambulanter rektoskopischer Untersuchung vor. Nehmen wir an, daß der untersuchende Arzt bei jedem 3. Patienten wegen verdächtiger Symptome eine Kolondoppelkontrastdarstellung anschließt, würde sich wahrscheinlich folgendes Resultat zeigen:
- Alle 11 kolorektalen Karzinome unseres Kollektivs wären entdeckt worden (die 4 oligosymptomatischen lagen ausnahmslos bereits im rektoskopisch zugänglichen Bereich), ein Magenfrühkarzinom wäre dagegen vermutlich nicht gefunden worden.
- Weitere 8 bis 10 Träger von adenomatösen Polypen wären erfaßt worden, das hieße, daß ca. 14 zusätzliche Patienten stationär zur Polypektomie, Op.-Vorbereitung u.ä. hätten eingewiesen werden müssen.

Zusätzlich zur Alternative 2 würden bei diesem wohl realistischeren Modell folgende Kosten entstehen:

39 x Kontrasteinlauf (DM 55,-)	DM 2 145,-
14 x stationäre Untersuchung	DM 11 680,-
(ca. 65 verlorene Arbeitstage	DM 7 475,-)
Gesamtkosten	DM 73 080,-
(bzw. ohne indirekte Kosten	DM 56 065,-)

Man käme jetzt also auf die Kosten von DM 6620,- (bzw. DM 5100,-) pro entdecktes Karzinom, und zwar mit relativ wenig gravierenden nicht erfaßten Befunden.

Alternative 4

Als letzte angedeutete Alternative die Rektoskopie von allen 5016 Teilnehmern. Wir gehen von dem knapp kalkulierten GOÄ-Satz von DM 22,- sowie von einem $^{1}/_{2}$ Arbeitstag Verlust bei den in Produktion stehenden Personen aus:

5016 x DM 22,-	= DM 110 350,-
1572 verlorene Arbeitstage	= DM 180 780,-

Das ergäbe bereits ohne Kosten für Organisation, Werbung und klinische Volluntersuchung eine Summe von DM 291 130,-.

Sogar wenn man dabei statt 7 (rektoskopisch zugänglichen) Karzinomen unter Berücksichtigung von Versagern der Guajakmethode 10 gefunden hätte, käme man auf Kosten von mindestens DM 30 000,- pro gefundenes Malignom. Trotz dieses immensen Aufwandes wären die 4 höherliegenden Kolontumore und erst recht das Magenfrühkarzinom wahrscheinlich übersehen worden.

Dies nur groß kalkulierte Beispiel zeigt zumindest zweierlei:
1. sind Früherkennungsaktionen nach dem Gießkannenprinzip weder wirkungsvoll noch ökonomisch;
2. liegt je nach gewähltem Modell der Anteil der indirekten Kosten an den Gesamtkosten zwischen 18 und 60%; eine Mitberücksichtigung in Kostenberechnungen oder erst recht in Kosten-Nutzen-Analysen scheint demnach unabdingbar.

Wir wollen nicht verhehlen, daß detaillierte und wirklich verläßliche Kostenaufstellungen die Mitarbeit von Volkswirtschaftlern ratsam erscheinen lassen.

Unabweisbar wird eine derartige Konsultation bei der Abschätzung des Nutzens, den unsere Früherkennungsaktion erbracht hat. Trotzdem soll hier wenigstens ein vorläufiger Versuch der Zusammenstellung einiger Nutzeffekte unternommen werden.

Versuch einer Kosten-Nutzen-Analyse

Folgende Annahmen erschienen uns dabei plausibel:

1. Auch ohne unsere Früherkennungsaktion wäre eine beachtliche Zahl von Arztbesuchen und Diagnoseleistungen in den nächsten Monaten entstanden. Die

„Vorverlegung" solcher medizinischer Dienstleistungen dürfte demnach die Gesamtkosten für Gesundheit bei unseren Nachuntersuchten 1975 nur insoweit beeinflußt haben, als wir entweder unüblich hohen Aufwand betrieben haben oder Personen ohne positiven Testausfall gar nicht zum Arzt gegangen wären.

Im einzelnen wären vermutlich alle 13 von uns nachuntersuchten Karzinompatienten, ferner wahrscheinlich alle 6 Ulcus-ventriculi- bzw. -duodeni-Träger, 4 von 6 Colitis-ulcerosa-Patienten und etwa $^1/_3$ aller Dickdarmpolypenträger (13) durchdiagnostiziert bzw. polypektomiert worden, wobei der Aufwand bei den Karzinompatienten bei DM 17 670,–, bei den anderen 23 Personen (durchschnittlich 4 Tage Klinik pro Fall gerechnet) bei DM 19 700,– liegen dürfte.

Ferner kann man annehmen, daß weitere 30 Patienten wegen gastrointestinaler Symptome ausschließlich ambulant untersucht worden wären. Rechnet man pro Fall mit DM 150,–, hätten sich weitere DM 4500,– ergeben.

Addiert man diese 3 Summen, erhält man rund DM 42 000,–, die mit sehr hoher Wahrscheinlichkeit ohnehin im Verlauf der nächsten Monate angefallen wären.

Unter diesem Aspekt reduzieren sich unsere Gesamtkosten von rund DM 148 000,– auf DM 106 000,–, also um etwa 30 %.

2. Es dürfte realistisch sein, bei den 12 neuentdeckten Karzinomfällen ohne unsere Früherkennungsaktion mit einer durchschnittlichen Diagnoseverzögerung von etwa 3–4 Monaten auszugehen, zumal 4 von ihnen noch keine größeren Beschwerden hatten.

Unterstellt man, daß nach diesem Zeitraum eines der 8 kurativ behandelten Kolorektalkarzinome nur mehr palliativ behandelbar geworden wäre und das Magenfrühkarzinom sich in ein durchschnittlich ausgeprägtes Malignom verwandelt hätte, errechnen sich folgende Nutzeffekte der Früherkennung:

- Durch die Vermeidung eines einzelnen nur noch palliativ behandelbaren Dickdarmkrebses ergibt sich ein volkswirtschaftlicher Gewinn von DM 46 000,– (400 Arbeitstage, d.h. fast 2 Jahre, Berechnungsgrundlagen wie bei Kostenanalyse).
- Bei dem erst 54jährigen Patienten mit Magenfrühkarzinom schlägt das in einem prognostisch sehr günstigen Stadium (5-Jahres-Überlebensquote ca. 95 %) entdeckte Malignom gegenüber einem durchschnittlich fortgeschrittenen Tumor (5-Jahre-Überlebensquote ca. 25 %) mit einem volkswirtschaftlichen Gewinn von ca. DM 146 000,– zu Buche (ca. 1950 Arbeitstage), stets natürlich „statistisches" Schicksal vorausgesetzt.

Bereits ein erster Kosten-Nutzen-Vergleich zeigt, daß sogar bei ausschließlicher Berücksichtigung der Tumorfälle der Nutzeffekt von ca. DM 192 000,– die echten Kosten in Höhe von DM 106 000,– (bzw. die scheinbaren Gesamtkosten in Höhe von DM 148 000,–) bei weitem überschreitet.

3. Weitere plausible Annahmen wären, daß das Gewebe der beiden fokal entarteten Polypen in der nächsten Zeit die Polypenstiele erreicht hätte. Statt der wenig belastenden und preiswerten endoskopischen Polypektomie wäre dann die ungleich aufwendigere Laparotomie mit Segmentresektion o. ä. erforderlich geworden.

Auch wäre es angesichts der bekannten Entartungsneigung der adenomatösen Polypen nicht verwunderlich, wenn einer oder mehrere der 44 von uns entdeckten derartigen Polypen im Laufe der Zeit ebenfalls maligne degeneriert wären, was besonders für die 14 Läsionen über 20 mm gilt.

Eine genaue Nutzenberechnung dieser Diagnosen würde den Rahmen unserer Arbeit (und unsere Kompetenz) sprengen. Es ist jedoch anzunehmen, daß auch bei vorsichtigster Schätzung der Nutzeffekte die entstandenen Kosten wenigstens um den Faktor 2, wahrscheinlich aber um noch mehr übertroffen werden.

Fragebogenaktion und ihre Ergebnisse

Konzeption und Methoden

Die Dokumentation der Guajaktestergebnisse mit Teilnehmernummer, Alter, Geschlecht und Ausgabekollektiv wäre in unseren Ausgabelisten kaum möglich, zumindest aber sehr unübersichtlich geworden.

Aus arbeitsökonomischen Gründen lag es nahe, die deswegen notwendigen Dokumentationsblätter von den Probanden selbst mit Name und Alter versehen zu lassen und den freien Raum zu einigen einfachen Fragen zu nutzen. Uns ging es dabei um 3 Problembereiche:

1. sollten Daten gewonnen werden, die Aufschluß über Auslesefreiheit bzw. Selektionsfaktoren in unseren Teilnehmerkollektiven geben konnten. Zu diesem Zweck stellten wir Fragen über frühere und gegenwärtige Erkrankungen mit Schwerpunkt auf Magen-Darm-Leiden, ferner über Beteiligung und Zeitpunkt von vorausgegangenen Vorsorgeuntersuchungen oder spezielleren gastrointestinalen Diagnostikverfahren wie Kontrasteinlauf oder endoskopische Untersuchungen.

2. sollte festgestellt werden, wie viele Probanden im Testzeitraum potentiell testverfälschende Medikamente wie Antikoagulanzien oder Salicylate eingenommen hatten.

3. sollten bei unseren Testteilnehmern Angaben über die Häufigkeit möglicher (Dickdarm-)Tumorsymptome, insbesondere über bisher beobachtetes Blut im Stuhl gesammelt werden. Daraus erhofften wir weitere Rückschlüsse auf eventuelle Selektionsfaktoren in unseren Kollektiven und zusätzlich die Möglichkeit, die Symptomhäufigkeit von Tumor- oder Adenomträgern mit derjenigen von durchschnittlich „gesunden“ Probanden oder auch genau nachuntersuchten Patienten mit Bagatellerkrankungen vergleichen zu können.

Um von vornherein falsche Erwartungen zu korrigieren: Auch Interesse und Aufgeschlossenheit für Sozialwissenschaften hatten es uns nicht ermöglicht, die methodischen Standards der professionalen empirischen Sozialforschung bei Konstruktion und Auswertung von Fragebögen einzuhalten. Eigentlich erforderliche Pilotstudien über die einzelnen Fragebatterien und die statistische Absicherung von Validität, Reliabilität, Test-Retest-Reliabilität usw. jeder einzelnen Frage waren nicht vorausgegangen, von Feinheiten wie Berücksichtigung und Plazierungs- und Haloeffekten usw. ganz zu schweigen. Dennoch hoffen wir, durch folgende Prinzipien bei der Fragebogenkonstruktion wenigstens gröbere Fehler vermieden zu haben:

1. Der Umfang wurde auf 13 Fragen (2 Seiten) beschränkt. Gemäß den Handbüchern der empirischen Sozialforschung [27, 42] lag man damit *sicher* unterhalb der Schwelle, an der Geduld und Vigilanz von Befragten nachzulassen pflegen; gleich-

zeitig konnte man für unsere Zwecke ausreichend viele Fragen stellen und genügend Redundanz für Kontrollzwecke einbauen. (Ein Muster des Fragebogens mit typischen Antworten zeigt Abb. 2 auf S. 156 u. 157).

2. Die eindeutige Verständlichkeit, insbesondere auch für ältere Personen und solche aus sozial niedrigen Schichten, wurde durch mehrere Fragebogenvarianten auf einer 3.-Klasse-Station der Klinik so lange erprobt, bis die schriftlichen Antworten mit einer anschließenden Anamnese in etwa übereinstimmten. Da fast alle Fragen einfache Lebensvorgänge und Beobachtungen zum Gegenstand hatten und tabuisierte oder angstbesetzte Bereiche wie Sexualität oder Krebs- und Todesfurcht nicht angesprochen waren, bot dieser Schritt keine besonderen Schwierigkeiten.

Die in der Fragebogenforschung gefürchteten semantischen Probleme („häufig" ist für den einen 30%, für andere wiederum 80% eines beliebigen Werts) wurden durch relativ präzise, häufig semiquantitative Antwortskalen möglichst weitgehend eingeschränkt (Beispiel: Gewichtsverluste von 2–5 kg, 5–10 kg usw.).

3. In unseren Vorversuchen hatten sich aus mehreren Gründen die halboffenen Fragen am zweckmäßigsten erwiesen:

- „Ankreuzfehler" waren in der Regel sofort als solche zu erkennen, wenn man die zugehörigen Stichpunkte gelesen hatte. Auch wo statt angekreuzt nur unterstrichen worden war, blieb die Antwort verwertbar.
- Die „Beleglogik" konnte nicht nur formal, sondern vielfach auch inhaltlich überprüft werden: Eine bejahende Antwort auf Marcumar-Therapie (Frage 4) wurde durch Frage 2 nach allgemeinen ärztlich behandelten Krankheiten auf Plausibilität überprüft, z.B. durch Antworten wie „Herzinfarkt vor 1 Jahr". Nicht überprüfbare zweifelhafte Angaben konnten in diesem Fall getrennt ausgewertet werden.
- Fragen nach eingenommenen Medikamenten sind für medizinische Laien erfahrungsgemäß schwierig: Sogar in sehr ausführlichen Anamnesen bekommt man häufig nur heraus, daß es gestern „zwei rote und eine dicke gelbe Tablette" gewesen sein sollen. Der halboffene Fragemodus ermöglichte es bei Frage 3 (Salicylateinnahme) anhand der zu nennenden Tablettenzahl und des Handelsnamens der Präparate, den die Probanden ja zu Hause nachsehen konnten, Salicylateinnahme und -dosis mit Hilfe der *Roten Liste* für die zahlreichen salicylathaltigen Mischpräparate zu rekonstruieren.
- Schließlich ermuntert die halboffene Form von Fragen die Teilnehmer allgemein zu Zusätzen und Anmerkungen, die Mängel in der Fragestellung besser erkennen und u. U. bei der Auswertung noch korrigieren lassen.

Die Bevorzugung dieser Frageform bei Pilotstudien ist nicht zuletzt auf diese partielle Selbstkontrolleigenschaft neben der im Vergleich zu geschlossenen Fragen höheren Sensibilität zurückzuführen.

4. Die Anordnung der Fragen erfolgte mehr nach psychologischen als nach logischen Kriterien: So wurde die wahrscheinlich am meisten Emotionen auslösende Frage nach Schmerzzuständen bewußt sehr weit hinten plaziert, wo man mit einer gewissen Beruhigung der Probanden durch die nüchternen und wenig angsterregenden Vorfragen rechnen konnte, was realistische und nicht übertriebene Schmerzangaben begünstigen sollte.

Im Zeitalter der oft kritisierten Anonymität, unpersönlicher Massenabfertigung und gewisser Mitleidlosigkeit von medizinischen Großbetrieben war es bei Beachtung des Schutzes persönlicher Daten nicht das unwichtigste Ziel des Fragebogens,

Name: Meier Vorname: Wilhelm Alter: 55 Jahre

Nr. 4711/A

Muster

F R A G E B O G E N

Wir bitten Sie, diese Fragen sorgfältig zu beantworten (jeweils zutreffende Kästche n ankreuzen) und dem Briefumschlag beizulegen.

1. Sind bei Ihnen früher schon einmal Magen-Darm-Krankheiten festgestellt worden, insbesondere in den letzten beiden Jahren?
   - Wenn ja, welche Krankheit(en)? Wann? Festgestellt von welchem Arzt bzw. von welcher Klinik? -Nein ☐ Ja ☒

   (Bitte Druckschrift)....Zwölffingerdarmgeschwür....
   ....1968....städtische Krankenanstalten Fürth

2. Sind bei Ihnen andere ärztlich behandelte Krankheiten bekannt? (Übliche Kinderkrankheiten und einfache grippale Infekte etc. nicht berücksichtigen) - Wenn ja, welche? Wann? -Nein ☒ Ja ☐

   ....

3. Haben Sie in den letzten zwei Tagen vor oder während dieses Tests ASPIRIN[R] oder ähnliche Medikamente gegen Schmerzen oder Erkältungskrankheiten eingenommen? -Nein ☐ Ja ☒
   - Wenn ja, genauer Name des Medikamentes,
   Zahl der Tabletten pro Tag: ....Thomapyrin....3 Stück...

4. Wird bei Ihnen zur Zeit eine gerinnungshemmende Therapie (Antikoagulantientherapie) mit MARCUMAR[R] u.ä. durchgeführt? - Mir nicht bekannt/weiß nicht/nein ☒ Ja ☐

5. Haben Sie in den letzten 12 Monaten an Gewicht verloren?
   -Nein, Gewicht blieb ungefähr gleich, habe sogar zugenommen ☐
   -Ja, meine Gewichtsabnahme betrug etwa 2 - 5 kg ☒
   5-10 kg ☐
   über 10 kg ☐

   Abmagerungskur

   (5b: Falls Gewichtsabnahme: Erfolgte sie durch Abmagerungskur, sportliche Betätigung, besonders harte Arbeit u.ä.?
   -Ja: ☒ Nein, durch Appetitmangel, Nahrungsmittelunverträglichkeit, aus unklaren Gründen ☐).

6. Hat sich Ihre Leistungsfähigkeit in letzter Zeit auffällig vermindert ("Leistungsknick")? Fühlen Sie sich zunehmend abgeschlagen und krank? - Nein, nicht wesentlich beeinträchtigt bzw. nur vorübergehend wegen einer Erkältung ☒ Ja ☐

7. Haben sich bei Ihnen im letzten Jahr Stuhlunregelmäßigkeiten eingestellt (Durchfälle/Verstopfung/abwechselnd Durchfälle und Verstopfung)? -Nein ☐ Ja ☒

8. Haben Sie im letzten Jahr BLUT im Stuhl entdeckt? -Nein: ☐
   (Auch Blutspuren!)
   -Ja, jedoch vor mehr als 6 Monaten und nur einmal bei besonders hartem Stuhl ☒
   -Ja, habe gelegentlich Blut(spuren) im Stuhl gesehen ☐
   -Ja, häufig und/oder ziemlich viel Blut im Stuhl ☐

Abb. 2. Muster des Fragebogens

9. Haben Sie im letzten Jahr einmal pechschwarzen, dünnen, lackartig glänzenden, auffallend scharf und übelriechenden Stuhl entleert (sog. Teerstuhl) ? -Weiß nicht/Nein [X]
- Möglicherweise ja: Stuhl entsprach weitgehend dieser Beschreibung [ ]
- Ja, Stuhl entsprach genau dieser Beschreibung [ ]

10. Leiden Sie an Hämorrhoiden?-Weiß nicht/Nein [ ]
-Ja, ich habe dies selbst festgestellt [ ]
-Ja, Hämorrhoiden wurden vom Arzt festgestellt [X]

11. Wann wurde bei Ihnen zum letzten Mal After und Mastdarm mit dem Finger ausgetastet oder mit einem starren Rohr inspiziert (Rektoskopie); (im Rahmen der kostenlosen Krebsvorsorgeuntersuchung oder anläßlich anderer ärztlicher Untersuchungen)?
- Bei mir wurde After und Mastdarm noch nie untersucht [ ]
- Die letzte derartige Untersuchung war vor über 2 Jahren [ ]
- Letzte Untersuchung war am Febr. Monat 74 Jahr [X]

(11b. Weitere Untersuchungen des Magen-Darmtrakts in den letzten zwei Jahren, bitte ungefährer Zeitpunkt und Ergebnis (z.B. "Juli 74 . Untersuchung des Enddarms mit einem starren Rohr (Rektoskopie) und Röntgen-Kontrastmitteleinlauf, beide ohne krankhaften Befund"):
.........Magen – Röntgen III/1968 in Fürth,.....
.....städt. Krankenanstalten.................................)

12. Haben sich bei Ihnen im letzten Jahr Schmerzzustände oder (stärkeres) Druckgefühl im Unterleib oder Afterbereich eingestellt?
- Nein/nur geringfügige Beschwerden [X]
- Stärkere Beschwerden [ ]
- Starke Beschwerden [ ]

Falls Beschwerden, bitte nachfolgend zutreffendes unterstreichen:
- Schmerzen waren in der Regel:
-örtlich begrenzt: Im Unterbauch rechts-Mitte-links/After/Mastdarm
Im Oberbauch rechts-Mitte-links
In Nierenregion rechts-links/in Rückenmitte
-örtlich schlecht festlegbar: gesamter Bauchraum/eher: oben-unten

13. Haben Sie im letzten Jahr Blut im Urin/oder eine intensive Rotfärbung im Urin festgestellt? - Nein [X] Ja [ ] am........(Zeit)

Wichtiger Hinweis: Eine Benachrichtigung über das Testergebnis und die Auswertung dieses Fragebogens erfolgt nur bei krankheits-verdächtigen Ergebnissen!

(Raum für weitere gesundheitliche Beschwerden:)

unseren Probanden das Gefühl zu geben, daß man sich nicht ausschließlich für die objektive chemische Zusammensetzung ihrer Körperprodukte interessierte, sondern ihren individuellen, subjektiven Beschwerden gleiche Beachtung schenkte.

Rücklaufquoten und Auswertungsmodus der Fragebögen

98,5% aller Testteilnehmer (n = 4939) hatten die Fragebögen zurückgegeben, 77 Probanden hatten dies unterlassen (43 Männer und 34 Frauen). Aufschlußreicher als die pauschale Rücksendequote sind die Detailergebnisse (s. auch Tab. 12 und 13): 96,7 % aller Einzelantworten waren verwertbar gewesen, der Rest war entweder nicht (2,9%) oder so widersprüchlich (0,4%) beantwortet worden, daß der Sinn nicht mehr eindeutig erschlossen werden konnte.

Nur 30 Teilnehmer (0,6%) hatten Fragebögen geliefert, bei denen mehr als die Hälfte aller Antworten fehlte und nur 86 (1,7%) solche mit 4-6 nicht ausgefüllten Fragen oder unverwertbaren Antworten.

Rund 90% aller Teilnehmer hatten dagegen Fragebögen mit voller (72,1%) oder noch guter Verwertbarkeit (d.h. mit einer nicht auswertbaren Antwort: 18,6%) eingesandt, bei weiteren 6,8% kann man bei 2-3 unverwertbaren Antworten noch von annehmbaren Resultaten sprechen.

Bereits eine erste Sichtung hatte erwiesen, daß die überwältigende Zahl unserer Probanden mit Geduld, Sorgfalt, zahllosen Randbemerkungen und mitunter sogar angehefteten Zusatzblättern es uns so leicht wie möglich machen wollte.

Die dadurch entstandene Fülle von Informationen hatte eine Auswertung von Hand mit Strichlisten o. ä. unmöglich gemacht. Es wurde daher nach einer Vorsichtung von ca. 500 Fragebögen ein EDV-gerechter Auswertungsbogen konzipiert, in dem in Zahlen kodiert persönliche Daten, Testergebnisse und alle wichtigeren Fragebogenantworten festgehalten werden konnten (Muster s. Abb. 3, S. 160).

Die Ergebnisse konnten dann auf handelsübliche Maschinenlochkarten übertragen werden. Bei normalen Probanden mußten 44 Zeilen belegt werden; die Daten von guajakpositiven Patienten beanspruchten inklusive Dokumentation der Nachuntersuchung 160 Zeilen, also 2 Lochkarten.

Tabelle 12. Beantwortungs- und Verwertbarkeitsquoten aller Fragen

Frage Nr. (Thema der Frage)	Widersprüchlich beantwortet n	[%]	Nicht beantwortet n	[%]	Insgesamt nicht verwertbar n	[%]
1. (Magen-Darm-Krankheiten)	4	0,08	50	1,00	54	1,09
2. (Weitere Erkrankungen)	2	0,04	189	3,77	191	3,87
3. (Salicylateinnahme)	4	0,08	118	2,35	122	2,47
4. (Marcumar-Einnahme)	2	0,04	83	1,65	85	1,72
5. (Gewichtsverluste)	12	0,24	57	1,14	69	1,40
6. (Leistungsabfall)	8	0,15	354	7,06	362	7,33
7. (Stuhlgewohnheitsänderung)	6	0,12	185	3,69	191	3,87
8. (Blut im Stuhl)	73	1,46	119	2,37	192	3,87
9. (Teerstuhl)	31	0,62	115	2,29	146	2,96
10. (Hämorrhoiden)	57	1,14	192	3,83	249	5,04
11. (Rektal-digitale Voruntersuchung)	15	0,30	81	1,61	96	1,94
12. (Abdominelle Beschwerden)	21	0,42	232	4,63	253	5,12
13. (Urinverfärbung durch Blut)	7	0,14	115	2,29	122	2,47
Durchschnittswerte		0,37		2,89		3,32

Tabelle 13. Fragebogenverwertbarkeit nach Altersgruppen bei Männern und Frauen (in %)

Alters-gruppen Geschlecht		alle Antworten verwertbar	1 Antwort nicht verwertbar	2–3 Antworten unverwertbar	4–6 Antworten unverwertbar	7 und mehr Antworten unverwertbar
<44	m.	76,5	18,2	4,5	0,4	0,3
	w.	65,0	24,2	6,9	3,3	0,6
45–49	m.	79,9	15,2	4,0	0,6	0,3
	w.	68,7	22,2	6,4	2,2	0,6
50–54	m.	79,2	15,7	4,3	0,6	0,2
	w.	69,1	19,7	8,3	2,4	0,5
55–59	m.	76,5	14,8	7,3	0,8	0,2
	w.	68,5	18,3	8,6	3,9	0,8
60–64	m.	69,0	20,3	8,7	1,5	0,5
	w.	64,0	21,1	9,7	2,8	2,4
65–69	m.	69,0	19,8	10,2	1,0	–
	w.	62,3	19,8	12,3	2,5	3,1
>70	m.	65,1	23,8	6,3	4,8	–
	w.	58,5	21,8	13,4	5,6	–
Summe	m.	75,8	17,2	5,7	0,9	0,3
	w.	66,1	21,3	8,7	3,0	1,1
Summe	m.+w.	72,1	18,6	6,8	1,7	0,6
Zahlen	m.	2 292	521	172	28	9
	w.	1 667	405	166	58	21
	m.+w.	3 559	926	338	86	30

Die umfangreichen Auszähl-, Rubrizierungs- und Auswertungsarbeiten wurden dann im Rechenzentrum der Universität Erlangen-Nürnberg durchgeführt.

Die maschinell nach Alter und Geschlecht aufgelisteten Verwertbarkeitsquoten (s. Tabelle 13) ermöglichen weitere Beobachtungen:

1. *Geschlechtsabhängigkeit:* Männer kommen in allen Altersgruppen mit Fragebögen deutlich besser zurecht als Frauen (einzige Ausnahme: jenseits von 70 Jahren). Sie lieferten zu 93 % voll oder sehr gut verwertbare und nur zu 1,2 % mäßig oder schlecht beantwortete Fragebögen; die entsprechenden Werte von Frauen lauten 87,4 % bzw. 4,1 %.

2. *Altersabhängigkeit:* Die Zahl von gut ausgefüllten Fragebögen nimmt jenseits von 55 Jahren bei beiden Geschlechtern kontinuierlich ab. Dieser Rückgang fällt aber weit weniger stark aus als befürchtet: Noch 79,6 % der über 70jährigen Senioren waren imstande, den Fragebogen mit maximal einer unverwertbaren Antwort auszufüllen, das sind nur 13 % weniger als bei den Personen bis zu 49 Jahren (92,7 %).

Tabelle 12 soll Fehlerschwerpunkte bei den einzelnen Fragen transparent machen:

Frage 1 (frühere Magen-Darm-Krankheiten) wurde nur zu 1,1 % insuffizient beantwortet, während die Frage nach Leistungsabfall (Nr. 6) und abdominellen Be-

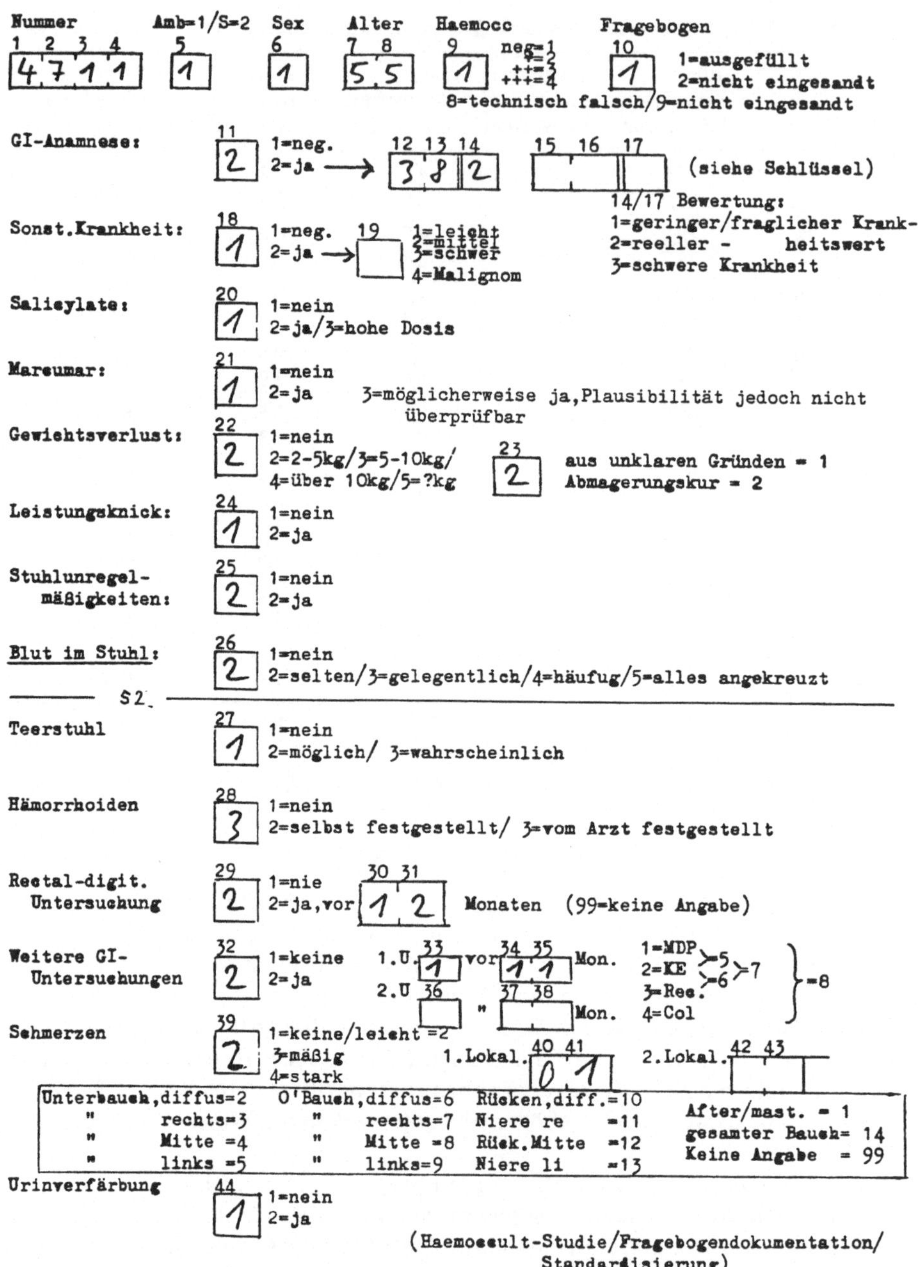
Nummer 1 2 3 4 [4 7 1 1] Amb=1/S=2 5 [1] Sex 6 [1] Alter 7 8 [5 5] Haemocc 9 [1] neg=1 +=2 ++=3 +++=4 Fragebogen 10 [1] 1=ausgefüllt 2=nicht eingesandt
8=technisch falsch/9=nicht eingesandt

GI-Anamnese: 11 [2] 1=neg. 2=ja → 12 13 14 [3 8 2] 15 16 17 [ ] (siehe Schlüssel)
14/17 Bewertung: 1=geringer/fraglicher Krankheitswert 2=reeller - 3=schwere Krankheit

Sonst.Krankheit: 18 [1] 1=neg. 2=ja → 19 [ ] 1=leicht 2=mittel 3=schwer 4=Malignom

Salicylate: 20 [1] 1=nein 2=ja/3=hohe Dosis

Marcumar: 21 [1] 1=nein 2=ja 3=möglicherweise ja, Plausibilität jedoch nicht überprüfbar

Gewichtsverlust: 22 [2] 1=nein 2=2-5kg/3=5-10kg/ 4=über 10kg/5=?kg 23 [2] aus unklaren Gründen = 1 Abmagerungskur = 2

Leistungsknick: 24 [1] 1=nein 2=ja

Stuhlunregelmäßigkeiten: 25 [2] 1=nein 2=ja

Blut im Stuhl: 26 [2] 1=nein 2=selten/3=gelegentlich/4=häufug/5=alles angekreuzt

S2

Teerstuhl 27 [1] 1=nein 2=möglich/ 3=wahrscheinlich

Hämorrhoiden 28 [3] 1=nein 2=selbst festgestellt/ 3=vom Arzt festgestellt

Rectal-digit. Untersuchung 29 [2] 1=nie 2=ja, vor 30 31 [1 2] Monaten (99=keine Angabe)

Weitere GI-Untersuchungen 32 [2] 1=keine 2=ja 1.U. 33 [1] vor 34 35 [1 1] Mon. 2.U 36 [ ] " 37 38 [ ] Mon. 1=MDP 2=KE 3=Rec. 4=Col >5 >6 >7 }=8

Schmerzen 39 [2] 1=keine/leicht =2 3=mäßig 4=stark 1.Lokal. 40 41 [0 1] 2.Lokal. 42 43 [ ]

Unterbauch,diffus=2	O'Bauch,diffus=6	Rücken,diff.=10	After/mast. = 1
" rechts=3	" rechts=7	Niere re =11	gesamter Bauch= 14
" Mitte =4	" Mitte =8	Rück.Mitte =12	Keine Angabe = 99
" links =5	" links=9	Niere li =13	

Urinverfärbung 44 [1] 1=nein 2=ja

(Haemoccult-Studie/Fragebogendokumentation/ Standardisierung)

Abb. 3. Auswertungsbogen für die Fragebogenaktion

schwerden (Nr. 12) rund doppelt so häufig wie im Schnitt (3,3 %) Schwierigkeiten bereitet hatte. Die Interpretation ist vieldeutig: Es können unvorteilhafte (unverständliche, zweideutige) Formulierungen gewesen sein, es können negative Assoziationen zu Ekel und Scham (Fragen nach Stuhlgang, Hämorrhoiden) oder Angst (Schmerzen) beteiligt gewesen sein, bei Alternativfragen wie der nach Leistungsabfall mögen einige unsicher in ihrer Entscheidung gewesen sein u.a.

Antworten

Fragen mit Schwerpunkt auf Prüfung der Repräsentanz (Frage 1, 2, 10 und 11)

Frage 1 nach früheren oder gegenwärtigen Magen-Darm-Krankheiten sollte erste Hinweise auf die Repräsentanz unserer Testteilnehmer liefern und evtl. gerade in ärztlicher Behandlung befindliche Patienten als solche kennzeichnen.

Den Hämorrhoiden als wohl häufigster Darmerkrankung wurde eine eigene Frage (10) gewidmet, da sie in der Literatur oft als Störfaktor bei der Suche nach okkultem Blut aus höheren Darmregionen diskutiert wurden. (Aus Gründen einer übersichtlichen Darstellung sollen diese Antworten gleich hier mitabgehandelt werden.)

Die Resultate von Frage 1 und 10 können den Tabellen 14–16 entnommen werden. Bei der Auswertung wurden die Magen-Darm-Krankheiten als leicht, ernst-

Tabelle 14. Antworten auf Frage 1, bisherige Magen-Darm-Krankheiten

		Summe	Männer	Frauen	Guajak-positive	Karzinom-träger	Polypen-träger
Magen-Darm-Krankheiten angegeben	n	1460	922	538	54	5	18
	[%][a]	29,9	31,6	27,1	40,0	41,6	47,4
Davon zusätzlich mit 2. Krankheit	n	318	206	112	19	2	5
	[%]	6,5	7,0	5,6	14,1	16,7	13,2
1. Krankheit: leicht	n	924	549	375	41	3	13
	[%]	18,5	18,8	18,9	30,4	25	24,2
ernsthaft	n	495	348	147	17	1	5
	[%]	10,1	11,9	7,4	12,6	8,3	13,5
schwer	n	44	28	16	7	2	–
	[%]	0,9	1,0	0,8	5,2	16,7	–
Summe ernsthaft + schwer	n	539	376	163	24	3	5
	[%]	11,0	12,9	8,2	17,7	25	13,2
2. Krankheit: leicht	n	212	134	78	14	1	4
	[%]	4,3	4,6	3,9	10,4	8,3	10,5
ernsthaft	n	100	70	30	4	1	1
	[%]	2,0	2,4	1,5	3,0	8,3	2,6
schwer	n	6	2	4	1	–	–
	[%]	0,1	0,1	0,2	0,7	–	–
Summe ernsthaft + schwer	n	106	72	34	5	1	1
	[%]	2,2	2,5	1,7	3,7	8,3	2,6

[a] Alle Prozentangaben beziehen sich nur auf verwertbare Fragen

Tabelle 15. Antworten zu Frage 1. Ausgewählte Teilnehmerangaben

Angaben der Testteilnehmer	Summe	Männer	Frauen	Guajak-positive	Karzinom-träger	Polypen-träger
Summe Darmerkrankungen	572	336	236	45	2	8
Darmkrebs, Rektumkrebs	6	2	4	–	–	–
Darmpolypen und Rektumpolypen	40	24	16	1	1	–
Darmpolypen, jedoch Z. n. Operation	10	6	4	–	–	–
Z. n. Darmoperation (ohne Appendektomie)	53	19	34	13	1	–
Colitis ulcerosa	6	5	1	4	–	–
Fissur, Abszeß u. a. proktologische Leiden	277	171	106	19	1	5
Summe Magenerkrankungen	1 041	685	356	32	1	12
Z. n. Magenoperation	86	73	13	5	1	2
Magenkrebs	1	–	1	–	–	–
Magenulkus	166	117	49	2	–	1
Zwölffingerdarmgeschwür	215	159	56	4	–	2
Gastritis	426	256	170	14	1	4

haft oder schwer bewertet und parallel mit ca. 80 Ziffern kodiert als Diagnosen festgehalten, wobei jeweils 2 Nennungen möglich waren.

Dickdarmkrebs in der Vorgeschichte wurde von 6 Probanden genannt, Magenkrebs einmal (Guajaktest jeweils negativ). „Darmpolypen" – teilweise operiert – hatten 50 genannt; der einzige Proband dieser Gruppe mit positivem Test hatte ein Karzinom. Auffällig war, daß 4 von 6 Probanden mit der Angabe „Colitis ulcerosa" sich in der guajakpositiven Gruppe wiederfanden (Diagnose 2mal bestätigt).

Relativ viele Patienten waren schon einmal am Darm operiert worden: 53 (ohne Appendektomie, proktologische Eingriffe und die schon genannten Karzinom- und Polypenfälle). Leider hatten viele keine näheren Angaben gemacht; soweit solche vorlagen (5mal „Perforation", 3mal „Tumor", 3mal Anus praeter, 1mal Hemikolektomie, 9mal Ileus), lassen diese auf eine wesentlich höhere Zahl von Karzinomen schließen als direkt angegeben. Die hohe Zahl von Magenoperationen (86 = 1,8 %) bietet keine Überraschung.

In einer repräsentativen Vorsorgestudie aus Baden-Württemberg (2) hatten in vergleichbaren Altersgruppen (40–60 Jahre) 27–30 % der Männer und 16–19 % der Frauen positive Anamnesen über gastrointestinale Erkrankungen vermerkt. Die Antwortquoten unserer Probanden liegen mit 31,6 % für Männer bzw. 27,1 % für Frauen gering bzw. spürbar höher, wobei die Geschlechtsrelationen bei Berücksichtigung der „ernsthaften" und „schweren" Erkrankungen gut reproduzierbar waren (12,9 bzw. 8,2 %).

Frage 10: Wie Tabelle 16 zeigt, hatten jeder 4. Mann und ebenso viele Frauen angegeben, daß bei ihnen ein Arzt Hämorrhoiden festgestellt habe (26,3 %). Dane-

Tabelle 16. Antworten auf Frage 10, vermeintliche/diagnostizierte Hämorrhoiden

		Hämorrhoiden bisher nicht festgestellt	Hämorrhoiden fraglich	Hämorrhoiden vom Arzt festgestellt	Nicht beantwortet/ nicht verwertbar
Summe aller	n	2 602	857	1 231	249
Probanden	[%]	52,7	17,6	24,9	5,0
% der verwertbaren Antworten		55,5	18,3	26,3	
Männer	[%]	56,2	15,5	24,5	3,8
Frauen	[%]	47,1	20,3	25,6	7,0
Ambulanz	[%]	49,7	17,2	27,6	5,4
Großbetrieb	[%]	55,6	17,5	22,3	4,7
Guajakpositiv	[%]	35,3	15,4	45,6	3,7
Karzinompatienten	[%]	75,0	–	16,7	8,3
	n	9	–	2	1

Hämorrhoiden nach Alter (in %)

Altersgruppe	Vom Arzt diagnostizierte Hämorrhoiden		Fragliche (selbst festgestellte) Hämorrhoiden	
	Männer	Frauen	Männer	Frauen
<44	17,1	23,6	19,3	21,5
45–49	25,0	23,6	14,7	21,1
50–54	25,2	23,5	15,4	23,5
55–59	31,1	29,2	16,3	20,3
60–64	25,1	33,9	13,3	17,0
65–69	30,0	24,7	11,2	20,4
>70	27,8	18,3	12,7	14,1

ben ist dieses Leiden offensichtlich eine sehr beliebte Selbstdiagnose (18,3 %), wobei Frauen in allen Altersgruppen höhere Werte erreichen. Bei guajakpositiven Probanden waren fast doppelt so viele ärztlich diagnostizierte Hämorrhoiden angekreuzt (rund 46 %) wie sonst, was mit dem Ergebnis unserer Nachuntersuchung (72 % Hämorrhoidenträger) grob übereinstimmt und jedenfalls eine gewisse Bedeutung dieser Erkrankung für positive Testergebnisse bestätigen dürfte.

Frage 2 nach allgemeinen Erkrankungen war vornehmlich als Plausibilitätskontrolle für Angaben über Antikoagulanzientherapie (s. Frage 4) eingebaut worden.

Im Hinblick auf die Repräsentanzprüfung fällt die hohe Zahl von 40 als Vorerkrankungen mitgeteilten Karzinomen auf (darunter sehr viele gynäkologische Tumoren; Einzelheiten s. Tabelle 17). Zusammen mit den 7 genannten Magen-Darm-Karzinomen ergibt sich, daß *mindestens* jeder 100. Proband einen bösartigen Tumor in der Anamnese kannte. Wegen der wahrscheinlich erheblichen Dunkelziffer durch nicht voll aufgeklärte Patienten dürfte die wirkliche Zahl gut 50–100 % höher anzusetzen sein.

Auch ohne viele „harte Daten“ dürften die Antworten auf Frage 1, 2 und 10 ausreichen, die Repräsentanz unserer Teilnehmerkollektive in Zweifel zu ziehen:

Tabelle 17. Antworten auf Frage 2, sonstige Krankheiten

		Alle Teilnehmer	Männer	Frauen	Guajak-positive	Karzinomträger	Polypenträger
Nennung weiterer Krankheiten	n	2 148	1 245	903	64	5	21
	[%]	45,2	42,5	49,5	50,8	50,0	56,8
Davon leicht	n	1 055	632	433	25	2	8
	[%][a]	22,2	21,6	23,8	19,8	20,0	21,6
ernsthaft	n	928	520	408	28	1	10
	[%]	15,5	17,7	22,5	22,5	10,0	27,0
schwer	n	119	81	38	9	2	3
	[%]	2,5	2,8	2,1	7,1	20,0	8,1
Karzinome	n	40	7	33	2	–	–
	[%]	0,8	0,2	1,8	1,6	–	–
Summe schwer + Karzinome	n	159	88	71	11	2	3
	[%]	3,3	3,0	3,9	8,7	20,0	8,3

[a] Alle Prozentangaben beziehen sich nur auf verwertbare Antworten

Unsere Probanden waren mit hoher Wahrscheinlichkeit häufiger schwer krank als gleichaltrige Durchschnittspersonen.

Frage 11 nach bisherigen Vor(sorge)untersuchungen zielte gleichfalls auf mögliche Selektionsfaktoren.

Wir hatten uns in 2 Teilfragen nach Teilnahme und Zeitpunkt der letzten rektal-digitalen Untersuchung („reine" Vorsorgeuntersuchungen schienen nicht gut abgrenzbar) sowie nach durchgeführten intensiveren gastrointestinalen Diagnostikverfahren erkundigt (Einzelergebnisse s. Tabelle 18–20).

66,8 % aller Probanden waren bereits einmal rektal-digital untersucht worden, wobei fast immer der ungefähre Zeitpunkt mit angegeben worden war (ca. zu 85 %), was für die Glaubwürdigkeit dieser Angaben spricht.

Besonders aussagekräftig sind die für das letzte Jahr (Februar 74–Januar 75) eruierten Teilnahmeraten, die sich bei Männern auf 36,3 und bei Frauen auf 46,5 % beliefen. Für den praktisch gleichen Zeitraum steht nämlich eine Reihe von Vergleichszahlen zur Verfügung: 1974 hatten sich in Bayern nur 7,3 % der teilnahmeberechtigten Männer an den Vorsorgeuntersuchungen beteiligt[5].

Unsere bei den Männern rund 5mal so hohe Zahl läßt Hypothesen zu: Entweder müssen in unserem Kollektiv weit überproportional viele Probanden wegen Beschwerden oder Krankheiten beim Arzt gewesen sein oder unser Sample muß selektiv mit „vorsorgebewußten" Personen angereichert sein, die ohnehin regelmäßig zu den angebotenen kostenlosen Untersuchungen gehen.

Eine genauere Sichtung unseres Zahlenmaterials spricht für ein Überwiegen des zweiten Erklärungsansatzes:

1. Mit Eintritt in das teilnahmeberechtigte Alter ab 45 erhöhen sich bei den Männern sprunghaft die Zahlen für die letztjährigen Untersuchungen von 16,6 auf

5 Bayer. Sozialministerium, zitiert nach einer Pressemeldung vom 30. 10. 75 in den „Nürnberger Nachrichten"

Tabelle 18. Antworten auf Frage 11, frühere rektal-digitale (Vorsorge-)Untersuchungen[a]

		Rektal-digital bisher Unter-suchte	In den letzten 3 Monaten	Im letzten Jahr	Vor 1–2 Jahren	Vor mehr als 2 Jahren	Bisher nie unter-sucht
Alle Probanden	n	3 237	701	1 949	450	836	1 606
	[%]	66,8	14,5	40,2	9,3	17,3	33,2
Männer	n	1 963	406	1 086	296	580	1 025
	[%]	65,7	13,6	36,3	9,9	19,4	34,3
Frauen	n	1 274	295	863	154	256	581
	[%]	68,7	15,9	46,5	8,3	13,8	31,3
Guajakpositive	n	100	16	52	20	28	35
	[%]	74,1	11,9	38,5	14,8	20,7	25,9
Karzinomträger	n	8	1	5	2	1	4
	[%]	67	8	42	17	8	33

[a] Nicht verwertbar waren 96 Antworten (1,9 %). Alle Prozentangaben beziehen sich ausschließlich auf verwertbare Antworten

Frühere rektal-digitale Untersuchungen nach Alter (in %)[b]

Altersgruppe	Alle früheren Untersuchungen		Untersuchungen im letzten Jahr	
	Männer	Frauen	Männer	Frauen
<44	36,9	68,6	16,6	50,5
45–49	63,3	70,4	35,2	51,0
50–54	74,0	66,9	39,4	50,9
55–59	77,3	68,9	47,9	42,8
60–64	72,5	66,4	40,7	39,4
65–69	78,2	64,2	52,3	38,3
>70	78,6	48,6	46,0	24,6

[b] Wegen nur minimaler Abweichungen wurde in diesem Fall darauf verzichtet, bei den Prozentangaben ausschließlich von den verwertbaren Antworten auszugehen

35,2 %, während sie bei den gleichaltrigen Frauen unverändert bleiben (bei den bis 44jährigen 50,5 %, bei den 45- bis 49jährigen 51,0 %).

Eine Morbiditätshypothese könnte dies nicht erklären, da ja Männer Ende 40 nicht plötzlich doppelt so oft krank werden wie 5 Jahre vorher. Diese Zahlenrelationen belegen gleichzeitig, daß hinter den Angaben über im letzten Jahr durchgeführte rektal-digitale Untersuchungen überwiegend Vorsorgeuntersuchungen stehen dürften.

2. Die bei den jüngeren Frauen sehr hohen Quoten sinken jenseits von etwa 55 Jahren kontinuierlich ab. Diese Beobachtung deckt sich mit den Trends der Statistiken über die Teilnahme an Krebsvorsorgeuntersuchungen [12]. Krankheitsbedingte Untersuchungsraten hätten dagegen mit zunehmendem Alter ansteigen müssen.

3. Obwohl Frauen in Frage 1 weniger oft Magen-Darm-Krankheiten angegeben hatten als Männer, v.a. weniger „ernsthafte“ (8,2 % gegenüber 12,9 %), haben sie

Tabelle 19. Zeitpunkt der letzten rektal-digitalen bzw. anderen Untersuchungen

Zeitabschnitt: vor [Monate]	Kalenderjahr, -monat	Rektal-digitale Untersuchung	Magen-Darm-Passage/Rektoskopie/Koloskopie/Kolonkontrasteinlauf (1. Nennung)	2. Nennung (= zu einem 2. Zeitpunkt)
1	Jan. 75	268	31	2
2	Dez. 74	203	26	3
3	Nov. 74	230	32	5
4	Okt. 74	199	22	–
5	Sept. 74	129	22	2
6	Aug. 74	115	19	1
7	Juli 74	122	16	1
8	Juni 74	126	26	–
9	Mai 74	143	21	1
10	April 74	96	19	1
11	März 74	116	27	2
12	Febr. 74	103	25	2
„letztes Jahr“		99	26	1
Letztes Jahr insgesamt	ab Febr. 74	1 949	312	19
Vorletztes Jahr insgesamt	Febr. 73 bis Jan. 74	450	200	12
Vor 3–9 Jahren	1966–I. 73	259	124	17
Vor 10 Jahren und mehr	bis 1965	57	10	1
Vor 2 und mehr Jahren insgesamt (inkl. ungenaue Angaben)	bis Jan. 73	832	142	19
Sonstige		6	30	3
Summe		3 237	684	53

deutlich höhere Beteiligungsquoten; auch dieses Ergebnis reproduziert Relationen, die den Krebsvorsorgestatistikern seit langem geläufig sind.

4. Gleichfalls im Einklang mit dieser Statistik [17] steht unsere Beobachtung einer maximalen Untersuchungsfrequenz im 4. Quartal (rund doppelt soviele Nennungen wie sonst), während die mit tatsächlichen Erkrankungen korrelierenden Angaben über endoskopische und Röntgenuntersuchungen ziemlich gleichmäßig über das Jahr verteilt sind (s. Tabelle 19).

Die Ergebnisse der 2. Teilfrage nach über digitale Austastung hinausgehenden Untersuchungen können den Tabellen 19 und 20 entnommen werden. Da diese Frage offen gestellt war, können die Resultate stärker als sonst nach unten streuen; dies gilt besonders für Angaben über Rektoskopien, die wegen einer etwas unge-

Tabelle 20. Frühere gastrointestinale Untersuchungen (ohne rektal-digitale)

		1. Nennung Summe aller Probanden	Männer	Frauen	Guajak-positive	Karzinom-träger	Zweitnennung (alle Probanden)
Untersuchte insgesamt	n	684	420	264	33	5	53
	[%]	13,8	13,9	13,8	24,3	41,7	1,1
Magen-Darm-Passage	n	249	147	102	9	2	13
	[%]	5,0	4,9	5,3	6,6	16,7	0,3
Kontrasteinlauf	n	247	130	117	14	2	13
	[%]	5,0	4,3	6,1	10,3	16,7	0,3
Rektoskopie	n	262	161	101	16	1	18
	[%]	5,3	5,3	5,3	11,8	8,3	0,3
Koloskopie	n	6	2	4	-	-	-
	[%]	0,1	0,06	0,2			
Ungenaue Angaben	n	75	58	17	1	-	
	[%]	1,5	1,9	0,9	0,7		
Keine Untersuchungen	n	4 255	2 602	1 653	103	7	
	[%]	86,2	86,1	86,2	75,7	58,3	

Frühere gastrointestinale Untersuchungen nach Altersgruppen (nur erste Nennung berücksichtigt)

Altersgruppen	Summe [%]	n	Männer [%]	n	Frauen [%]	n
< 44	10,5	102	10,6	68	10,3	34
45-49	12,4	128	13,1	88	11,1	40
50-54	12,9	129	13,5	84	12,0	45
55-59	15,5	95	15,1	54	16,0	41
60-64	15,3	106	14,4	58	16,6	48
65-69	23,1	83	26,4	52	19,1	31
>70	15,3	41	12,5	16	17,6	25

schickten Formulierung wahrscheinlich mehrfach bei rektal-digitalen Untersuchungen eingetragen worden waren.

Genau gleichviele Männer (13,9 %) wie Frauen (13,8 %) hatten eine derartige intensive Diagnostik im Fragebogen eingetragen.

- Jeder 20. Proband war früher schon einmal rektoskopiert worden (5,3 % bei beiden Geschlechtern).

- Etwa gleichrangig folgten Magen-Darm-Passage und Kolonkontrasteinlauf (jeweils 5 %), wobei letzteres Diagnostikverfahren bei Frauen häufiger angewandt worden war (6,1 % gegenüber 4,3 % bei Männern).

- Eine Koloskopie wurde nur extrem selten mitgeteilt (6 Fälle). Rund die Hälfte aller genannten Untersuchungen war auf die letzten 12 Monate datiert. 53 Probanden waren bereits zum 2. Mal intensiv diagnostiziert worden.

Der Blick auf die Altersaufschlüsselung (Tabelle 20 unten) zeigt, daß die Untersuchungsfrequenz mit zunehmendem Alter kontinuierlich bis zu einem Maximum bei den 65- bis 69jährigen zunimmt, die mit 23,1 % etwa doppelt so hohe Werte wie die 40jährigen aufweisen. Dies dürfte gut mit den reell immer häufigeren Erkrankungen korrelieren; die bei über 70jährigen wieder abnehmende Ziffer könnte auf unzuverlässigere Antworten, Vergeßlichkeit etc. zurückgeführt werden. Guajakpositive Probanden fielen dadurch auf, daß bei ihnen doppelt so häufig Rektoskopien und Röntgenaufnahmen des Dickdarms durchgeführt worden waren wie bei anderen.

Eine ausführliche Erörterung des Repräsentanzproblems und der Selektionsfaktoren folgt später im Diskussionsteil.

Fragen über Einnahme von potentiell testverfälschenden Medikamenten (Frage 3 und 4)

Frage 3: Da die Probanden mit direkten Fragen nach salicylathaltigen Präparaten hoffnungslos überfordert gewesen wären, mußten wir notgedrungen die gesamte Gruppe von Medikamenten gegen Schmerzen und Erkältungskrankheiten abfragen. Die Teilnehmer sollten ggf. Handelsnamen und Zahl eintragen, woraus wir bei der Auswertung den etwaigen Salicylatgehalt rekonstruieren konnten (Ergebnis in Tabelle 21).

2,5 % aller Probanden hatten salicylathaltige Präparate (Mindestgehalt 0,5 g) eingenommen, wobei jüngere Frauen die höchsten (3,7 %), Männer über 60 Jahre die niedrigsten Quoten aufwiesen (1,8 %).

Guajakpositive Probanden hatten zwar mit 3,7 % überdurchschnittliche Werte, die Differenzen waren jedoch im $\chi 2$-Test nicht signifikant.

Allerdings dürfte in Wirklichkeit die Salicylateinnahme höher gewesen sein, weil viele Probanden nur „Grippemittel" oder „Kopfschmerztabletten" u.ä. vermerkt hatten. Zur Aufhellung dieser Dunkelziffer nahmen wir eine Sondersichtung von 600 Fragebögen mit genauer Registrierung aller Pharmaangaben vor: Rund 27 % aller Testteilnehmer hatten Einnahme von Arzneimitteln (auch in Randnotizen oder bei anderen Fragen) mitgeteilt, davon jeder dritte offensichtlich Antipyretika und Analgetika (8,5 % aller Probanden).

Sogar wenn nur $^1/_3$ dieser Mittel salcylathaltig gewesen sein sollten, würde die wirkliche Quote bei den Testteilnehmern auf das Doppelte steigen. Da auch 14 % der guajakpositiven Probanden derartige Medikamente vermerkt hatten, liegt die Vermutung nahe, daß möglicherweise doch signifikante Korrelationen zwischen Salicylateinnahme und positivem Testergebnis existieren könnten.

Frage 4: 30 Probanden standen unter Antikoagulanzientherapie mit Marcumar; bei 8 weiteren war dies möglicherweise der Fall (keine passenden Anamneseangaben). Da alle diese Patienten über das Medikament sehr gut informiert sein dürften und wir jede positive Antwort einer Plausibilitätsprüfung unterzogen haben, glauben wir an relativ zuverlässige Antworten.

Jeder 10. Patient unter Marcumar-Therapie hatte ein positives Testergebnis (n = 3). Im $\chi 2$-Test waren allerdings auch hier keine signifikanten Korrelationen nachweisbar.

Tabelle 21. Antworten auf die Fragen 3 und 4, Salicylateinnahme, Antikoagulanzientherapie

		Salicylateinnahme von mindestens 0,5 g, soweit durch Handelsnamen u. Dosis *genau* rekonstruierbar			Weitere Angaben über Einnahme von Medikamenten (nur Indikation genannt oder Salicylatdosis unter 0,5 g)[a]		
		Summe	0,5–0,9 g	über 1 g	Indikation: Grippe/ Fieber	Schmerzen	Summe Med.-einnehmend. Probanden
Alle Probanden	n	120	94	26	(29)	(22)	(161)
	[%]	2,5	2,0	0,5	4,8	3,6	26,8
Guajakpositive	n	5	3	2	9	10	41
	[%]	3,7	2,2	1,5	6,6	7,4	30,1
Männer	[%]	2,3	1,7	0,6	4,7	3,0	26,0
Frauen	[%]	2,9	2,4	0,4	5,0	4,3	31,0
<49 Jahre [%]	m.	2,1			5,0	3,0	18,0
	w.	3,7			8,0	3,0	28,0
50–59 Jahre [%]	m.	2,8			7,0	3,0	29,0
	w.	2,4			3,0	2,0	26,0
>60 Jahre [%]	m.	1,8			2,0	3,0	28,0
	w.	2,3			4,0	8,0	39,0

[a] Zahlenangaben stammen aus einer gesonderten Handauszählung von 600 Probanden (je 100 Männer und Frauen <49, 50–59 und >60 Jahre), die Guajakpositiven wurden dagegen voll ausgezählt; wegen der in beiden Fällen schmalen Zahlenbasis müssen Prozentwerte sehr vorsichtig interpretiert werden

	Marcumar oder ähnliche Präparate eingenommen *und* Angaben wie „Zustand nach Herzinfarkt" in Frage 2		Frage bejaht, Plausibilität jedoch nicht überprüfbar	
	n	[%]	n	[%]
Alle Probanden	30	0,62	8	0,16
Guajakpositive	3	2,27	-	-
Männer	29	0,96	6	0,20
Frauen	1	0,05	2	0,10
<49 Jahre	6	0,46	-	-
50–59 Jahre	12	1,22	3	0,36
>60 Jahre	11 (1 Frau)	1,45	5	0,75

Fragen nach der Häufigkeit von Verdachtssymptomen (Frage 5-9, 12 und 13)

Frage 5: Als Verdachtssymptom konnte Gewichtsverlust natürlich nur dann gewertet werden, wenn er aus suspekten Ursachen und nicht etwa aufgrund von Diät erfolgt war. Wir fragten deswegen in Unterfragen sowohl nach den Gründen wie auch nach dem Ausmaß etwaiger Gewichtsabnahmen. Die genaue Frageformulierung und die Ergebnisse sind in Tabelle 22 enthalten. 12,1 % aller Probanden hatten Gewichtsverluste angegeben, von denen $^1/_3$ suspekte (4,0 %) und $^2/_3$ natürliche Ursachen haben sollten (7,5 %).

Etwa $^4/_5$ aller suspekten Gewichtsverluste waren mit 2-5 kg beziffert, höhere Werte waren selten (32 Fälle mit 5-10 kg und 6 über 10 kg; zusammen 0,8 %).

Beide Geschlechter gaben Gewichtsverluste etwa gleich oft an (11,6 % Männer, 13,0 % Frauen), interpretierten diese aber merklich anders: 46,3 % der Frauen, aber nur 26,5 % der Männer hielten dies für suspekt (bezogen auf verwertbare Antworten). Die Quoten für erklärliche (unverdächtige) Gewichtsverluste sind in den einzelnen Lebensaltern nur geringen Schwankungen unterworfen, bei den suspekten Verlusten ist eine steigende Tendenz im höheren Alter zu verzeichnen; die mit Abstand höchsten Werte haben Frauen über 65 Jahren (bis zu fast 14 %).

Guajakpositive Probanden und v. a. Karzinomträger hatten zu 10,5 % bzw. sogar 42 % verdächtige Gewichtsverluste vermerkt.

Frage 6: Die Frage nach Leistungsabfall in der letzten Zeit wurde von 12,6 % der Männer bejaht, wobei kaum altersabhängige Schwankungen feststellbar waren. Frauen hatten einen Leistungsknick in 19,2 % aller Antworten vermerkt, wobei ältere Damen dies doppelt so häufig angekreuzt hatten wie 40jährige Probandinnen. Weitere Details können in Tabelle 23 nachgelesen werden.

Frage 7: Änderungen in den Stuhlgewohnheiten wurden sehr häufig vermerkt (29,8 %), wobei die weitaus niedrigeren Quoten bei den Männern (24,1 %) mit dem Alter leicht anstiegen, diejenigen der Frauen jedoch immer um die 40-%-Marke schwankten (Durchschnitt 38,9 %). Obwohl wir ausdrücklich nur nach Änderungen im *letzten Jahr* gefragt hatten, waren sehr viele „langjährige Obstipationen" mitgeteilt worden. In einer Zusatzauszählung stellte sich heraus, daß Männer Verstopfung, Durchfälle und abwechselnd beide Symptome jeweils gleich oft unterstrichen bzw. am Rande vermerkt hatten, während $^4/_5$ aller derartigen Vermerke von Frauen auf Obstipationen hingewiesen hatten.

Eine verbesserte Frage könnte durch mehrere ankreuzbare Alternativen wahrscheinlich physiologische Varianten von krankheitsverdächtigen Stuhlgangsformen besser trennen als unsere Formulierung.

Frage 8: Im Rahmen einer Untersuchung auf Blut im Stuhl kommt den parallelen Beobachtungen der Probanden besondere Bedeutung zu. Wir haben deswegen diese Frage skaliert ausgearbeitet mit sorgfältig definierten Stufen für sporadische, gelegentliche und häufige bzw. massive Blutungen.

Insgesamt hatten 21,6 % aller Probanden peranale Blutungen beobachtet; von diesen entfielen auf sporadische Blutungen 42 %, auf gelegentliche 50 % und auf häufigere bzw. massive rund 5 %, der Rest waren Mehrfachnennungen. Weitere Einzelheiten können den Tabellen 24 und 25 entnommen werden.

Tabelle 22. Antworten auf Frage 5, erklärlicher/suspekter Gewichtsverlust

		Suspekte Gewichtsverluste				Erklärliche Gewichtsverluste	Summe aller Gewichtsverluste	Nicht verwertbar
		Summe	2-5 kg	5-10 kg	>10 kg			
Alle Probanden	n	193	155	32	6	366	591	69
	[%]	4,0	3,2	0,7	0,1	7,5	12,1	1,4
Relativ-% der Gewichtsverluste		32,7				61,9	100	5,4
Männer	n	88	69	15	4	244	346	33
	[%]	2,9	2,3	0,5	0,1	8,2	11,6	1,1
	[Rel.-%]	25,4				70,5	100	4,1
Frauen	n	105	86	17	2	122	245	36
	[%]	5,6	4,6	0,9	0,1	6,5	13,0	1,9
	[Rel.-%]	42,9				49,8	100	7,3
Ambulanz	n	144	114	25	5	177	337	35
	[%]	6,0	4,8	1,0	0,2	7,4	14,1	1,4
	[Rel.-%]	42,7				52,5	100	4,8
Großbetrieb	n	49	41	7	1	189	254	34
	[%]	2,0	1,7	0,3	0,04	7,6	10,3	1,4
	[Rel.-%]	19,3				74,4	100	6,3
Guajakpositive	n	14	11	2	1	11	26	2
	[%]	10,5	8,2	1,5	0,8	8,2	19,4	1,5
	[Rel.-%]	53,8				42,3	100	3,9
Karzinomträger	n	5	3	1	1	-	5	-
	[%]	41,6	25,0	8,3	8,3	-	41,6	-
	[Rel.-%]	100				0	100	-

Gewichtsverlust nach Alter

Altersgruppe		Suspekter Gewichtsverlust			Erklärlicher Gewichtsverlust		
		Männer	Frauen	Summe	Männer	Frauen	Summe
<44	n	17	13	30	55	24	79
	[%]	2,7	4,0	3,1	8,6	7,4	8,1
45-49	n	20	12	32	59	23	82
	[%]	3,0	3,4	3,1	8,8	6,5	7,9
50-54	n	10	14	24	50	19	69
	[%]	1,6	3,8	2,4	8,1	5,2	6,9
55-59	n	9	16	25	26	25	51
	[%]	2,6	6,3	4,7	7,4	9,8	8,3
60-64	n	16	18	34	22	17	39
	[%]	4,1	6,3	4,9	5,6	6,0	5,6
65-69	n	10	13	23	22	8	30
	[%]	5,1	8,4	6,4	11,2	5,2	8,4
>70	n	6	19	15	10	6	16
	[%]	4,8	13,9	6,6	8,0	4,4	6,0
Summe	n	88	105	193	244	122	366
	[%]	2,9	5,6	4,0	8,2	6,2	7,5

Tabelle 23. Antworten auf Frage 6 und 7, Leistungsabfall, Änderung der Stuhlgewohnheiten

		Leistungsknick in letzter Zeit		Änderung der Stuhlgewohnheiten	
		[%][a]	n	[%][a]	n
Alle Probanden		15,1	691	29,8	1412
<44 Jahre	m.	11,4	70	22,7	141
	w.	17,6	52	36,3	113
45-49	m.	10,6	67	23,9	157
	w.	14,9	50	36,9	128
50-54	m.	14,3	85	22,6	138
	w.	18,3	63	39,8	141
55-59	m.	14,1	46	25,4	88
	w.	24,3	58	44,0	109
60-64	m.	13,8	51	24,2	94
	w.	16,8	42	33,0	88
65-69	m.	12,9	24	26,1	49
	w.	27,3	39	43,3	65
>70	m.	14,8	17	32,5	40
	w.	22,9	27	44,5	76
Summe	m.	12,6	360	24,1	707
	w.	19,2	331	38,9	705
Guajakpositive	m.	24,4	21	34,1	30
	w.	23,8	10	52,3	23
	m.+w.	24,2	31	40,2	53
Karzinomträger		41,7	5	63,6	7
Polypenträger		19,4	7	39,5	15

[a] Alle Prozentangaben beziehen sich nur auf die verwertbaren Antworten

Bei der Gesamtzahl sind die Geschlechterdifferenzen minimal (Männer 22,0 %, Frauen 20,9 %); bei ausschließlicher Berücksichtigung von gelegentlichen und häufigeren Blutungen überwiegen allerdings die Männer deutlich (12,8:9,6 %). Insgesamt erwiesen sich die Blutungsraten als unerwartet altersstabil; geringfügig höhere Quoten waren bei den unter 50jährigen und später bei den 65- bis 69jährigen Personen zu beobachten. Guajakpositive Probanden hatten zu 63 % Blutungen angegeben, also rund 3mal so oft wie testnegative Teilnehmer. Ihre Angaben bleiben übrigens auch dann sehr hoch, wenn nur die gelegentlichen und häufigen Blutungen berücksichtigt werden: 55,2 % der guajakpositiven, aber nur noch 11,9 % aller Testteilnehmer entsprechen dann einer Relation von 5:1. Diese Zahlen legen nahe, Patientenangaben über Blutungen für relativ verläßlich zu halten.

Frage 9: Auch in dieser Frage hatten wir 2 Antwortmöglichkeiten für teilweise und genau einem Teerstuhl entsprechende Stühle vorgesehen (Tabelle 26).

Nur 33 Probanden (0,7 %) waren sich sicher, Teerstühle gehabt zu haben (unter

Tabelle 24. Antworten auf Frage 8, beobachtetes Blut im Stuhl

		Summe	Männer	Frauen	Guajak-positive	Karzinomträger	Polypenträger
Blut gesehen, insgesamt	n	1 026	646	380	85	9	27
	[%][a]	21,6	22,0	20,9	63,0	75,0	69,2
Davon: - selten	n	434	241	193	8	1	4
	[%]	9,1	8,1	10,6	6,0	8,3	10,3
- gelegentlich	n	511	349	162	55	7	17
	[%]	10,8	11,9	8,9	41,0	53,3	43,6
- häufig/massiv	n	53	40	13	19	1	6
	[%]	1,1	1,4	0,7	14,2	8,3	15,4
- Mehrfachnennung	n	28	16	12	3	-	-
	[%]	0,6	0,5	0,7	2,2	-	-
- Summe häufig + gelegentlich	n	564	389	175	74	8	23
	[%]	11,9	12,8	9,6	55,2	66,7	59,0
Kein Blut gesehen	n	3 721	2 286	1 815	49	3	12
	[%]	78,4	78,0	79,1	36,6	25,0	30,8
Widersprüchliche Antwort	n	73	40	33	-	-	-
	[%]	1,5	1,3	1,7	-	-	-
Nicht beantwortet	n	119	50	69	2	-	-
	[%]	2,5	1,7	3,6	1,5	-	-

[a] Alle Prozentangaben mit Ausnahme der letzten beiden Doppelzeilen beziehen sich auf die Summe der verwertbaren Antworten

Tabelle 25. Beobachtetes Blut im Stuhl nach Alter und Geschlecht, Vergleich zu Guajakpositiven (zu Frage 8)

		<41 J.	45-49	50-54	55-59	60-64	65-69	>70
Insgesamt Blut gesehen [%][a]	m.	22,9	23,8	21,7	19,9	21,3	21,8	18,0
	w.	22,2	23,1	19,0	21,8	21,9	20,3	14,5
Guajakpositive [%]	m.	64,5		73,9		63,9		
	w.	83,3		50,0		43,8		
Summe: häufig + gelegentlich Blut (alle Probanden) [%]	m.	15,5	13,5	13,7	11,6	10,6	14,0	10,3
	w.	12,7	9,8	8,5	9,1	11,9	6,8	14,5
Guajakpositive [%]	m.	61,2		65,2		50,0		
	w.	75,0		43,8		31,3		

[a] Alle Prozentangaben beziehen sich nur auf auswertbare Antworten

Tabelle 26. Antworten auf Frage 9; fraglicher/möglicher Teerstuhl

		Kein Teerstuhl	Teerstuhl fraglich	Teerstuhl wahrscheinlich	Nicht verwertbar
Summe aller Probanden	n	4 528	232	33	146
	[%]	91,7	4,8	0,7	3,0
% der verwertbaren Antworten		94,5	4,8	0,7	-
Männer	[%]	92,2	4,9	0,6	1,8
Frauen	[%]	90,9	4,4	0,7	3,2
Ambulanz	[%]	90,1	5,6	1,0	2,9
Großbetrieb	[%]	93,3	3,8	0,4	1,8
Guajakpositive	[%]	82,4	13,9	2,2	3,7
	n	112	19	3	2
Karzinomträger	[%]	58,3	33,3	-	8,3
	n	7	4	-	1

Teerstuhl nach Alter

Altersgruppe	Teerstuhl wahrscheinlich Männer [%]	Teerstuhl wahrscheinlich Frauen [%]	Teerstuhl fraglich Männer [%]	Teerstuhl fraglich Frauen [%]
<44	0,3	1,2	5,5	4,8
45-49	0,9	0,6	5,1	5,3
50-54	0,6	0,3	5,8	4,0
55-59	0,8	0,4	3,9	3,5
60-64	0,7	0,7	3,5	5,2
65-69	0,5	0,6	4,6	3,7
>70	0,8	1,4	4,8	2,8

den 3 guajakpositiven dieser Gruppe war ein Ulkuspatient; 4 der 5 Ulkuspatienten hatten diese Frage allerdings verneint). 4,8 % unserer Teilnehmer vermerkten teerstuhlähnliche Stühle, wobei Karzinomträger stark und guajakpositive Teilnehmer deutlich überrepräsentiert waren.

Frage 12: Ein Drittel aller Testteilnehmer hatte abdominelle Schmerzen angekreuzt (33,5 %). Frauen litten daran etwas häufiger als Männer (36 % gegenüber 31,8 %). $^3/_4$ aller Schmerzangaben bezog sich auf leichte Beschwerden, stärkere oder sehr starke Schmerzen wurden nur von jedem 13. bzw. nur von einem unter 100 Probanden berichtet (7,6 % bzw. 0,9 %).

Die Altersverteilung läßt keine größeren Schwankungen erkennen; nur bei den über 60jährigen ist ein leichter Anstieg erkennbar (Tabelle 27).

Guajakpositive Teilnehmer hatten doppelt so häufig Schmerzen überhaupt und rund 3mal so häufig mittelstarke und starke Schmerzen angegeben wie durchschnittliche Probanden, bei Karzinompatienten liegen die Werte für bedeutsamere Schmerzen rund 5mal so hoch wie sonst.

Die mit Abstand am häufigsten angekreuzte Schmerzlokalisation war der Analbereich (323 Probanden; 6,7 % aller Männer und 7,3 % aller Frauen).

Tabelle 27. Antworten auf Frage 12, Schmerzen im Abdomen

		Schmerzen im Abdomen gehabt Summe	Leicht	Mittel	Schwer	Mittel + schwer	Keinen Schmerz gehabt
Alle Probanden	n	1 571	1 168	358	45	403	3 115
	[%][a]	33,5	24,9	7,6	0,9	8,6	66,5
Männer	n	922	691	207	24	231	1 980
	[%]	31,8	23,8	7,1	0,8	8,0	68,2
Frauen	n	640	477	151	21	163	1 135
	[%]	36,0	26,9	8,5	1,2	9,2	64,0
Ambulanz	n	938	678	228	32	260	1 352
	[%]	41,0	29,6	10,0	1,4	11,4	59,0
Großbetrieb	n	633	490	130	13	143	1 763
	[%]	26,4	20,5	5,4	0,5	6,0	73,6
Guajakpositive	n	54	36	22	6	28	62
	[%]	42,9	28,6	17,5	4,8	22,2	49,2
Karzinomträger	n	9	4	5	-	5	2
	[%]	82	36	46	-	46	18
Polypenträger	n	18	11	4	3	7	19
	[%]	48,6	29,7	10,8	8,1	18,9	51,4
Altersgruppe u. Geschlecht (Angaben in %)							
<44	m.	31,6	24,1	6,7	0,8	7,5	68,4
	w.	37,3	27,5	10,1	1,0	11,1	62,7
45-49	m.	31,0	21,1	9,1	0,8	9,9	69,0
	w.	34,6	25,6	7,3	1,7	9,0	65,4
50-54	m.	31,4	24,7	6,1	0,7	6,7	68,6
	w.	33,1	24,1	8,7	0,9	9,0	66,9
55-59	m.	30,7	23,1	7,0	0,6	7,6	69,3
	w.	39,9	27,0	8,5	0,4	8,9	61,1
60-64	m.	31,2	24,7	5,5	1,0	6,6	68,8
	w.	41,3	30,9	8,9	1,5	10,4	58,7
65-69	m.	41,2	34,1	10,6	2,4	12,9	58,8
	w.	39,2	31,1	7,4	0,7	8,1	60,8
>70	m.	43,8	33,3	10,5	-	10,5	56,2
	w.	30,5	19,8	8,4	2,3	10,7	69,5

[a] Alle %-Angaben beziehen sich nur auf die auswertbaren Fragebögenantworten

Bei Oberbauchschmerzen überwogen die Männer, bei Rückenschmerzen die Frauen; sonst fanden sich keine relevanten Unterschiede (Tabelle 28).

Guajakpositive Testteilnehmer unterschieden sich nur durch eine höhere Zahl, aber nicht durch abweichende Verteilungsmuster. Auch zwischen bestimmten Diagnosen (z. B. Polypen) und genannten Schmerzlokalisationen konnte keine auffälligen Beziehungen ermittelt werden.

Frage 13: Blutige Urinverfärbung war von beiden Geschlechtern in allen Altersgruppen und bei Teilnehmern mit positivem oder negativem Test immer ungefähr

Tabelle 28. Antworten auf Frage 12, Schmerzlokalisation

Schmerz-lokalisation	rechts	Mitte	links	diffus	Summe	Männer [%]	Frauen [%]
Oberbauch	114	94	115	80	403	9,4	7,3
Unterbauch	127	165	101	82	475	10,1	10,2
Rücken	67	81	57	78	273	4,7	7,7

gleich häufig genannt worden (2,4 %, n = 119). Auf eine tabellarische Darstellung wird deswegen verzichtet.

Diskussion

Um Fehlinterpretationen vorzubeugen: Unser Fragebogen sollte in erster Linie der Repräsentativkontrolle dienen, war also *nicht für Filteruntersuchungen* konzipiert.

Ein Blick auf Tabelle 29 zeigt, daß es dennoch reizvoll ist, unsere Fragebogener-

Tabelle 29. Vergleich von Symptomen verschiedener Patientengruppen mit denen guajaknegativer Testteilnehmer. Ausgewählte Symptome und Guajaktestergebnisse von Patienten mit neuentdeckten Kolorektalkarzinomen, Trägern adenomatöser Dickdarmpolypen, Patienten mit kleineren Darmerkrankungen (Hämorrhoiden, Divertikulose, Fissuren u. ä.), der Summe aller tumorfreien Nachuntersuchten sowie guajaknegativer Testteilnehmer. Zur Repräsentanzkontrolle sind in Klammern die Symptomquoten von 3019 bösartigen Kolon- und Rektumtumoren aus jüngerer Literatur beigefügt (Durchschnittswert der Quoten von Faltermann 1974, Anders et al. 1973 und Feurle et al. 1974 [1, 9, 10]

	Karzinome		Adenomatöse Polypen	Kleine Leiden	Tumorfreie Nachuntersuchte	Guajaknegative Testteilnehmer
n	11	(3019)	25	50	104	4880
Guajakprobe +++	4		2	2	6	
++	4		11	7	25	
+	3		12	41	73	
+++ [%]	36		8	4	6	
Häufig/oft Blut gesehen [%]	64	(56)	52	54	58	10,6
Abdominalschmerzen [%]	73	(71)	40	42	46	32,8
Stärkere Abdominalschmerzen [%]	36		20	23	21	8,1
Stuhländerungen [%]	64	(67)	40	35	39	30,0
Unklarer Gewichtsverlust [%]	45	(50)	8	-	6	3,5
Leistungsabfall [%]	36	(37)	20	20	22	14,5
Durchschnittsalter (Jahre)	64,3		58,3	52,9	54,8	53,1

gebnisse auch auf dem Hintergrund eines möglichen Screeningeinsatzes zu diskutieren: Bei allen dort aufgeführten Symptomen waren Karzinomträger - unsere 11 neuentdeckten wie 3019 zur Repräsentanzkontrolle der Literatur entnommene [1, 9, 10] - im Vergleich zu guajaknegativen „gesunden" Teilnehmern *um das Doppelte bis 13fache* (alterskorrigiert: um das 10fache) *überrepräsentiert.*

Auch im Vergleich zu den ja zumeist kranken restlichen guajakpositiven Teilnehmern unterschieden sich die Karzinompatienten mit Ausnahme der ähnlich hohen Blutungsanamnese noch recht deutlich, v.a. bei den Angaben über „unklare Gewichtsverluste".

Ganz allgemein hatten die tumorfreien nachuntersuchten Testteilnehmer ein Beschwerdebild ähnlich wie die „Gesunden", wobei sich bemerkenswerterweise die Träger adenomatöser Polypen praktisch nicht von Bagatellerkrankten differenzieren ließen.

Wenn man obige 5 Symptome miteinander kombiniert, ergibt sich eine beachtlich hohe Selektion pathologischer Befunde:

Unter nur 27 Probanden, die alle 5 Symptome angekreuzt hatten, befanden sich 2 Karzinomträger und ein Patient mit einem villösen Adenom!

Wenn man bestimmte Symptome doppelt gewichtet[6], hätte man *unter nur 28 Personen 3 von 11 Dickdarmneoplasmen (und das villöse Adenom) finden können!*

Stark suspekte Antwortmuster scheinen also *hochselektiv* zu sein. Freilich nimmt die Auslese bei weniger typischer Symptomatik rasch ab und ist dann *dem Guajakscreening weit unterlegen:* Geht man vergleichsweise von der Zahl unserer nachuntersuchten testpositiven Probanden aus und untersucht die gleiche Zahl von Teilnehmern (117) mit den Antworten, so waren statt 11 Dickdarm- und eines Magenkarzinoms nur 6 Tumoren und nur 3 von 25 adenomatösen Polypen gefunden worden, unter 500 Testteilnehmern (10%) wären es 8 bösartige und 8 gutartige Neubildungen gewesen, und um 11 von 12 Malignomen nachzuweisen, hätte man 1332 bzw. 27% aller Probanden nachuntersuchen müssen, wobei trotzdem adenomatöse Polypen (darunter schwere Zellatypie) übersehen worden wären.

Unsere Ergebnisse lassen aus mehreren Gründen noch *keine sicheren Rückschlüsse auf die mögliche Leistungsfähigkeit von Fragebögen bei Filteruntersuchungen* zu:

Unser Fragebogen war *kein* professionelles *Produkt eines erfahrenen Sozialwissenschaftlers* und - wie gesagt - gar *nicht für Screening* konzipiert. Dementsprechend könnten die Fragen in Auswahl und Formulierung noch erheblich verbessert werden, von der notwendigen methodischen Absicherung ganz zu schweigen [3, 8, 23, 25, 42].

Statt unbewertete oder nur subjektiv gewichtete Symptome zu kombinieren, könnte man aussagekräftige Symptome wie „unklare Gewichtsverluste" (Karzinomträger : „Gesunde" wie 10:1) oder „erhebliche Abdominalschmerzen" entsprechend stärker und relativ unspezifische Beschwerden schwächer berücksichtigen (Gewichtung z.B. durch den Quotienten Häufigkeitsdifferenz : Standardfehler), um dadurch ein wesentlich trennschärferes Punktesystem für tumorverdächtige Symptommuster zu erarbeiten.

---

6 Die Gewichtung mußte bereits bei der Programmierung der Auszählprogramme nach Plausibilität vorgenommen werden; deswegen war es leider nicht möglich, die objektiv vorhandenen Unterschiede in der Aussagekraft der einzelnen Symptome zu berücksichtigen

Eine noch bessere Ausbeute verspricht der Einsatz von einschlägigen statistischen Verfahren wie die Errechnung von Likelihoodquotienten (vgl. Koller „Mathematisch-statistische Grundlagen der Diagnostik" [3]), die sich bei ähnlichen Problemen in der Medizin bereits bewährt haben (vgl. den Versuch von Küstner u. M., aus mehreren relativ unspezifischen Laborwerten stark tumorspezifische Cluster herauszuarbeiten [29]). Auch wenn selbst optimale Fragebögen die Trefferquote von Guajaktests nicht erreichen dürften, bieten sich bestimmte Anwendungsmöglichkeiten in der Karzinomfrüherkennung an, die eine intensivierte Forschung an medizinischen Fragebögen rechtfertigen:

1. Schewe u. M. hatten bekanntlich bei 84 Karzinompatienten nicht weniger als 30 falsch-negative Testergebnisse (= 36%) registrieren müssen [41]. Bereits die Mitberücksichtigung der anamnestischen Angabe von Blut im Stuhl reduzierte diese hohe Versagerquote auf 14,1 %. Beim Heranziehen auch der übrigen klassischen Symptome wären sogar nur 2,4 % der Karzinome unentdeckt geblieben.

Bei falsch-negativem Testergebnis würde somit ein gleichzeitig ausgegebener Fragebogen eine gute Chance bieten, trotzdem noch eine intensive Tumordiagnostik zu initiieren.

2. Einmal ausgearbeitet wären Fragebögen konkurrenzlos preiswert und könnten deswegen häufig und wiederholt eingesetzt werden. Die Auswertung könnte durch medizinisches Hilfspersonal oder sogar von den Probanden selbst vorgenommen werden, wenn beispielsweise suspekte Antworten mit mehr oder weniger hohen Punktezahlen versehen wären, die am Schluß addiert werden könnten: Nach Errechnung von höheren Verdachtspunktewerten wären wahrscheinlich sogar präventivmedizinisch primär desinteressierte Personen bereit, sich zu hausärztlichen Vorsorgeuntersuchungen zu begeben.

3. Gierhake und andere Skeptiker bezüglich der Karzinomfrüherkennung haben immer wieder mit Recht darauf hingewiesen [13], daß im gegenwärtigen Rahmen sogar bei 100%iger Beteiligung nur 14 % aller bösartigen Erkrankungen erfaßt werden können. Fragebögen bieten den prinzipiellen Vorteil, daß sie auf jedes Tumorsymptom überhaupt abzielen können, auch wenn wie für Magen- oder Bronchialkarzinome derzeit keine preiswerten Suchtests existieren. Derzeit nicht finanzierbare, gleichwohl treffsichere Verfahren wie gastroskopische Fahndung nach Magenfrühkarzinomen oder Röntgenreihenuntersuchungen könnten nach Erarbeitung eines Risikokatasters mit Hilfe von Fragebögen bei gezieltem Einsatz ökonomisch werden [7, 33, 39, 40, 44].

Verlassen wir den speziellen Problemkreis des Screeningeinsatzes von Fragebögen und werfen wir einen Blick auf die Erfahrungen, die sonst mit anamnestischen Fragebögen in der Medizin gemacht worden sind:

Die *Teilnahmebereitschaft* liegt bei unselektierten Personen meist um 50 %, bei günstiger Ansprache bei 75 %, in Kliniken mit Fragebogenanamnesen noch höher [8]. Unsere eigene Rücklaufquote von 82,2 % (4939 von 6007) ist eine der höchsten, die bei allgemein verteilten Fragebögen überhaupt bekannt wurde. Nach Fahrenberg [8] lassen sich medizinische Fragebögen bei allen Personen mit einem IQ über 80, also 90 % der Bevölkerung, voll anwenden, was in Übereinstimmung mit den sehr hohen *Verwertbarkeitsquoten* auch bei alten Leuten bei unserem eigenen Fragebogen steht. (Einzelheiten s. Tabellen 12 und 13.) Gutkonstruierte anamnestische Fragebögen haben nach Grüntzing u. M. (79) in *Reliabilität und Test-Retest-*

Stabilität Übereinstimmungsquoten um 85 % und stehen damit üblichen Anamnesen nicht nach [3, 25]. In Kombination mit Anamnesen tragen sie dazu bei, daß diese zuverlässiger und schneller vonstatten gehen können [3, 11, 24].

Gegenüber Anamnesen haben sie den Vorteil der *Standardisierung*[7].

Zusammenfassung: „Multiphasic screening" ist optimal

Stark suspekte Antwortmuster in Screeningfragebögen dürften eine ähnlich hohe Treffsicherheit aufweisen wie positive Guajaktests. Bei weniger typischen Symptomkombinationen scheint die Trefferquote allerdings relativ schnell abzunehmen und ist dann der Guajakmethode eindeutig unterlegen.

Fragebögen bieten sich somit in erster Linie als *ideale Ergänzung von objektiven Vorsorgeuntersuchungen* an, da sie einerseits bei Versagen objektiver Suchmethoden immer noch gewisse Chancen zur Karzinomentdeckung bieten, andererseits das riesige Feld von Erkrankungen, für die es z.Z. noch keine Teststreifen oder ähnlich preiswerte Suchmethoden gibt, wenigstens mit begrenztem Erfolg abdecken können. Darüber hinaus erscheint die Hoffnung nicht unbegründet, daß mit breitgestreutem Einsatz von Fragebögen der unverändert kleine Kreis von Teilnehmern an Vorsorgeuntersuchungen entscheidend ausgeweitet werden könnte.

Ein Vergleich mit anderen praktizierten oder diskutierten Früherkennungsverfahren für kolorektale Karzinome zeigt, daß die Guajakmethode im Hinblick auf ein ausgewogenes Verhältnis von Treffsicherheit, niedrigen Kosten und Zumutbarkeit, sprich erreichbare Teilnahmequote, recht gut abschneidet.

Es wäre jedoch töricht, die Früherkennung unter dem Gesichtspunkt der Konkurrenz von Methoden zu betrachten. Alle Überlegungen sprechen vielmehr dafür, daß eine diagnostische wie ökonomische Optimierung ausschließlich durch sinnvolle Kombinationen erreichbar ist, wofür im angelsächsischen Sprachraum sich der Begriff „multiphasic screening" eingebürgert hat.

In Erweiterung eines Vorschlags von Winawer [46] stellen wir das in Abb. 4 (S. 180) dargestellte Vorgehen zur Diskussion.

Zusammenfassung der Ergebnisse und Beurteilung von Filteruntersuchungen mit dem nach Greegor modifizierten Guajaktest

Repräsentanz

Die Quote an positiven Testreaktionen und insbesondere die Ausbeute an pathologischen Befunden müssen stets auf dem Hintergrund der Tatsache gesehen wer-

7 Wie unzulänglich und extrem schlecht reproduzierbar die übliche Anamnesedokumentation und die gängige „archäologische Aufarbeitung alter Krankenblattarchive" (Propper [37]) sind, mußten wir bei unserer Literatursichtung zur Symptomatik von Kolorektalkarzinomen immer wieder registrieren. Beim Rektumkarzinom schwanken die Angaben, wohlgemerkt in großen und sehr großen Statistiken, über „Gewichtsverlust" zwischen 9 % und 49 % [4, 10]; über „Schmerzen" zwischen 35 % und 65 % [10, 38], „Änderungen der Stuhlgewohnheiten" zwischen 32 % und 71 % (bei Berücksichtigung von frühen Stadien sogar zwischen 17 % und 71 %) [10, 38]. Derartige Differenzen spiegeln mit Sicherheit die unterschiedlichen Anamnese- und Dokumentationsgewohnheiten der Kliniken eher wider als die reale Häufigkeit von Symptomen

Vorfeld: Fragebögen zur Selbstauswertung (durch Addition von "Verdachtspunkten" suspekter Antworten), zugleich Volksaufklärung über die wichtigsten Tumorsymptome nicht nur von Kolorektal-, sondern auch von Bronchial- und Magenkarzinomen, gynäkologischer Tumoren usw. in Kombination mit Anleitungen zur Selbstuntersuchung geeigneter Organe (Haut, Mamma). Breite Streuung durch Beilagen in Zeitungen, Krankenkassenroutinekorrespondenz, Plakate etc.

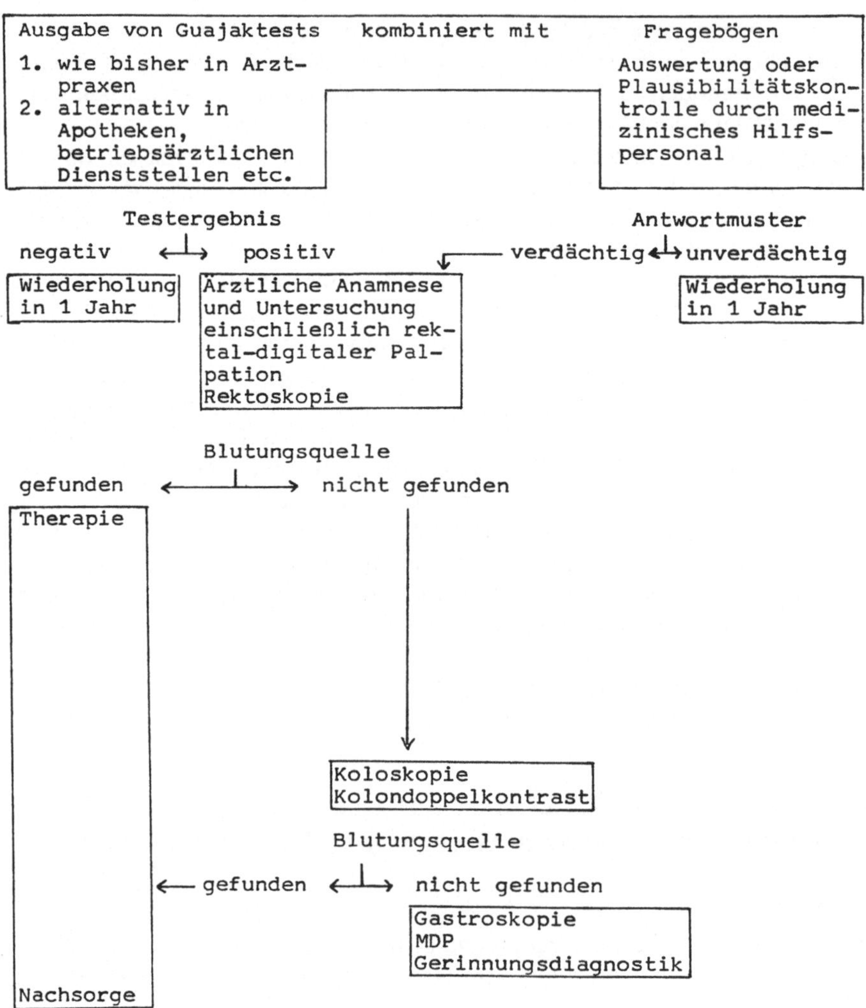

Abb. 4. Vorgehen beim „multiphasic screening"

den, daß bei den weitaus meisten Guajakstudien die Teilnehmer *nicht als repräsentativ* für die über 45jährige Bevölkerung angesehen werden dürfen. Dies dürfte in erster Linie durch eine mehr oder weniger hohe *Anreicherung* mit Personen mit gastrointestinalen Beschwerden oder Krankheiten bedingt sein, die zur Teilnahme an Guajaktestaktionen oder hausärztlichen Vorsorgeuntersuchungen weitaus besser motiviert gewesen sein dürften als Gesunde.

Daneben scheint auch noch ein „Erstuntersuchungseffekt" eine gewisse Rolle zu spielen, der sich bei jährlich wiederholten Tests verlieren dürfte und möglicherweise sogar von einer unter den heutigen Erweiterungswerten liegenden Ausbeute an Tumoren abgelöst werden könnte (Karzinomprophylaxe durch Polypektomie).

Bei Vergleichen oder Verallgemeinerungen muß jedenfalls stets mitreflektiert werden, ob die jeweiligen Daten von hochselektierten Klinikpatienten, leicht bis mittelgradig ausgelesenen Praxisbesuchern oder Feldstudienfreiwilligen oder von repräsentativ zusammengesetzten Gruppen stammen.

Die nachfolgenden Beurteilungen beziehen sich auf eigene und fremde Erfahrungen.

Testresultate

Bei rund 3,5 Mill. leicht selektierten Personen ergab sich eine Quote von durchschnittlich 1,13% positiven Tests, bei rund 10000 stärker ausgelesenen Krankenhaus- oder Gastrointestinalpatienten wurden im Mittel zwischen 4 und 5% auffällige Resultate verzeichnet.

In der unausgelesenen Allgemeinbevölkerung kann bei der derzeitigen Empfindlichkeit des Tests mit etwa 1% positiven Ergebnissen gerechnet werden.

Männer scheinen im Schnitt um *40% höhere Positivquoten* aufzuweisen als Frauen.

Was die *Altersabhängigkeit* der Testresultate anbelangt, wird bei 40- bis 55jährigen Personen ein gleichbleibendes Niveau auffälliger Haemoccult-Ergebnisse verzeichnet. Später kommt es zu einem Anstieg um 60%, wobei Männer zwischen 60 und 69 und Frauen jenseits der 70 die höchsten Werte erreichen (rund doppelt so hohe Quoten wie Personen mittleren Alters).

Diagnostischer Ertrag

Jeder 11. positive Guajaktest in den leicht bis mittel selektierten Kollektiven hatte zur Diagnose eines bösartigen Tumors geführt, bei den hoch ausgelesenen Gruppen sogar jeder 7. Auch die Teilauswertung der Haemoccult-Ergebnisse in der allgemeinen Vorsorgepraxis 1977 hatte bestätigt, daß jeweils unter 13 Teilnehmern mit positivem Test 1 Karzinompatient war [43]. Verglichen mit den Ausgangskollektiven waren Karzinomträger bei guajakpositiven Probanden um rund das 50fache angereichert, was freilich auch durch die Vorselektion begünstigt sein dürfte.

Von 223 Karzinomen, bei denen das genaue Stadium aus der Literatur ersichtlich war, waren 58% rechtzeitig und 42% zu spät erkannt worden, was sich *nicht nennenswert* von den Erfahrungen vor Einführung der Haemoccult-Tests unterscheidet. *Eine signifikante Steigerung der Quote kurativer Resektionen durch die Guajakfilteruntersuchungen läßt sich somit bisher nicht belegen.*

Ein definitives Urteil kann allerdings erst nach Vorliegen größerer Fallzahlen sowie der routinemäßigen Erfassung der exakten Tumorstadien in den Dokumentationen abgegeben werden. In diesem Zusammenhang müssen zwei wesentliche

Schwachpunkte der meisten Haemoccult-Studien noch einmal aufgegriffen werden:

1. In Arbeiten über Karzinomfrüherkennung stellen bekanntlich die Quoten von in Frühstadien diagnostizierten Tumoren im Vergleich zum Zustand vor Einführung von Suchmethoden *die praktisch entscheidende Kennziffer der Leistungsfähigkeit* einer Früherkennungsmethode dar. Die bereits beklagte Tatsache, daß nur von jedem 4. in der Haemoccult-Literatur erwähnten Karzinom ausreichende Angaben zum Stadium vorliegen und die längst als wissenschaftlicher Standard übliche Dukes- oder TNM-Klassifikation nur bei 3,8% aller Fälle mitangegeben wird, ist deswegen völlig unverständlich und läßt schwerlich günstige Rückschlüsse auf Dokumentationsgebaren und Problembewußtsein einiger Autoren zu.

2. Eine noch größere Unsicherheit bei der Bewertung der Guajaktests resultiert aus den völlig unzulänglichen Angaben fast aller Studien über die *eigentliche Relevanz positiver Tests bei den Karzinomdiagnosen.* Die wenigen mitgeteilten Ergebnisse lassen darauf schließen, daß anscheinend in sehr vielen Fällen bereits mit Ausgabe von Testmaterial eine intensivere Diagnostik initiiert worden war und somit eine *von Guajaktests unabhängige Tumorentdeckung* mehr oder weniger unmittelbar bevorstand. Die Kerngruppe der asymptomatischen und deswegen ausschließlich durch positive Guajaktests gefundenen Karzinome hatte bei Greegor [21] nur etwa $^1/_3$ und bei Gnauck [16] sogar nur $^1/_5$ der jeweiligen Fälle umfaßt; bei den übrigen Patienten hatten die Guajakreaktionen nur eine begrenzte oder sogar vernachlässigbare Rolle gespielt.

Wenn man Scheinerfolge von echten Leistungen der Guajaktests unterscheiden will, müssen folgerichtig alle Karzinomfälle aufgeteilt werden in solche, bei denen die Diagnoseeinitiierung tatsächlich suspekten Testergebnissen zu verdanken war, und andere, bei denen offensichtlich auch früher schon die Tumorentdeckung für die nächste Zeit zu erwarten gewesen wäre.

Ein zumeist vernachlässigter Ertrag der Guajakfilteruntersuchungen darf nicht übergangen werden: Es wurden durchschnittlich fast doppelt so viele polypoide Läsionen von 1 cm Größe und mehr entdeckt, von denen die meisten sich als Adenome erwiesen und in einigen Fällen auch bereits schwere Zellatypien zeigten. Da diese Adenome mehrheitlich asymptomatisch waren, war deren rechtzeitige und wenig belastende endoskopische Polypektomie eine außerordentlich wertvolle *Karzinomprophylaxe,* die ohne Suchtests schlechterdings unmöglich gewesen wäre.

Falsch-positive Ergebnisse

Bei durchschnittlich rund 25% aller Nachuntersuchungen konnten keine plausiblen Blutungsquellen gefunden werden.

Bei Eliminierung schwach-positiver Resultate und höherem diagnostischen Aufwand kann die Quote von nachweisbaren Blutungsursachen auf 80–90 % und mehr gesteigert werden, wobei dies von der jeweils festgesetzten Schwelle für plausible Blutungsquellen und selbstverständlich auch von der Selektion von Gastrointestinalpatienten abhängt.

Auch eine *Diät* frei von störendem „roten Fleisch“ dürfte die Quote falsch-positiver Befunde reduzieren, wobei freilich das Ausmaß dieses Effekts extrem unterschiedlich eingeschätzt wird: Vorzugsweise in älteren Arbeiten wurde dies für überragend wichtig gehalten, gegenwärtig hält man dies angesichts herabgesetzter Sensivität für vernachlässigbar. Empirische Ergebnisse dazu sind widersprüchlich.

Eine etwas höhere Positivquote infolge von *salicylathaltigen Medikamenten* erwies sich in unserer Studie als nicht signifikant, was für ähnliche magenschleimhautaggressive Rheumatika und Analgetika verallgemeinert werden darf. Wegen der durch fehlende oder unklare Arzneimittelangaben bedingten Dunkelziffer bleibt eine gewisse Beeinträchtigung dennoch diskutabel und sollte noch einmal empirisch überprüft werden.

Sogar unter *Antikoagulanzientherapie* scheint eine begrenzte Aussagekraft des Tests erhalten zu sein, wobei eine höhere Sensivität durch vermehrte Störanfälligkeit erkauft werden muß. Marcumar-Patienten müssen von einer Teilnahme nicht ausgeschlossen werden, es empfiehlt sich jedoch eine zurückhaltende Interpretation und vor invasiven und aufwendigen Untersuchungen eine evtl. mehrfache Wiederholung des Tests.

Falsch-negative Testversager

Wenigstens 72 falsch-negative Guajaktests bei kolorektalen Karzinomen sind veröffentlicht.

Sie werden meist auf eine zu ballaststoffarme Diät zurückgeführt, könnten aber auch durch Einnahme von hohen Dosen Vitamin C, zeitweise nicht blutende Tumoren, zu kleine Stuhlabstriche, falsche Lagerung der Testbriefchen, zu unempfindliche Chargen, verfallene Entwicklerlösungen oder eine zu strenge Bewertung beim Ablesen verursacht sein.

Solange weitere systematische Untersuchungen noch ausstehen, wird man mit einer *Quote von 20–30% negativer Tests bei Karzinomen und 50–60% bei größeren Polypen* rechnen müssen. Eine derartig hohe Versagerquote ist für eine *Suchmethode* aus folgenden Gründen äußerst problematisch:

1. Die *entscheidenden frühen Karzinomstadien*, auf deren Erfassung ja das gesamte Konzept der Früherkennung beruht, dürften in ihrem Blutungsverhalten eine Mittelstellung zwischen größeren Polypen und ausgereiften Malignomen aufweisen. Bei ihnen muß deswegen mit Versagerquoten gerechnet werden, die noch *über dem Durchschnitt* der Karzinome liegen und durchaus die 40-%-Marke übersteigen könnten.

2. Eine *Suchmethode* kann und soll nicht mit effizienten, aber für Reihenuntersuchungen zu aufwendigen Diagnosemethoden konkurrieren, sondern lediglich eine Vorauswahl für deren optimierte Anwendung treffen, wobei Hauptkriterium eine möglichst lückenlose Erfassung von Verdachtspersonen ist.

Ein einziges übersehenes Karzinom – v. a. im Frühstadium – wiegt unzweifelhaft schwerer als sogar eine beträchtliche Anzahl ergebnisloser Untersuchungen. Statt wie bisher nur 11–13 guajakpositive Probanden für die Entdeckung einer Krebserkrankung nachuntersuchen zu müssen, aber dabei jedes 4. Malignom (bzw. möglicherweise jedes 2. Frühkarzinom!?) von vornherein zu übersehen, erscheint es ungleich vorteilhafter, 20–30 Personen pro Neoplasma durchzudiagnostizieren, wenn man damit die Quote weiterhin okkulter Karzinome unter 10% senken könnte.

Derzeit ist *die relativ hohe* und für einen Suchtest in diesem Maße gar nicht erforderliche *Selektivität* mit einer *derartig hohen Versagerquote hinsichtlich klinischer Sensivität* erkauft, daß dadurch die ganze Methode desavouiert zu werden droht.

3. Solange nicht auf realistische Versagerquoten hingewiesen wird und manche Autoren dieses Problem oftmals übergehen, besteht die Gefahr, daß negative Tests bei unkritischen Personen ein Gefühl falscher Sicherheit schaffen oder Guajaktests sogar zum vermeintlichen Ausschluß von Dickdarmkarzinomen eingesetzt werden.

Bei der Verbesserung der Guajaksuchmethode muß derzeit *schwerpunktmäßig eine Verringerung der falsch-negativen Testbefunde* angestrebt werden, wozu alle Möglichkeiten ausgeschöpft werden sollten:

1. Die Empfindlichkeit - resultierend aus Teststreifencharge, Entwickler und den empfohlenen Schwellenwerten beim Ablesen - darf *nicht zu tief* angesetzt werden. Aus den oben erwähnten Gründen und nicht zuletzt wegen der bisher ausgebliebenen Steigerung der in Frühstadien erkannten Karzinome schlagen wir eine *leichte Erhöhung* der Empfindlichkeit vor, so daß bei unselektierten Kollektiven mit eher 3-4% als gegenwärtig vielfach nur 1% positiven Befunden gerechnet werden kann. Die in den am 16. 10. 79 novellierten Krebsfrüherkennungsrichtlinien enthaltene Vorschrift einer (nochmals?) reduzierten Sensivität gegenüber dem früheren Test von Greegor ist deswegen unserer Ansicht nach problematisch.

2. Durch geeignete Testanleitungen muß sichergestellt werden, daß die *Stuhlabstriche ausreichend groß* ausfallen. Zu kleine oder Einzelproben sollten wiederholt werden.

3. Die Proben sollten kühl gelagert und möglichst *postwendend entwickelt* werden. Die Guajakuntersuchungen sollten vorzugsweise in die kalte Jahreszeit gelegt werden.

4. Ungeachtet aller begründeten Skepsis, was die Befolgung von Diätvorschriften anbelangt, sollten die Probanden zu einer *stark dickdarmfüllenden* und mechanisch provozierenden *Diät* aufgefordert werden, wobei auch für Laien unmißverständlich die dafür erforderlichen Rohkost*mengen* genannt werden müssen; damit könnten wenigstens die kooperativen Teilnehmer optimal vorgehen.

5. *Bei geringstem klinischen Verdacht oder suspekten Fragebogenantworten sollte auch bei negativen Testergebnissen mindestens rektoskopiert* werden, zumal dies ein in jeder Hinsicht vertretbarer Aufwand ist.

Reliabilität

Auch bei hinsichtlich Alter, Vorselektion, Testjahr und verwendeter Diätvorschrift gut vergleichbaren Kollektiven schwanken die Quoten positiver Tests im Verhältnis 1:6.

Wegen der zumeist absolut unzureichenden Dokumentation von Lagertemperaturen und -zeiten, Auswertungskriterien, ferner bei vielen Autoren auch von Alter, Geschlecht und möglicher Selektion der Probanden kann nur mit Einschränkungen rekonstruiert werden, wie diese abweichenden Ergebnisse zustande gekommen sind, zumal die Herstellerfirma über Chargenvariationen nichts mitgeteilt hat und aus naheliegenden Gründen die Einhaltung der Diätvorschriften sich jeder Kontrolle entzieht.

Eine sorgfältige Analyse aller Faktoren zeigt, daß die unterschiedlich hohen Positivquoten *in starkem Maße*, wenn nicht überwiegend *von differierenden Testinterpretationen* bei *unabhängig* voneinander arbeitenden Auswertern verursacht sein dürften.

Die Reliabilität ist insgesamt sehr skeptisch zu beurteilen und jedenfalls der Reproduzierbarkeit von Teststreifen für Blutnachweis im Urin noch weit unterlegen.

Bedauerlich ist in diesem Zusammenhang nicht so sehr die Tatsache, daß viele Einzelfragen noch unzureichend untersucht sind, als vielmehr die Feststellung, daß angesichts der sich gegenseitig auf komplexe Weise durchdringenden labormedizinischen, klinischen, epidemiologischen und statistischen Problematik des Nachweises von okkultem Blut im Stuhl in manchen Arbeiten eine kaum adäquate methodologische Unbekümmertheit konstatiert werden muß.

Zumutbarkeit und Praktikabilität

Soweit Angaben vorliegen, scheinen mehr als 99% aller Probanden in der Lage zu sein, wenigstens eine technisch richtig aufgetragene Stuhlprobe anzufertigen; 85-90% senden 3 verwertbare Proben ein. Beim älteren Testmaterial wurden die empfohlenen Doppelproben nur von einer Minderheit praktiziert, die neuen Briefchen mit zwei Fenstern lassen bessere Resultate erwarten.

Die Größe der Stuhlproben schwankt im Verhältnis 1:20; verbesserte Anleitungen sollten im Interesse zuverlässigerer Ergebnisse für möglichst gleich große Ausstriche sorgen.

Übereinstimmend gelobt wird die Schnelligkeit, Sauberkeit und die kaum noch vorhandene Geruchsbelästigung.

Mit etwas Routine lassen sich in einer Stunde die Guajakproben von 50–80 Personen komplett verarbeiten.

1977 nahmen 18,1% der teilnahmeberechtigten Männer und 37% der Frauen an Krebsvorsorgeuntersuchungen teil, wobei Guajaktests bei 72,1% der Männer und nur 37,7% der Frauen angewandt wurden. Dies bedeutet, daß Guajaktests im Endeffekt nur bei 13,0% bzw. 13,5% aller berechtigten Männer und Frauen durchgeführt werden konnten. Auch wenn gegenwärtige Zahlen etwas höher liegen dürften, weist dies auf gewichtige Nachteile der gegenwärtig ausschließlichen Verteilung in Arztpraxen hin:

1. Bei *allgemeiner Verteilung* von Testmaterial hatten sich bei Durst und Gnauck auf Anhieb durchschnittlich 40% der Angeschriebenen beteiligt, immerhin also rund 3mal so viele Personen wie bei Vorsorgeuntersuchungen, die primär an einen Arztbesuch geknüpft sind (bei einer aufgeschlossenen sozialen Schicht in einer urbanen Region hatte Gnauck sogar eine Rücklaufquote von 56%).

Erinnert man sich gleichzeitig an die Tatsache, daß 85% der Vorsorgeteilnehmer gleichzeitig einen normalen Krankenschein in Anspruch nehmen, sprich: aufgrund von Beschwerden oder zur Ausstellung eines Antikonzeptivarezepts zum Arzt zu gehen pflegen, muß der Schluß gezogen werden, daß eine *zahlenmäßig relevante Ausweitung der Früherkennungsuntersuchungen* - nachweislich eine spezifische Chance der Guajaktests - bislang *gescheitert* ist.

2. Davon abgesehen werden derzeit schwerpunktmäßig Patienten untersucht, bei denen der Guajaktest *relativ redundant* ist, weil diese offensichtlich großenteils ohnehin an suspekten Symptomen leiden (und gewöhnlich auch früher schon rektoskopiert usw. worden wären), und jedenfalls *Tumorfrühstadien* nicht überrepräsentiert sein dürften.

Die *entscheidende Gruppe von asymptomatischen Trägern früher Karzinome*, die wohl zu Hause Fragebogen oder bequeme Tests willig absolvieren würden, aber mangels Leidensdruck nicht ohne auffälliges Testergebnis zu einem Arztbesuch bereit wären, wird durch die gegenwärtige Früherkennungsorganisation *ebensowenig erfaßt wie früher.* Die enttäuschenden Ergebnisse hinsichtlich der erhofften Steigerung der Früherkennungs- und somit Kurativresektionsquote sind somit wahrscheinlich weniger Resultat der Testmethode als vielmehr *Ergebnis der strukturell insuffizienten Distribution des Testmaterials.*

Ökonomie

In unserer eher aufwendigen Feldstudie hatten die Kosten pro entdecktes Karzinom 12310 DM betragen (einschließlich indirekter Kosten; Preise von 1975).

Bei der Variante eines „multiphasic screening", die wir in unserer 3. Alternative durchgerechnet hatten (vgl. S. 152), hätte sich die Summe auf 6620 DM reduziert. Da in unserer Studie Karzinomträger rund 3- bis 4fach überrepräsentiert waren, müßte man für realistische Alltagsbedingungen letztere Summe entsprechend multiplizieren und käme auf rund 20000 DM pro entdeckten Tumor.

Die ungleich wichtigere Frage wäre freilich diejenige nach den Kosten, die *für ein zusätzlich entdecktes frühes Karzinom* aufgewendet werden müßten. Eine signifikante Steigerung der früh erkannten Tumoren ist ja bisher überhaupt ausgeblieben.

Bei verbesserten Einsatzbedingungen scheinen jedoch günstigere Ergebnisse nach wie vor im Bereich des Möglichen: Bei einer Steigerung der Kurativresektionsquote um 10% würde ein zusätzliches kurables Karzinom überschlagsweise 200000 DM, bei einer Steigerung von 20% rund 100000 DM kosten; bei fast utopisch anmutenden 30% käme man auf 50000 DM. Nur im letzten Fall dürfte der Nutzen den gewaltigen Aufwand finanziell rechtfertigen.

Die Nutzen-Kosten-Analyse fällt freilich sehr viel günstiger aus, wenn die *Karzinomprophylaxe* durch rechtzeitig ektomierte Adenome mit einbezogen wird: Da allgemein bei jedem 5.-10. testpositiven Probanden ein über 1 cm großes Adenom gefunden und entfernt werden kann und ein Entartungsrisiko von ebenfalls 5-10% angenommen werden kann, ergibt sich, daß bei etwa jedem 50. Probanden ein späteres Karzinom zu verhindern ist.

Ungeachtet bekannter Schwachstellen, die wohl zum Teil im Zuge einer weiteren Ausreifung der Methode eliminiert werden könnten, dürfte der *modifizierte Guajaktest* auf absehbare Zeit *die einzige praktikable Methode zur Früherkennung von Kolon- und Rektumkarzinomen* darstellen.

Verbesserungsvorschläge – weitere Forschungsstrategie

Praktische Verbesserungsvorschläge

1. Die Entwicklerlösung sollte mit einem *Farbindikator* versehen werden, der Brauchbarkeit bzw. Verfall anzeigt. Alternativ könnte ein Probeteststreifen mitgeliefert werden, der eine ausreichend hohe H_2O_2-Konzentration beweist.

2. In die Gebrauchsanweisung für Auswerter muß unbedingt ein Hinweis auf die Häufigkeit *falsch-negativer Testversager* aufgenommen werden. Auch die Testteilnehmer sollten prinzipiell von der nicht 100%igen Zuverlässigkeit informiert werden, um keine falsche Sicherheit aufkommen zu lassen.

3. In der Gebrauchsanweisung muß ferner auf die mit *steigender Temperatur und Lagerzeit sinkende Reproduzierbarkeit* verwiesen werden. Derartige Informationen scheinen uns entschieden wichtiger als der aufgedruckte Hinweis, das Testmaterial vor UV-Licht zu schützen. (Wer nimmt es schon mit ins Solarium?)

4. Die für die Auswerter bestimmte Gebrauchsanleitung muß sicherstellen, daß der *Interpretationsspielraum beim Ablesen möglichst klein* gehalten wird. Dazu wären exakte Angaben notwendig, von welchem Durchmesser oder welcher Fläche an Farbreaktionen als positiv bzw. negativ gewertet werden müssen, ggf. in Abhängigkeit von der Probengröße (z. B. kleine Stuhlprobe: positiv ab 4 mm ⌀, normal große Proben positiv ab 8 mm ⌀ etc.). Da sehr kleine Stuhlproben nur noch fragwürdige Testergebnisse liefern, muß die Grenze zwischen noch verwertbaren und nicht mehr auswertbaren (Kleinst-)Proben möglichst genau definiert werden. Serien von Farbfotos über Grenzbefunde und deren korrekte Bewertung wären hilfreich.

5. Die Gebrauchsanweisung für Patienten sollte reich illustriert und in auch für Alterssichtige lesbarer Großschrift (die Lesebrille ist im WC nicht immer zur Hand!) gedruckt werden. Um insbesondere die im Verhältnis 1:20 schwankende Stuhlmenge wenigstens teilweise zu standardisieren, sollte eine „linsengroße Stuhlprobe" besser direkt neben dem Ausstreichfenster in Originalgröße abgebildet, statt im Text erwähnt werden.

6. Die *Identifikation* der Proben ist *unzureichend*: Schon bei dem älteren Testbriefchen hatten ca. 5% der Teilnehmer vergessen, ihren Namen wenigstens auf *ein* Briefchen zu schreiben; das zweite und dritte war nur selten gekennzeichnet. Durch das neuerdings auf die Rückseite verlegte Namensfeld dürfte sich die Kennzeichnung weiter verschlechtert haben.

Wir empfehlen daher, a) das Identifikationsfeld wieder möglichst auffällig auf die Vorderseite zu plazieren, b) zusätzlich Raum für die Adresse zu lassen (unbedingt notwendig für Massenausgaben!) und c) die Briefchen bereits beim ausgebenden Arzt oder der Ausgabestelle beschriften zu lassen.

7. Der seit einiger Zeit mitgelieferte sogenannte „Sicherheitsbeutel aus mikrobendichtem Papier" ist zu wenig widerstandsfähig und pflegt schon beim Entnehmen der Testbriefchen einzureißen. Vielleicht wäre ein PVC-Kuvert mit selbstklebendem Verschluß günstiger.

8. Das *Gewicht* von Testmaterial und Verpackung sollte geringfügig gesenkt werden, da viele Rücksendungen über 20 g wiegen. (Wir mußten mehrere 100 DM für Strafporto und Nachfrankieren aufwenden.)

9. Die Testbriefe sollten 2 Testfelder, was zwischenzeitlich geschehen ist, oder evtl. auch 4 Testfelder haben, um auch inhomogene Blutverteilungen im Stuhl besser zu erkennen.

Organisatorische Verbesserungsvorschläge

1. Wegen der Temperaturempfindlichkeit des Testmaterials sollte in der heißen Jahreszeit auf größere Testaktionen verzichtet werden. Postwendende Auswertung ist vorzuziehen, eine ggf. notwendige Lagerung über beispielsweise ein Wochenende muß im Kühlschrank erfolgen.

2. Wie mehrfach erwähnt, weist der gegenwärtige Modus der ausschließlichen Testmaterialausgabe in Arztpraxen 2 grundsätzliche Nachteile auf: Zum einen bleibt die Chance einer hohen Verbreitung auch bei Personen, die normalerweise nicht zu ärztlichen Vorsorgeuntersuchungen gehen, völlig ungenutzt; damit wird zum anderen die entscheidende Zielgruppe von noch beschwerdefreien Trägern früher Karzinomstadien weitgehend verfehlt.

Wir schlagen deswegen vor, *prinzipiell mehrere Verfahren der Testmaterialausgabe* anzubieten: Neben der konventionellen Verteilung in Arztpraxen sollten Guajaktests auch über Apotheken, betriebsärztliche Dienststellen, Gesundheitsämter, Gemeindeschwestern usw. verteilt werden (jeweils gegen Abgeben des entsprechenden Formulars aus dem Krankenversicherungsscheckheft o. ä.), wobei die Auswertung durch Einsenden zum Hausarzt oder ortsübliche Laboratorien geschehen könnte, welche im Falle suspekter Ergebnisse auch die Probanden benachrichtigen und zur Nachuntersuchung auffordern könnten.

3. Wegen der offensichtlich *hohen Anzahl falsch-negativer Testversager* und der lediglich auf intestinale Karzinomsuche beschränkten Guajakmethode sollte die Ausgabe möglichst *mit Fragebogen* kombiniert werden, die typische Symptome *sämtlicher wichtiger Tumorlokalisationen* erfassen können.

Vorschläge zur weiteren Forschungsstrategie

1. Das besonders gravierende Problem *falsch-negativer Testresultate* sollte Gegenstand intensivster empirischer Forschung werden. In Erweiterung der Ansätze von Deyhle und Schewe schlagen wir vor, bei bekannten Tumorträgern getrennt nach Früh- und Spätstadien, Lokalisation, Wuchsform (polypös, intramural), mit und ohne dickdarmfüllende und alterierende Diät über einen längeren Zeitraum (z. B. in der gesamten, erfahrungsgemäß 1-2 Wochen dauernden Wartezeit auf die Operation) pro Stuhl mit Chargen von 8-10 Einzelproben unterschiedlicher Empfindlichkeit zu untersuchen. Analog könnte man bei Kontrollgruppen von Adenomträgern und Darmgesunden verfahren.

Aus statistischen Gründen dürften wegen der zahlreichen notwendigen Gruppen für verläßliche Ergebnisse mehrere 100 Versuchspersonen notwendig sein, was praktisch nur in Klinikverbundstudien durchführbar wäre. Falls durch sensiblere Teststreifen die Treffsicherheit erhöht werden kann (was wir vermuten), sollten sie allgemein eingeführt werden, wobei eine Quote von 3-5 % positiver Tests und eine entsprechend erhöhte Zahl frustraner Nachuntersuchungen und falschpositiver Befunde im Vergleich zu übersehenen Karzinomen *das eindeutig kleinere Übel* wären.

2. Die besonders *anzweifelbare Reliabilität* zwischen verschiedenen voneinander unabhängigen Auswertern könnte etwa dadurch empirisch untersucht werden, daß man 20 Versuchspersonen die Firmenanleitung vorlegt und anschließend 50-100 vorher präparierte Stuhlproben mit negativen und positiven Farbreaktionen sowie insbesondere zahlreichen Grenzbefunden in deren Gegenwart entwickelt, wobei die - voneinander unabhängigen - Interpretationen der Versuchspersonen aufgezeichnet werden könnten.

Ähnlich könnte die Wirksamkeit von zwecks Standardisierung präzisierten Auswertungsanleitungen getestet werden.

3. Die Notwendigkeit bzw. Beschaffenheit von Diätverordnungen sollte an geeigneten Kontrollgruppen (keine Jugendlichen wegen deren mutmaßlich besserer Verdauungsleistung wie bei Feifel) entweder unter einer echten Provokationsdiät (Steaks, Schlachtplatten) oder in Längsschnittuntersuchungen von ohnehin quasi standardisiert essenden Kantinenbesuchern getestet werden (z. B. Fleischaskese in der ersten Woche, doppelte Ration in der zweiten Woche).

4. Die *In-vivo-Sensivität* sollte mit einer geeigneten Referenzmethode (spektroskopische Methode nach Snapper o. ä.) bestimmt werden, möglichst gleichzeitig mit dem Gesamt- und Fremdperoxidasengehalt im Stuhl. Möglicherweise könnte dadurch das leidige Problem des angeblich oder tatsächlich störenden Fleischverzehrs definitiv beantwortet werden.

5. Die Dokumentation von Guajakergebnissen darf sich nicht - wie bisher bei Schwartz u. M. - mehr oder weniger nur auf Teilnehmerzahlen, positive Tests und damit assoziierte Karzinome beschränken. Absolut *essentiell* wären u. E. lückenlose Informationen darüber, *welche Rolle positive Guajaktests* bei der jeweiligen Karzinomentdeckung gespielt haben (alleinige Diagnoseinitiierung bei beschwerdefreien Personen? Verdachtsmoment unter mehreren anderen suspekten Symptomen? Redundant bei klassischer Anamnese und bereits bei der körperlichen Untersuchung erfaßbaren Befunden? Nachträglich bei bereits endoskopisch/radiologisch nachgewiesenen Tumoren?) und *welche exakten Tumorstadien* vorlagen.

Längerfristiges Ziel wäre die Beantwortung der noch ausstehenden Frage, ob durch Guajaksuchtests eine signifikante Erhöhung der Kurativresektionsquote und damit der 5-Jahres-Überlebensquote erzielt werden kann, und wenn ja, wie hoch der Aufwand ist.

6. Obwohl die Haemoccult-Methode Schwachstellen und zahlreiche offene Fragen bietet, ist sie in vielen Aspekten erprobt und nicht mehr kontrovers.

Neu auf den Markt gebrachte Varianten der modifizierten Guajakmethode teilen offensichtlich die Probleme mit den Haemoccult-Streifen, sind im übrigen aber noch nicht im gleichen Maße bewährt. Vor ihrer Einführung sollte zumindest nachgewiesen werden, daß sie den Standard der Haemoccult-Methode erreichen.

7. Entwicklung immunchemischer Okkultbluttests mit dem Ziel, diese als Screeningmethode einzusetzen.

Literatur

1. Anders A, Häring R, Knauf P (1973) Ergebnisse der Kolon-Rektum-Chirurgie. Med Welt 24:923
2. Arbeits- u. Sozialministerium Baden-Württemberg, Landesverband der Ortskrankenkassen Württemberg, LVA Württemberg-Baden, KV Nord-Württemberg-Baden u. Nord-Baden, Abt. für Medizinische Statistik, Dokumentation u. Datenverarbeitung der Universität Ulm (Hrsg) (1969/70) Modell einer allgemeinen Vorsorgeuntersuchung. Bon/anden
3. Blomhke M (1971) Reproduzierbarkeit und Gültigkeit von Fragebogen. In: „Anamnese", Bericht über den 14. Jahrestag der Dt. Gesellschaft für Med. Dokumentation und Statistik in der D.G.V.e.V., Oktober 1969, Heitz, Stuttgart, S 195–202
4. Bokelmann D, Drüner HU, Schatz U (1972) Klinik und Prognose der Kolon- und Rektum-Karzinome. Dtsch med Wochenschr 97:1590–1954
5. Dinese VP jun, Meshkinpour H, Lorber SH (1973) Gastric mucosal morphology and faecal blood loss during ethanol ingestion. GUT 14:289–292
6. Eberhagen D, Bayerle H (1973) Klinische Chemie und Hämatologie, 3. Aufl. Urban und Schwarzenberg, München Berlin Wien, S 227 f
7. Elster K, Kolaczek F, Shimamoto K, Freitag H (1975) Early gastric cancer — Experiences in Germany. Endoscopy 7:5–10
8. Fahrenberg J (1971) Methodenprobleme der Fragebogen-Konstruktion. In: „Anamnese", Bericht über den 14. Jahrestag der Dtsch. Gesellschaft für Med. Dokumentation und Statistik in der D.G.V.e.V., Oktober 1969. Heitz, Stuttgart, S 165–177
9. Faltermann KW, Hill CB, Morney JC, Fox JW, Cohn I (1974) Cancer of the colon, rectum and anus: a review of 2313 cases. CA 34:951–959
10. Feurle G (1974) Kolon- und Rektumkarzinom. Med Klin 69:1734–1744
11. Fritze E (1973) Zweijährige Erfahrungen mit einem programmierten Anamnese-Interview. Dtsch Med Wochenschr 98:2159–2161
12. Frühmorgen P, Classen M, Demling L (1973) Krebsfrühdiagnostik im Gastrointestinaltrakt. Fortschr Med 91:1011–1014
13. Gierhake FW, Zimmermann K (1975) Probleme der Krebsvorsorge im Speziellen sowie im Rahmen allgemeiner Vorsorgemedizin. Oeff Gesundh Wes 37:192–198
14. Gnauck R (1974) Okkultes Blut im Stuhl als Suchtest nach kolorektalem Krebs und präkanzerösen Polypen. Z Gastroenterol 12:239–250
15. Gnauck R (1972) Okkultes Blut im Stuhl als Vorsorgetest. Kurzfassung 17 der 27. Tagung der Deutschen Gesellschaft für Verdauungs- u. Stoffwechselkrankheiten, Frankfurt 5.–7. Okt. 1972. Z Gastroenterol
16. Gnauck R (1978) Dickdarmkarzinom-Screening mit Haemoccult. In: Goerttler K (Hrsg) Kolorektale Krebsvorsorge. Wachholz, Nürnberg, S 32–35
17. Goerttler K, Köhler CO, Wagner G, Wanzek L (1975) War die „Woche der Krebsvorsorge" in Baden-Württemberg ein Erfolg? Med Welt 26:961–971
18. Greegor DH (1967) Diagnosis of large-bowed cancer in the asymptomatic patient. JAMA 201:943–945
19. Greegor DH (1969) Detection of silent colon cancer in routine examinatia. CA 19:330–337
20. Greegor DH (1971) Occult blood testing for detection of asymptomatic colon cancer. CA 28:131–134
21. Greegor DH (1972) Detection of colorectal cancer using guaiac slides (Congress Report). CA 22:360
22. Greegor DH (1973) Detection of silent colo-rectal cancer with the aid of the guajac slides. Vortrag vor der II. Nationalen Konferenz über Kolon- u. Rektumkrebs der American Cancer Society in Bal Harbour, Florida am 28. 9. 1973
23. Grüntzig A, Blomhke M, Depner R, Augsburger W (1968) Prüfung der Zulässigkeit medizinischer Fragen in der epidemiologischen Forschung. Method Inform Med 7:159–165
24. Hall P, Molin L, Jahn OA (1971) Die Bedeutung der Fragebogen-Anamnese. In: „Anamnese", Bericht über den 14. Jahrestag der Dtsch. Gesellschaft für Med. Dokumentation und Statistik in der D.G.V.e.V., Oktober 1969. Heitz, Stuttgart.

25. Hartung J, Vallée J (1971) Über die Reproduzierbarkeit von Anamnesen. In: „Anamnese", Bericht über den 14. Jahrestag der Dtsch. Gesellschaft für Med. Dokumentation und Statistik in der D.G.V.e.V., Oktober 1969. Heitz, Stuttgart.
26. Hastings JB (1974) Mass screening for colorectal cancer. Am J Surg 127:228-233
27. Immich H (1971) Grundsätzliche Probleme bei der Dokumentation der Anamnese. In: „Anamnese", Bericht über den 14. Jahrestag der Dtsch. Gesellschaft für Med. Dokumentation und Statistik in der D.G.V.e.V., Oktober 1969. Heitz, Stuttgart.
28. Karlson P (1967) Kurzes Lehrbuch der Biochemie, 6. Aufl. Thieme, Stuttgart, S 158 f
29. Kaschischke H, Boettcher I (1974) Röntgenologische Beiträge zur Diagnostik von Dickdarmtumoren. Dtsch Med Wochenschr 99:675-678
30. Kutter D (1976) Schnelltests in der Klinischen Diagnostik, 1. Aufl. München Berlin Wien, S 166 f
31. Leuthard F (1963) Lehrbuch der Physiologischen Chemie, 15. Aufl. Thieme, Berlin, S 233 f
32. Mathis H (1973) Gastrointestinaltrakt (Nebenwirkungen). In: Kuemmerle HP, Goossens N (Hrsg.) Klinik und Therapie der Nebenwirkungen, 2. Aufl. Thieme, Stuttgart, S 933 f
33. Miller G, Kaufmann M (1975) Das Magenfrühkarzinom in Europa. Dtsch Med Wochenschr 100:1946-1949
34. Neumann G (1970) Stand der Krebsvorsorgeuntersuchungen in der Bundesrepublik. Oeff Gesundh Wes 32:209-218
35. Ostrow J, Donald MD, Mulvancy CA, Hansell JR, Rhodes RS (1973) Sensivity and reproducibility of chemical tests for fecal occult blood with an emphasis on false-positive reactions. Am J Dig Dis 18:930-940
36. Parry DJ, Wood PHN (1967) Relationship between aspirin taking and gastro duodenal haemorrhagy. GUT 8:301
37. Propper A (1971) Die Anamnesedatei der Hautklinik Kiel. In: „Anamnese", Bericht über den 14. Jahrestag der Dtsch. Gesellschaft für Med. Dokumentation und Statistik in der D.G.V.e.V., Oktober 1969. Heitz, Stuttgart, S 432-451
38. Reifferscheid M (1973) Kolon- und Rektumtumoren. In: Demling L (Hrsg) Klinische Gastroenterologie, Bd. I. Schattauer, Stuttgart, S 432-451
39. Rösch W (1974) Früherkennung des Magen-Karzinoms - Wunsch oder Realität? Med Welt 25:501 f
40. Rösch W, Thoma R (1974) Anamnese beim Frühkarzinom des Magens. Med Klin 69:2063-2066
41. Schewe S, Feifel G, Heldwein W, Weinzierl M, Wolf W, Boltz HD, Konrad E (1979) Sensivität des Haemoccult-Tests bei Kolorektalen Tumoren. Dtsch Med Wochenschr 104:253
42. Scheuch EK (1973) Das Interview in der Sozialforschung. In: König R (Hrsg) Handbuch der empirischen Sozialforschung, 3. Aufl. Enke, Stuttgart, Bd 2, S 66-190
43. Schwartz FW, Holstein H, Brecht JG (1979) Kolorektale Krebsfrüherkennung mittels Nachweis von okkultem Blut im Stuhl - Erste Ergebnisse. Dtsch Aerztebl 18:1223-1228
44. Stadelmann O, Miederer SE, Löffler A, Mielke R, Käufer C, Elster K (1973) So-called Early gastric cancer and its detection. Endoscopy 5:70-76
45. Wilson JMG, Jungner G (1968) Principles and practice of screening for disease. Pupl. HHL. Papers of WHO, Genf
46. Winawer SJ, Sherlock P, Schottenfeld D, Miller DG (1976) Screening for Colon Cancer. Gastroenterology 70:783

Diskussion

Gnauck: Ihre Frage im Fragebogen nach sichtbarem Blut im Stuhl lautete u. a.: Häufig Blut im Stuhl gesehen? Und da hatten offensichtlich 11,9 % der Befragten ja gesagt. Ist das richtig?

Frühmorgen: Ja, das stimmt.

Gnauck: Diese Zahlen sind ähnlich jenen der Möllner-Studie, in der 6% der erwachsenen Bevölkerung die Frage nach wiederholt sichtbarem Blut bejaht haben. Auch bei uns in Wiesbaden waren es 6 %, so daß man sagen kann, daß 6–12 % der Bevölkerung sichtbares Blut angibt, obwohl in dem in Frage kommenden Lebensalter etwa 50% Hämorrhoiden haben.

Frühmorgen: Bemerkenswert ist ja, daß die subjektive Angabe von Blut im Stuhl offensichtlich sehr ungenau ist und keine differential-diagnostischen Rückschlüsse zuläßt. Der Prozentsatz der Personen, die Blut im Stuhl gesehen haben, ist etwa gleich hoch bei Karzinomen, bei adenomatösen Polypen, bei anderen Erkrankungen und selbst bei tumorfreien Nachuntersuchungen. Ein ungelöstes Problem ist nach wie vor darin zu sehen, daß Patienten, die Blut im Stuhl bemerken, dieses als mögliches Krebszeichen ignorieren und keinen Arzt aufsuchen.

Weiss: Das ist wirklich ein großes Problem. Auch bei unserer Umfrage hat sich gezeigt, daß nur ein verschwindend kleiner Bruchteil der Bevölkerung die peranale Blutung als wichtiges Symptom auffaßt. Hinzu kommt der Trugschluß, daß bei bekannten oder neu entdeckten Hämorrhoiden peranale Blutungen als durch diese bedingt angesehen werden und weitere Untersuchungen des Dickdarms unterbleiben. Langfristig scheint es mir als erzieherisches Problem, daß man bei sichtbarem Blut die Menschen zu weiterführenden Untersuchungen und einem Arztbesuch motiviert.

Otto: Hier wäre sicher eine Aufgabe für die Deutsche Krebshilfe und die Massenmedien, durch geeignete Spots diesen Personenkreis für einen Arztbesuch zu motivieren und über weiterführende diagnostische Maßnahmen aufzuklären.

Schüler: Als niedergelassener Kollege habe ich in einer Allgemeinpraxis, in der fast nur ältere Menschen erscheinen, routinemäßig Haemoccult-Testbriefe ausgeteilt. Bei einer sehr hohen Rücklaufquote von 90% habe ich folgende Beobachtung gemacht: Selbst wenn Patienten Blut im Stuhl beobachten, geben sie das vielfach nicht an, weil ihnen das peinlich ist. Der Patient nimmt aber dennoch das Testbriefchen, um seinen Hausarzt nicht zu enttäuschen, wobei der Testausgang für ihn nicht so interessant ist, da er ja ohnehin wiederholt Blut auf dem Stuhl oder im Stuhl beobachtet hat. Die Motivation und das Vertrauensverhältnis muß m. E. vom Hausarzt aufgebaut werden, wobei das derzeitige Vorgehen mit einem separaten Vorsorgeschein und teilweise gesonderten Anmeldungen unglücklich ist. Besser wäre es, wenn jeder Patient jeweils beim ersten Besuch im Jahr direkt vom Hausarzt die Testbriefe ausgehändigt bekäme, um dann beim nächsten Mal nach entsprechender Auswertung weitere Untersuchungsverfahren zu besprechen.

Sind aus internistischer Sicht durch Screeninguntersuchungen prognostisch günstigere Karzinomstadien zu erfassen?

W. MATEK[1]

Das letzte Jahrzehnt brachte wesentliche Fortschritte in der Diagnostik kolorektaler Erkrankungen. Der Einsatz dieser modernen diagnostischen Möglichkeiten und ihr Heranreifen zu Routinemethoden werden auch durch das Ansteigen koloskopischer Untersuchungen dokumentiert (Abb. 1). Als Konsequenz ergab sich vor etwa 5 Jahren an unserem Krankengut, daß kolorektale Karzinome in früheren Stadien zur Behandlung gelangen [10]. Es war zu prüfen, ob sich dies auch längerfristig bestätigte und ob die verbesserten Diagnoseverfahren jetzt auch den Patienten außerhalb einer großen, spezialisierten Klinik zugute kamen.

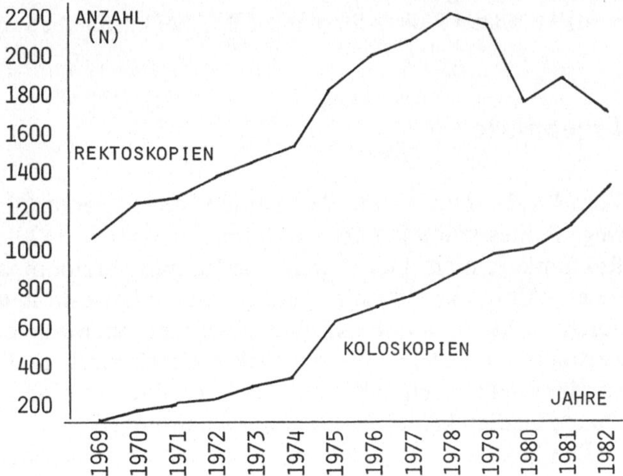

Abb. 1. Zahl der rektoskopischen und koloskopischen Untersuchungen an der Medizinischen Universitätsklinik Erlangen 1969–1982

Methodik

Es wurden Patienten mit einem Dickdarmkarzinom in die Statistik aufgenommen, die an der Chirurgischen oder Medizinischen Universitätsklinik Erlangen wegen eines primären kolorektalen Karzinoms im Zeitraum vom 1.1.1969 bis 31.12.1981

1 Medizinische Universitätsklinik, Krankenhausstr. 12, D-8520 Erlangen

behandelt worden waren. Berücksichtigt wurden alle operativ oder durch endoskopische Polypektomie behandelten Patienten.

Die Karzinomdiagnose wurde bei diesen Patienten in der Abteilung für klinische Pathologie bestätigt. Auf die Mukosa begrenzte Veränderungen im Sinne schwerer Zellatypien wurden aus der Studie ausgeschlossen, ebenso Rezidivtumoren, maligne Lymphome und Karzinoide. Bei Patienten mit mehrfachen kolorektalen Karzinomen wurde der prognostisch ungünstigere Tumor dokumentiert.

Die Entscheidung, welcher Tumor am ungünstigsten ist, erfolgte zunächst nach dem Dukes-Stadium, dann nach der histologischen Klassifikation, dann nach Malignitätsgrad [8], dann nach Infiltrationstiefe und schließlich der nach Entfernung der Resektionsränder.

Innerhalb dieses Krankenguts verglichen wir die Patienten der ersten 5 Jahre (1969-1973) mit denen der Jahre 1974-1977 und 1978-1981 nach folgenden Gesichtspunkten:

a) Diagnosestellung in der Medizinischen Universitätsklinik Erlangen oder außerhalb.

b) Lokalisation des Karzinoms.

c) Therapie des Tumors: kurativ oder nichtkurativ. Als kurativ wurden lokal radikale resezierende Eingriffe und Polypektomien ohne diagnostizierte Fremdmetastasen eingestuft.

d) Anteil der Dukes-Stadien A, B, C bei kurativ behandelten Patienten.

Ergebnisse

Vom 1. 1. 1969 bis 31. 12. 1981 wurden 2485 Patienten, die obige Kriterien erfüllten, wegen eines kolorektalen Karzinoms behandelt. 1420 dieser Patienten hatten ein Rektumkarzinom. Der Anteil der Rektumkarzinompatienten aus der Medizinischen Klinik war jedoch zu gering und die Fallzahl in den einzelnen Gruppen dadurch zu klein, um statistische Verfahren anzuwenden. So kamen im gesamten Zeitraum nur 76 von 939 nach Dukes klassifizierte und kurativ operierte Patienten aus der Medizinischen Klinik. Die Rektumkarzinome zeigten in der Verteilung der Dukes-Stadien keine signifikanten Änderungen.

Die prozentuale Verteilung der Tumorlokalisationen blieb im gesamten Beobachtungszeitraum bei deutlicher Fallzunahme konstant (Tabelle 1).

Tabelle 1. Lokalisation kolorektaler Karzinome (prozentuale Verteilung)

	1969–1973 (n = 640)	1974–1977 (n = 850)	1978–1981 (n = 995)
Rechtes Kolon	10	7	9
Colon transversum, Flexura lienalis, Colon descendens	10	9	8
Sigma	24	25	26
Rektum	56	59	57

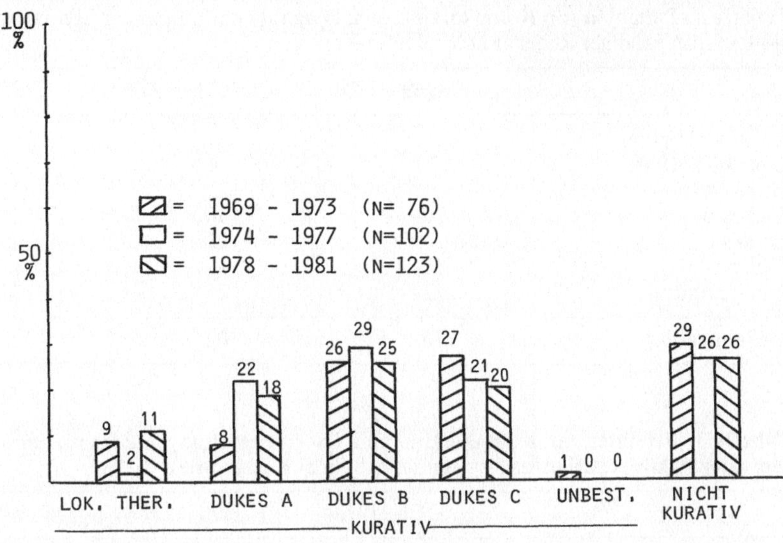

Abb. 2. Kolonkarzinome. Diagnosestellung in der Medizinischen Universitätsklinik Erlangen

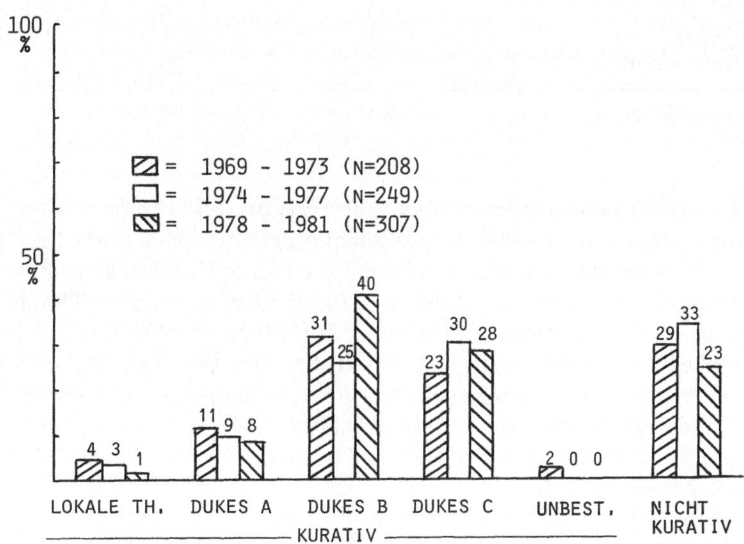

Abb. 3. Kolonkarzinome. Diagnosestellung außerhalb der Medizinischen Universitätsklinik Erlangen

1065 Patienten hatten ein Kolonkarzinom. Hierbei wurde 301mal die Diagnose in der Medizinischen Universitätsklinik Erlangen (Abb. 2), 764mal außerhalb gestellt (Abb. 3). In den Jahren 1974–1977 kam es an der Medizinischen Klinik Erlangen zu einer signifikanten Zunahme der Dukes-A-Stadien gegenüber den Vorjahren ($p < 0{,}05$). Der günstige prozentuale Anteil konnte im Zeitraum 1978–1981 etwa

Tabelle 2. Patienten mit Kolonkarzinomen, Diagnosestellung in der Medizinischen Universitätsklinik (Erlanger Register kolorektaler Karzinome)

	1969–1973	1974–1977	1978–1981
Kurative Therapie			
Lokale Therapie	7	4	14
Dukes A	6	22	22
Dukes B	20	30	31
Dukes C	20	21	25
Unbest.	1	–	–
Nicht kurativ	22	25	31
Gesamtzahl	76	102	123

Tabelle 3. Patienten mit Kolonkarzinomen, Diagnosestellung außerhalb der Medizinischen Universitätsklinik (Erlanger Register kolorektaler Karzinome)

	1969–1973	1974–1977	1978–1981
Kurative Therapie			
Lokale Therapie	8	8	2
Dukes A	23	23	24
Dukes B	65	62	124
Dukes C	49	75	86
Unbest.	5	1	–
Nicht kurativ	58	80	71
Gesamtzahl	208	249	307

wieder erreicht werden, wobei hier auch die lokal therapierten Tumoren zunahmen. Die Dukes-C-Fälle waren leicht rückläufig (Abb. 2 und Tabelle 2).

Bei den auswärts diagnostizierten Patienten finden sich diese Veränderungen nicht: Die prozentualen Anteile der Patienten mit lokaler Therapie und Dukes-A-Stadien sind weitgehend konstant. Auffallend ist aber ein deutlicher Anstieg der Dukes-B-Fälle im letzten Zeitraum. Die absolute Zahl hat sich dabei gegenüber den beiden vorherigen Zeiträumen etwa verdoppelt (Abb. 3 und Tabelle 3).

Betrachtet man den 1. Zeitraum (1969–1973), so ergeben sich in der Verteilung der Krebsstadien in den beiden Diagnostikgruppen keine signifikanten Unterschiede (Tabelle 4).

Im 2. Zeitraum (1974–1977) gilt dies auch bezüglich der kurativ lokal behandelten Patienten; nimmt man jedoch die Dukes-A-Patienten hinzu, so ergibt sich ein signifikanter Unterschied ($p < 0{,}025$). Diese prognostisch günstigeren Stadien [4, 5, 12, 13] wurden häufiger in der Medizinischen Klinik gefunden. Der signifikante Unterschied wird noch deutlicher, wenn man die Dukes-B-Fälle mit einbezieht (Tabelle 4).

Im 3. Beobachtungszeitraum (1978–1981) ergibt sich bei einer Summierung der Dukes-A- und -B-Patienten und der Patienten mit kurativer lokaler Therapie zwischen den beiden Diagnostikgruppen kein signifikanter Unterschied mehr. Dies ist auf den Anstieg der auswärts diagnostizierten Dukes-B-Stadien zurückzuführen.

Tabelle 4. Vergleich der Patienten mit Kolonkarzinomen, die innerhalb und außerhalb der Medizinischen Universitätsklinik diagnostiziert wurden (Erlanger Register kolorektaler Karzinome)

	Lokal kurativ	Lokal kurativ + Dukes A	Lokal kurativ + Dukes A + Dukes B
1969–1973 (n = 284)	n. s.	n. s.	n. s.
1974–1977 (n = 351)	n. s.	$p < 0{,}025$	$p < 0{,}005$
1978–1981 (n = 430)	$p < 0{,}001$	$p < 0{,}001$	n. s.

Signifikant unterschiedlich verteilt sind hier jedoch die kurativ lokal behandelten Patienten und dies auch, wenn man die Dukes-A-Patienten mit in die Überlegungen einbezieht (Tabelle 4).

Diskussion

Todesursachenstatistiken der westlichen Welt zeigen seit Jahren einen Anstieg der kolorektalen Karzinome [1, 2, 3]. In unserem Patientengut fand sich bis 1978 ebenfalls ein deutlicher Anstieg (Abb. 4). Seitdem bleiben die Patientenzahlen relativ konstant. Dies ist möglicherweise auf die Auslastung der diagnostischen und therapeutischen Kapazitäten unserer Kliniken zurückzuführen. Die Verschiebung der Tumorlokalisation - wie in Nordamerika beobachtet - zugunsten des Sigmakarzi-

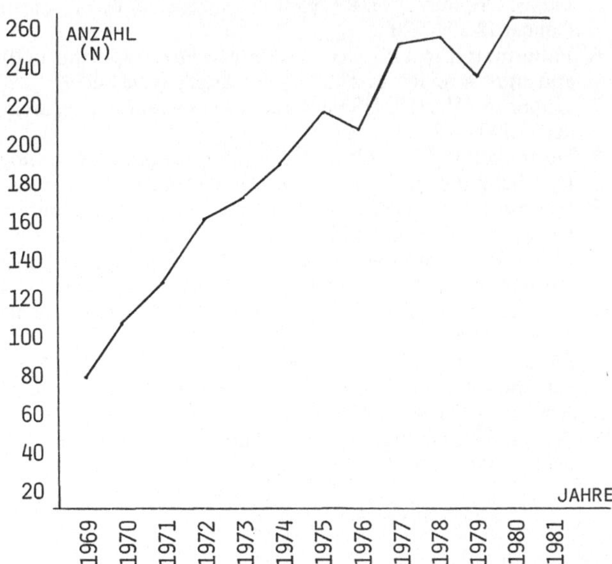

Abb. 4. Anzahl der Patienten mit kolorektalen Karzinomen (Erlanger Register kolorektaler Karzinome)

noms und zuungunsten des Rektumkarzinoms konnte bei uns nicht nachgewiesen werden [1, 3, 6, 7].

Rektumkarzinome sind mit einfacheren diagnostischen Maßnahmen zu erkennen als Kolonkarzinome. Daher wird die Diagnose meist auswärts gestellt: Die Patientenzahlen der Medizinischen Klinik sind bei dieser Tumorlokalisation vergleichsweise gering.

Zusammenfassung

Durch die Fortschritte in der kolorektalen Diagnostik konnten im Vergleich zu einem Patientengut, bei dem die modernen diagnostischen Verfahren noch nicht so konsequent angewandt wurden, an der Medizinischen Klinik in Erlangen seit 1974 signifikant günstigere Tumorstadien diagnostiziert werden. Diese günstige Tendenz hat sich in den Jahren 1978–1981 noch verstärkt und ist in den Bereich der kurativ behandelbaren lokalen und Dukes-A-Stadien vorgerückt. Ein erster günstiger Trend im auswärts diagnostizierten und in Erlangen operierten Patientengut zeigt sich durch den Anstieg der Dukes-B-Patienten in den letzten Jahren.

Literatur

1. Axtell LM, Cutler SJ, Myers MH (1972) End results in cancer. Report No. 4. U.S. Department of Health, Education and Welfare, pp 51–71
2. Bacon HE (1965) Cancer of the rectum and colon: Review of 2402 personal cases. Acta Chör Hung 6:281-286
3. Bokelmann D, Drüner HU, Schulz U (1972) Klinik und Prognose der Kolon- und Rektumkarzinome. Dtsch Med Wochenschr 97:1590–1594
4. Botsford TW, Aliapoulios MR, Folgeson FS (1971) Results of treatment of colorectal cancer of the Peter Breut Brigham Hospital from 1960–1965. Am J Surg 121:398-402
5. Dukes CE, Bussey HJR (1958) The spreach of rectal cancer and its effect on prognosis. Br J Cancer 12:309-320
6. Falterman KW, Hill CB, Markey JC, Fox JW, Cohn J (1974) Cancer of the colon, rectum and anus. A review of 2313 cases. Cancer 34:951–959
7. Gilbertsen VA (1971) The earlier diagnosis of adenocarcinoma of the large intestine. Cancer 27:143–149
8. Hermanek P (1974) Aktuelles aus der klinischen Pathologie des kolorektalen Karzinoms. In: Rügheimer E, Schellerer W (Hrsg) Aspekte moderner Chirurgie. perimed, Erlangen, S
9. Hermanek P (1978) „Grading“ und „Staging“, Bedeutung für die klinische Onkologie. Fortschr Med 96:520-524
10. Matek W, Frühmorgen P, Altendorf A, Hermanek P (1979) Entwicklungen in der Diagnostik des kolorektalen Karzinoms. Fortschr Med 97/2:65–68
11. McSherry CK, Cornell GN, Glenn F (1969) Carcinoma of the colon and rectum. Ann Surg 169:502-509
12. Silverman DT, Murray JL, Smart CR, Brown CC, Myers MH (1977) Estimated median survival times of patients with colorectal cancer. Based on experience with 9745 patients. Am J Surg 133:289-297
13. Wilson SW, Beahrs OH (1976) The curative treatment of carcinoma of sigmoid, rectosigmoid and rectum. Ann Surg 183:556–563

Diskussion

Rösch: Ist es nicht einfach eine Frage der Selektion dadurch, Herr Matek, daß Sie die endoskopische Polypektomie anbieten? Somit kommen an die Medizinische Universitätsklinik Erlangen natürlich sehr viele Patienten gezielt zur Polypektomie, wobei sich dann zugleich herausstellt, daß im Einzelfall entweder ein lokal therapierbares Karzinom oder ein Dukes-A-Karzinom vorliegt. Denn die Chirurgische Klinik in Erlangen wählt ja das gleiche Vorgehen und dort ist der Trend nicht zu sehen.

Matek: Das ist ein möglicher Effekt, aber ich kann hier nur unsere Zahlen vorstellen. Allerdings bietet auch die Chirurgische Klinik die endoskopische Polypektomie an.

Frühmorgen: Die Diagnostik ist in der Chirurgischen Universitätsklinik eben doch nicht identisch, da nicht bei jedem Patienten konsequent eine hohe Koloskopie durchgeführt wird. Der Chirurg untersucht auch oft präoperativ ganz gezielt, und das mag die unterschiedlichen Befunde erklären.

Deyhle: Ich glaube, daß man das nicht auf die Methoden selbst zurückführen kann. Die Radiologie war vor 30 Jahren genauso gut wie jetzt, nur wurde sie methodisch schlechter ausgeführt. Mit der Koloskopie haben wir, sieht man von den Polypen ab, keinen gravierenden Vorsprung. Das liegt einfach daran, daß beide Methoden breiter und besser angewendet werden. Fortschritte mit der Endoskopie und Radiologie sind nur dann zu erzielen, wenn wir sie breiter und insbesondere bei asymptomatischen Patienten anwenden. Kommen sie jedoch bei symptomatischen Personen zum Einsatz, dann finden wir eben mehr Karzinome, wenn die Methoden gut ausgeführt werden. Wenn Sie gut röntgen, erfassen Sie 98 % der koloskopischen Befunde, bezogen auf fortgeschrittene Karzinome und Polypen mit einer Größe >1 cm.

Frühmorgen: In den Ausführungen von Herrn Matek und Herrn Deyhle habe ich eigentlich keinen Widerspruch gesehen.

Deyhle: Herr Matek hat doch gesagt, daß man mit den modernen Methoden mehr Dukes-A- und -B-Fälle findet. Das stimmt natürlich nicht. Ich habe seine Ausführungen als Methodenwertung verstanden.

Matek: Die Koloskopie und auch die Doppelkontrastuntersuchung des Kolons wurden in Erlangen erst seit Anfang der 70er Jahre eingesetzt. Der zunehmende Einsatz dieser Methoden führte zu den vorgestellten Ergebnissen. Der Fortschritt besteht doch nicht allein darin, daß wir die Methoden haben, sondern daß sie apparativ und in der Untersuchungstechnik verbessert wurden und gehäuft eingesetzt werden.

Deyhle: Ja, mit dieser Interpretation bin ich einverstanden.

Sind aus chirurgischer Sicht durch Screeninguntersuchung beim kolorektalen Karzinom günstigere Tumorstadien zu erfassen?

U. BLUM, E. UNGEHEUER und J. CAPPEL[1]

Diese Frage, ob im Rahmen einer Screeninguntersuchung wie der in Deutschland eingeführten Krebsfrüherkennungsuntersuchung beim Dickdarmkarzinom prognostisch günstigere Tumorstadien erfaßt werden, kann wohl am leichtesten der Chirurg beantworten, der ein großes Krankengut kolorektaler Karzinome überblickt und der selbst eine genaue Stadieneinteilung dieser Karzinome aufgrund des intraoperativen Situs und der histologischen Klassifizierung der resezierten Tumoren mit seinem Pathologen treffen kann.

Methodik

In der Chirurgischen Klinik des Krankenhauses Nordwest Frankfurt/Main wurden im Zeitraum von 1963-1982 ca. 4000 kolorektale Karzinome operiert (Tabelle 1). Die jährlichen Operationsfrequenzen haben entsprechend der allgemein ansteigenden Morbidität kolorektaler Karzinome in den letzten Jahren zugenommen und liegen z. Z. bei 250-300 Operationen pro Jahr (Abb. 1). Der Prozentsatz der asymptomatischen, durch die Krebsfrüherkennungsuntersuchung erfaßten Karzinome beträgt seit 1977 in unserem Krankengut 10-15 %.

Die histologische Begutachtung der resezierten kolorektalen Karzinome und die Stadieneinteilung nach DUKES erfolgte in unserem Pathologischen Institut

Tabelle 1. Dickdarmchirurgische Eingriffe wegen benigner und maligner Erkrankungen in der Chirurgischen Klinik des Krankenhauses Nordwest, Frankfurt/Main (1963-1982)

Eingriffe an Kolon und Rektum	4768
Wegen Karzinom	
- Kolon	1914
- Rektum	2036
Wegen Entzündung	300
Wegen Polypen, Strahlenfolgen etc.	518

1 Chirurgische Klinik, Krankenhaus Nordwest, Steinbacher Hohl 2-26, D-6000 Frankfurt 90

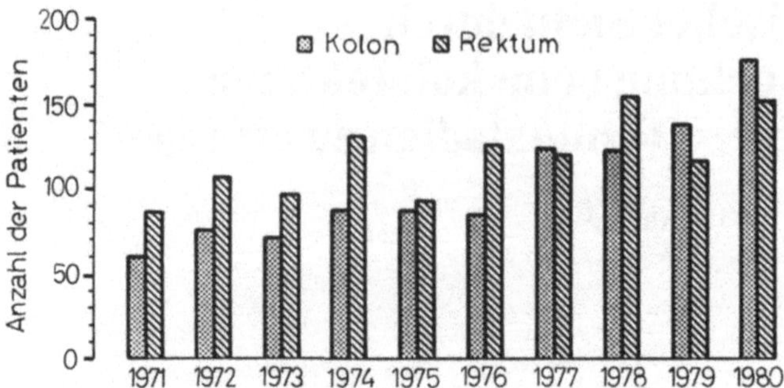

Abb. 1. Jährliche Operationsfrequenzen wegen kolorektaler Karzinome in der Chirurgischen Klinik des Krankenhauses Nordwest, Frankfurt/Main

durch Prof. HOER. Entsprechend Follow-up-Studien wird die 5-Jahres-Überlebenschance von Patienten nach Operation im Dukes-Stadium A mit 80–90% angegeben, im Dukes-Stadium B mit 60% und im Dukes-Stadium C mit 25–30% (Abb. 2).

Wir haben in der nachfolgenden Studie 5 Jahrgänge von Patienten mit kolorektalen Karzinomen vor und nach Einführung der Krebsvorsorgeuntersuchung in der BRD mit insgesamt 1188 Fällen in Hinblick auf Operabilität, Tumorstadium zum Zeitpunkt der Operation und Anamnese analysiert. Hierbei kam es uns im wesentlichen auf die Beantwortung folgender Fragen an:

1. Hat die Zahl der operablen kolorektalen Karzinome seit Einführung der Krebsfrüherkennungsuntersuchung zugenommen?
2. Beobachten wir seit Einführung der Krebsfrüherkennungsuntersuchung mehr Frühstadien kolorektaler Karzinome?
3. Werden asymptomatische, durch Screeninguntersuchung erfaßte Karzinome häufiger in einem Tumorfrühstadium operiert als Karzinome, die aufgrund von Symptomen diagnostiziert werden?

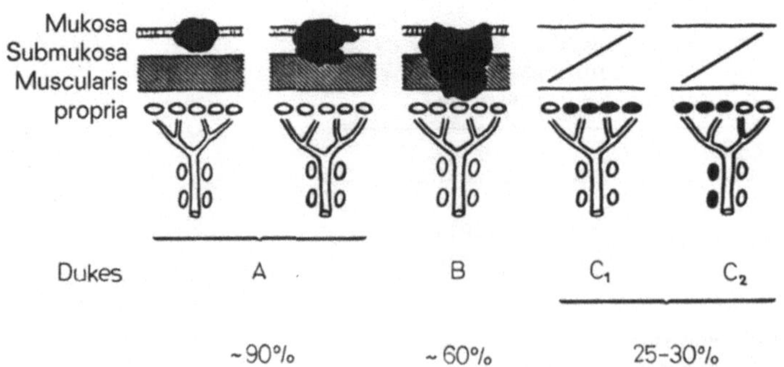

Abb. 2. Stadieneinteilung kolorektaler Karzinome nach DUKES und 5-Jahres-Überlebenschance nach Operation

Ergebnisse

1. Die Zahl der operablen kolorektalen Karzinome hat in unserem Krankengut seit Einführung der Krebsvorsorgeuntersuchung deutlich zugenommen. Die Zunahme der Operabilität wurde zunächst nur bei den Rektumkarzinomen beobachtet, entsprechend der im Rahmen der Krebsfrüherkennungsuntersuchung zunächst nur angebotenen digitalen Enddarmaustastung (Abb. 3). Nach 1977, also nach Aufnahme des Haemoccult-Tests in das Krebsvorsorgeprogramm zur Erfassung höhergelegener Dickdarmkarzinome, stieg dann auch die Operabilität der Kolonkarzinome in unserem Krankengut an (Abb. 4). Der Prozentsatz der inoperablen Kolon- und Rektumkarzinome lag vor Einführung der Krebsvorsorgeuntersuchung, d. h. vor 1971, bei 25 %. Nach 1971 sank der Prozentsatz der inoperablen Rektumkarzinome auf 14 % ab, während sich die Rate der inoperablen Kolonkarzinome nicht veränderte. Nach 1977 sank dann die Rate der inoperablen Kolonkarzinome um 10 %. Die Zahlen der inoperablen Kolon- und Rektumkarzinome liegen auch in den neueren Jahrgängen bei ca. 15 %.

2. Betrachtet man die Tumorstadien operierter kolorektaler Karzinome vor und nach Einführung der Krebsvorsorgeuntersuchung, so ist in den neueren Jahrgän-

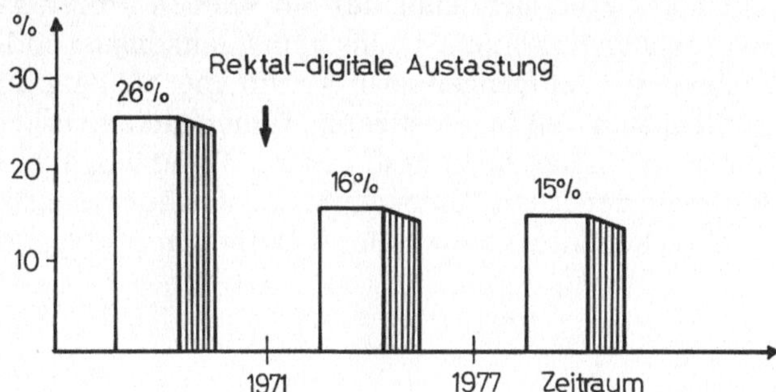

Abb. 3. Inoperable Rektumkarzinome vor und nach Aufnahme der digitalen Enddarmaustastung in das Krebsvorsorgeprogramm

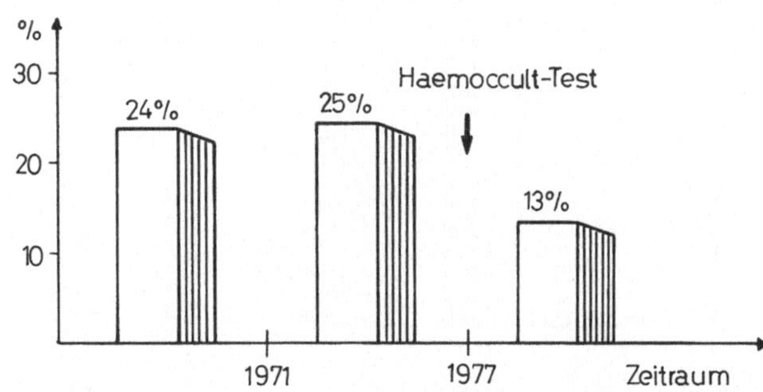

Abb. 4. Inoperable Kolonkarzinome vor und nach Aufnahme des Haemoccult-Tests in das Krebsvorsorgeprogramm

gen ein deutlicher Anstieg der Tumorfrühstadien zu verzeichnen. In den Jahrgängen 1967 und 1968, d. h. vor der Krebsfrüherkennungsuntersuchung, fanden wir nur bei 2-3 % der operierten kolorektalen Karzinome das prognostisch günstigere Tumorstadium DUKES A. Der Prozentsatz der DUKES-B-Stadien betrug 65 %, der der DUKES-C-Stadien 32 %. Nach Einführung der Krebsfrüherkennungsuntersuchung, der digitalen Austastung des Enddarms und dem Test auf okkultes Blut im Stuhl in den Jahrgängen 1977 und 1978 finden wir bei 35 % der kolorektalen Karzinome ein Dukes-Stadium A. Die Rektum- und die Kolonkarzinome weisen diese Zunahme der DUKES-A-Stadien in gleichem Maße auf. Stark abgenommen haben die Tumorstadien DUKES B, weniger die Tumorstadien DUKES C (Abb. 5-8).

3. Betrachtet man die Tumorstadien von asymptomatischen, im Rahmen des Krebsvorsorgeprogramms erfaßten kolorektalen Karzinomen aus den Jahren 1977 und 1978, so findet man hier bei mehr als 40 % das prognostisch günstige Tumorstadium DUKES A mit einer 5-Jahres-Überlebenschance des Patienten von 80-90 %. Im Vergleich mit den 2-3 % DUKES-A-Stadien aus den Jahren 1968 und 1969 bedeutet das eine erhebliche Zunahme (Abb. 9). Die Zahl wird um so bedeutsamer, als auch ein hoher Prozentsatz von benignen Polypen, d. h. Präkanzerosen der kolorektalen Karzinome, inzwischen im Rahmen der Krebsfrüherkennungsuntersuchung erfaßt und endoskopisch oder operativ entfernt werden kann, bevor eine maligne Umwandlung erfolgt.

Unter Berücksichtigung des nur kleinen Prozentsatzes der asymptomatischen kolorektalen Karzinome in unserem Krankengut von 10-15 % wird deutlich, daß in den neueren Jahrgängen auch Karzinome, die aufgrund von Symptomen entdeckt wurden, zum Teil in günstigeren Tumorstadien vorliegen. Eine Erklärung hierfür finden wir in der Anamnese unserer Patienten, d. h. in der Zeitspanne zwischen Auftreten der ersten Tumorsymptome und dem Einsetzen der Therapie.

Die Operation kolorektaler Karzinome in einem späten Tumorstadium ist zu

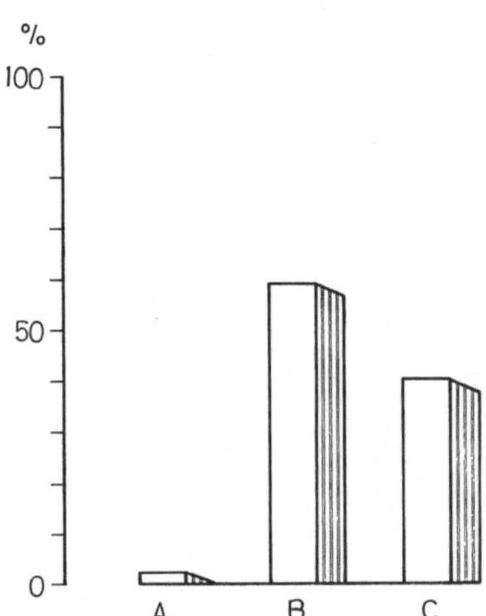

Abb. 5. Tumorstadien operierter Kolonkarzinome vor Einführung der Krebsvorsorgeuntersuchung

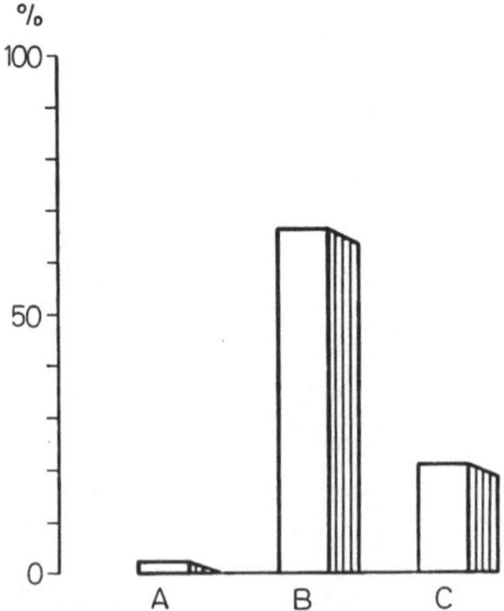

Abb. 6. Tumorstadien operierter Rektumkarzinome vor Einführung der Krebsvorsorgeuntersuchung

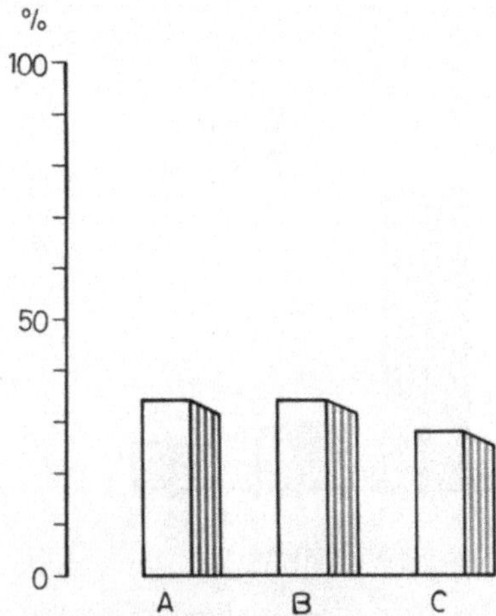

Abb. 7. **Tumorstadien operierter Kolonkarzinome nach Einführung der Krebsvorsorgeuntersuchung**

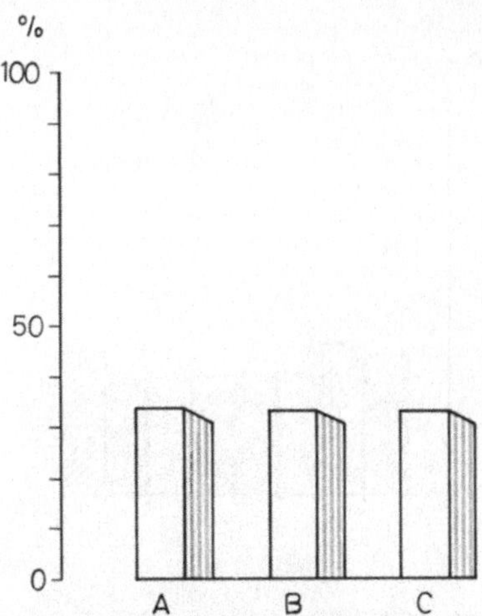

Abb. 8. **Tumorstadien operierter Rektumkarzinome nach Einführung der Krebsvorsorgeuntersuchung**

einem nicht geringen Teil auf die sog. fatale Pause bei der Diagnosestellung zurückzuführen, wobei sowohl Patient als auch Arzt zur Verschleppung der Erkrankung beitragen.

Vor Einführung der Krebsfrüherkennungsuntersuchung wurde nur $^1/_3$ unserer Patienten 3 Monate nach Auftreten der ersten Tumorsymptome operiert, bei $^1/_3$ vergingen bis zu 6 Monate, bei $^1/_3$ mehr als 7 Monate (Abb. 10).

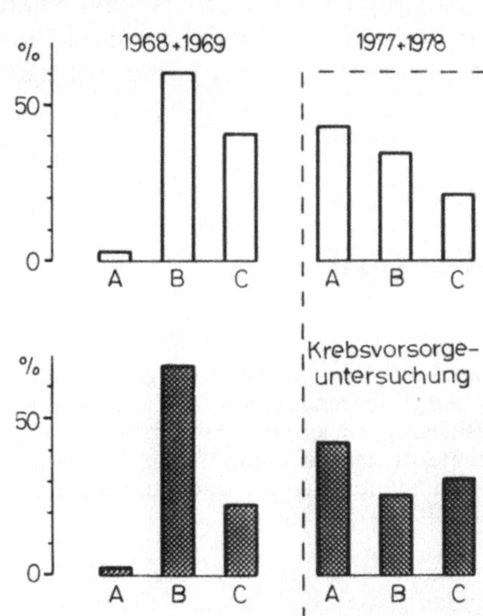

Abb. 9. Tumorstadien kolorektaler Karzinome vor Einführung der Krebsfrüherkennungsuntersuchung und Stadien von Karzinomen, die durch die Krebsfrüherkennungsuntersuchung entdeckt wurden

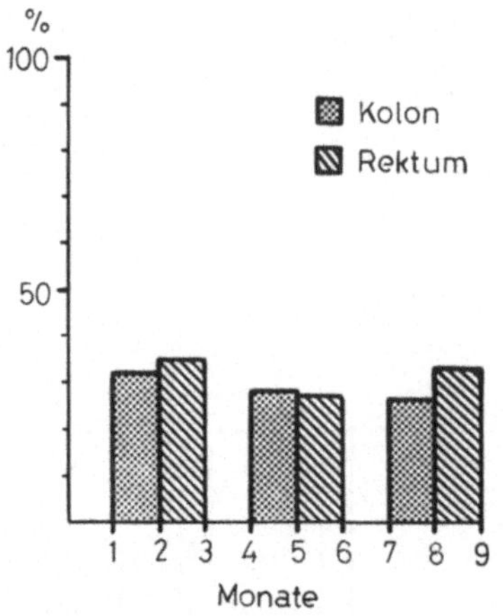

Abb. 10. Zeitraum zwischen Erstsymptomen und Operation bei kolorektalen Karzinomen vor Einführung der Krebsfrüherkennungsuntersuchung

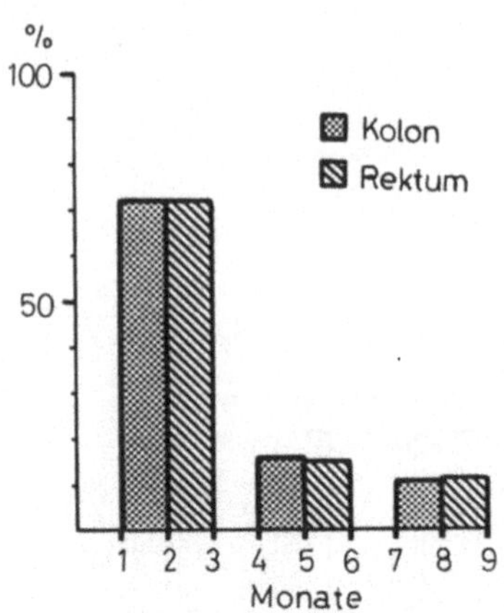

Abb. 11. Zeitraum zwischen Erstsymptomen und Operation bei kolorektalen Karzinomen nach Einführung der Krebsfrüherkennungsuntersuchung

Nach Einführung der Krebsvorsorgeuntersuchung wurden 72% unserer Patienten 3 Monate nach Auftreten der ersten Tumorsymptome operiert und nur bei 12% vergingen noch mehr als 7 Monate bis zum Einsetzen der Therapie (Abb. 11).

Anscheinend besteht seit Einführung der Krebsvorsorgeuntersuchung eine verstärkte Aufmerksamkeit in der Bevölkerung gegenüber der Symptomatik kolorektaler Karzinome, z. B. dem Symptom „Blut im Stuhl“, die zu einer frühzeitigeren Erkennung der Karzinome und damit zu einer Zunahme der Tumorfrühstadien zum Zeitpunkt der Operation führt.

Aufgrund unserer Untersuchung halten wir daher eine Screeninguntersuchung wie die in der BRD durchgeführte Früherkennungsuntersuchung für kolorektale Karzinome für geeignet, Tumorfrühstadien des Dickdarmkarzinoms zu erfassen.

Diskussion

Ewe: Bezüglich Ihrer Schlußfolgerungen habe ich gewisse Schwierigkeiten, diese nachzuvollziehen. Insbesondere deshalb, weil wir heute von Herrn Kern gehört haben, daß von den Risikogruppen, also den Altersgruppen zwischen 50 und 70 Jahren, weniger als 10% Vorsorgeuntersuchungen wahrnehmen. Das heißt also, daß die Mehrzahl aller Menschen, die an einem kolorektalen Karzinom erkranken, gar nicht von diesen Vorsorgeuntersuchungen erfaßt wird.

Blum: Ich beziehe mich hier auch nur auf unser eigenes Krankengut, und wir hatten in den Jahrgängen 1977 und 1978 10% asymptomatische Karzinome und haben z. Z. etwa 15%. Es ist also nicht die Gesamtbevölkerung, die da angesprochen ist.

Hermanek: Ich möchte fragen, wieviel Ihrer derzeit diagnostizierten und behandelten Karzinome aufgrund von Vorsorgeuntersuchungen zu Ihnen gekommen sind.

Blum: Das sind etwa 10-15 % in den einzelnen Jahrgängen.

Hermanek: Ergänzend eine zweite Frage. Können Sie, wenn dem so ist, allein dadurch die bessere Situation, d.h. die bessere Stadienverteilung, erklären? Ich würde auf den ersten Blick glauben, daß dem nicht so ist. Aber wahrscheinlich ist das Ganze letztlich ja doch nur ein Phänomen, auf das Herr Deyhle schon hingewiesen hat. Es liegt nicht an der Verbesserung der Methoden, sondern einfach daran, daß in Deutschland dem kolorektalen Karzinom mehr Aufmerksamkeit gewidmet wird und daher die vorhandenen Methoden wahrscheinlich früher und besser zum Einsatz kommen.

Rösch: Warum ist dieser Trend aber nicht in den Zahlen der Chirurgischen Klinik in Erlangen dokumentiert?

Hermanek: In der Erlanger Chirurgischen Klinik zeigt sich der gleiche Trend. Herr Matek hat nur eine Unterteilung durchgeführt. Er ist der Frage nachgegangen, wo denn die Untersucher sind, von denen wir reden. Das heißt jene Untersucher, die diese Methoden besser und häufiger anwenden. Und dabei hat er zeigen können, daß unter den zuweisenden Untersuchern die besten Ergebnisse aus der Medizinischen Universitätsklinik stammen.

Gnauck: Ganz sicher kommen hier mehrere Faktoren zusammen, die dieses Phänomen erklären. Frau Blum hat schon erwähnt, daß zum einen seit der Einführung des Haemoccult-Tests dem kolorektalen Karzinom durch die Öffentlichkeit mehr Aufmerksamkeit zukommt, und zum anderen sind dies auch die Jahre, in denen wir die Prallfüllung und Reliefdarstellung durch den Doppelkontrasteinlauf abgelöst haben. Und schließlich sind dies die Jahre, in denen die Koloskopie und die koloskopische Polypektomie weite Verbreitung fanden. Wenn also nur 10% der Gesamtbevölkerung an Früherkennungsprogrammen teilnehmen, so kann dieser Effekt wohl auch nur mit 10% zu Buche schlagen.

Frühmorgen: Wir sollten uns generell hüten, diesen Effekt irgendeiner Methode zuzuordnen. Wir müssen diese Daten registrieren und können mit Einschränkung positiv daraus folgern, daß wir insgesamt nichts tun, was einer effektiven Früherkennung des kolorektalen Karzinoms entgegenwirkt. Erst die nächsten Jahre und eine wünschenswerte höhere Beteiligung an den Früherkennungsuntersuchungen werden weitergehende Rückschlüsse zulassen.

Herzog: Haben Sie bei den Patienten, die über Vorsorgeuntersuchungen zu Ihnen kamen, mal nachgesehen, wie viele dieser Patienten Haemoccult-positiv waren und welche Dukes-Stadien bei diesen Patienten vorlagen?

Blum: Das waren insgesamt 42 Fälle. Bezüglich der Stadienverteilung darf ich auf meinen Vortrag verweisen. Bei Kolon- und Rektumkarzinomen war die Verteilung etwa gleich, d.h. 42 % Dukes-Stadien A. Dukes-Stadien B fanden sich beim Rektumkarzinom in 26% und beim Kolonkarzinom in 34% der Fälle. Die Dukes-Stadien C lagen beim Rektumkarzinom bei 31% und beim Kolonkarzinom bei 21%.

Herzog: Hatten denn die gescreenten Patienten eindeutig niedrigere Dukes-Stadien als die nichtgescreenten?

Blum: Dies haben wir statistisch nicht ausgerechnet, weil die Gesamtzahl zu klein ist.

Eckardt: Das Problem dieser Untersuchung scheint mir doch darin zu liegen, daß es eine retrospektive Studie ist. Somit haben Sie evtl. zwei verschiedene Kollektive, die gar nicht miteinander vergleichbar sind und erst recht nicht mit einem Okkultbluttest korreliert werden können.

Frühmorgen: Diese Kritik mag ich nicht einsehen, denn Ihre Voraussetzungen treffen ja für alle Karzinomstadien zu. Und es wurde ja nur gezeigt, inwieweit sich die Karzinomstadien unterscheiden. In weiterer Konsequenz Ihrer Argumentation müßten Sie ja dann auch postulieren, daß die Selektion so weit geht, daß im Gegensatz zu früher nur Dukes-Stadien A oder B in die Chirurgische Klinik geschickt werden.

Otto: Wie exakt sind Ihre Daten über die diagnostische Latenz, d.h. die Zahl zwischen erster Symptomatik und Diagnosestellung?

Blum: Diese Frage ist schwierig zu beantworten, da wir keine vorformulierte Anamnese hatten, sondern unsere Ergebnisse aus den routinemäßig erhobenen Anamnesen erhoben haben. Da liegt sicher eine gewisse Fehlerbreite.

Weiss: Ich möchte noch eine kurze Korrektur zur Treffsicherheit der rektal-digitalen Untersuchung anbringen. Sie war bis zum 1. Januar 1983 die einzige in Österreich vorgesehene Früherkennungsmaßnahme für kolorektale Tumoren. Wir haben vor einigen Jahren eine prospektive Studie bei 2000 Patienten, die wir anschließend endoskopiert haben, durchgeführt. Dabei konnten wir nachweisen (2 Untersucher haben jeweils unabhängig voneinander rektal-digital untersucht), daß nur etwa 10% aller kolorektalen Tumoren mit dem Finger getastet werden konnten. Alle anderen Zahlen werden traditionell überliefert und sind niemals exakt belegt worden. Dabei möchte ich nicht mißverstanden werden. Die rektal-digitale Austastung sollte unbedingt durchgeführt werden. Allerdings muß man sich vor Illusionen hüten, was ihre diagnostische Relevanz anlangt.

Blum: Es ist nicht korrekt, von palpablen „kolorektalen" Karzinomen zu sprechen, da ausschließlich Rektumkarzinome getastet werden können. (Die niedrige Trefferquote dieser Untersuchung von 10–20% bei „kolorektalen" Karzinomen wird dadurch erklärt, daß hier ein Organ — das Kolon — miteinbezogen wird, bei dem diese Untersuchung gar nicht angewandt wird.) Nach unseren eigenen Erfahrungen können Rektumkarzinome in fast 75% der Fälle getastet werden.

Hermanek: Aber es ist doch eine unbestreitbare Tatsache, daß 50% der kolorektalen Karzinome im Rektum liegen und daß von diesen 50% mindestens die Hälfte mit dem Finger erreichbar ist, weil sie im unteren Drittel oder im unmittelbar angrenzenden mittleren Drittel liegen. Damit kommen Sie auf 20% tastbare Karzinome.

Frühmorgen: Die Angabe, daß etwa 20% aller kolorektalen Karzinome mit dem Finger tastbar sind, erscheint mir realistisch. Dabei handelt es sich jedoch in aller Regel um fortgeschrittene Karzinome. Anatomisch gesehen ist das Rektum etwa 15 cm lang. Bei einem etwa 6 cm langen Finger verschwinden jeweils 2 cm in der Rima ani und 2 cm im Analkanal, so daß man dann noch etwa 2–3 cm Fingerlänge für das gesamte Rektum zur Verfügung hat. Ich hatte ja bereits in der von mir vorgetragenen Erlanger Studie zeigen können, daß rektal-digital im Rahmen der Vorsorgeuntersuchung keines der 13 Karzinome und keiner der 83 Polypen mit dem Finger tastbar waren.

Weiss: Herr Hermanek hat durchaus recht, daß wir rein rechnerisch mit dem Finger etwa 18% der kolorektalen Karzinome hätten erfassen müssen. Tatsächlich haben wir aber nur 10% richtig erkannt, wobei man uns bei 2000 Untersuchungen sicher keine fehlende Übung nachsagen kann.

Deyhle: Es ist bekannt, daß in der deutschsprachigen Literatur die Effektivität der rektal-digitalen Austastung überschätzt wird.

Okkultbluttestung in der Praxis

H. SCHÜLER[1]

4083 Patienten einer proktologischen Praxis wurden koloskopiert und parallel dazu mit Hemo FEC auf okkultes Blut untersucht (Tabelle 1).

Die Positivitätsrate von Hemo FEC betrug 7,5 (Tabelle 2). Bei 150 Patienten wurden Karzinome gefunden. Bei stenosierenden Karzinomen im Rektum wurde nur rektoskopiert (Tabelle 3).

Von 150 Karzinompatienten hatten 100 (66,6 %) einen positiven Test auf okkultes Blut im Stuhl, während 50 Karzinome mit dem Test auf okkultes Blut nicht erfaßt wurden.

Unter den 50 Karzinomen, die beim Test negativ reagierten, fanden sich auch fortgeschrittene Karzinome der Gruppen Dukes C_1 und Dukes C_2 (Tabelle 4).

Bei 483 Patienten mit Adenomen unter 10mm Durchmesser war der Test nur zu 9 % und bei 47 Patienten mit Adenomen über 10mm Durchmesser zu 38 % positiv.

Tabelle 1. Hemo-FEC-Testung und Kokoskopie bei 4083 Patienten

		Gesamt	<40 Jahre	<50 Jahre	<60 Jahre	<70 Jahre	>70 Jahre
Patienten		4083	955	1109	1128	539	269
Karzinome	n	150	5	16	47	35	47
	[%]	3,7	0,5	1,4	4,1	6,5	17,5
Adenome	n	643	53	166	205	146	73
	[%]	15,7	5,5	15	18,2	27	27,1
Gesamt	n	793	58	182	252	181	120
	[%]	19,4	6	16,4	22,3	33,5	44,6

Tabelle 2. Positivitätsraten und Befunde bei 4083 Koloskopien und Hemo-FEC-Testung

Hemo-FEC-Ergebnis		Koloskopie mit Befund	ohne Befund
Positiv	308	268	40
	7,5 %	6,5 %	1 %
Negativ	3775	528	3247
	92,5 %	13 %	79,5 %

1 Karl-Lange-Straße 9, D-4630 Bochum

Tabelle 3. Ergebnisse der Okkultbluttestung und Untersuchungsbefunde

Hemo-FEC-Ergebnis	Karzinom	Adenome 1-9 mm	Adenome 10 mm	Entzündung	Hämorrhoiden	Ohne Befund	Gesamt
Positiv	100 66,6%	43 9%	18 38%	27 75%	80	40	308
Negativ	50 33,3%	440 91%	29 62%	9 25%			528
Gesamt	150	483	47	36	80	40	836

Tabelle 4. Okkultbluttestung und Dukes-Stadien der gefundenen Karzinome

Dukes-Stadium	Gesamt n	Okkultbluttest positiv n	[%]	negativ n	[%]
A	37	15	41	22	59
B	27	18	67	9	33
C_1	68	52	76	16	24
C_2	18	15	83	3	17
Summe	150	100	67	50	33

Tabelle 5. Ergebnisse von Benzidinproben

Negativ	Positiv I	Positiv II	Positiv III	Positiv gesamt
6503 75 %	1042 12 %	664 8 %	391 5 %	2097 25 %

Bei 1500 Patienten wurde neben Hemo FEC gleichzeitig auch Haemoccult eingesetzt. In der Empfindlichkeit beider Tests konnte kein Unterschied festgestellt werden.

Ich mache nach allen Digitaluntersuchungen mit dem Stuhl, der am Handschuh hängenbleibt, die 5mal empfindlichere Tetramethylbenzidinprobe. Hierbei sehe ich, daß auch diese bei den Hemo-FEC-negativen Karzinomfällen negativ bleibt, obwohl diese Probe in 25 % aller Untersuchungen schwach bis stark positiv ausfällt (Tabelle 5).

Bei einigen Patienten war jedoch manchmal eine von mehreren Benzidinproben positiv. Offenbar bluten einige Karzinome nur manchmal, aber nicht immer, und nicht der gesamte Stuhl enthält dabei Blut.

Um die Wahrscheinlichkeit zu erhöhen, eine solche seltene Blutung doch noch im Test auf okkultes Blut zu finden, schlage ich vor, auf jedem Testbriefchen in Zukunft nicht 2, sondern 4 verschiedene Felder zum Aufstreichen des Stuhls anzubringen.

Diskussion

Gnauck: Die Zahl der Felder zu erhöhen, ist natürlich auch ein Verbesserungsvorschlag, der diskussionswürdig ist und geprüft werden sollte. Lassen Sie mich jedoch auf einen anderen Aspekt Ihres Vortrags zurückkommen. Ich glaube, Herr Schüler, daß Ihre sehr hohe Zahl falsch-negativer Befunde bei Karzinomen, vielleicht doch zu einem Teil darin begründet ist, daß Sie den hemo-FEC-Test benutzen, der eben weniger empfindlich ist als der Haemoccult-Test.

Schüler: Ich darf in diesem Zusammenhang auf die Arbeit von Songster verweisen. Er hat bei den gleichen Patienten einen immunologischen und einen Haemoccult-Test durchgeführt. Er kam sogar auf nur 60% positive Fälle bei Haemoccult-Testungen und meint, daß er diese Zahl mit immunologischen Testungen auf 65% erhöhen könne.

Gnauck: Sie müssen aber wissen, daß Herr Songster einen Teil der Karzinome nur einmal getestet hat. Das ist eine ganz andere Ausgangssituation als ein 3tägiges Testen. Auch der empfindlichste Test hat bei Karzinomen, wenn man nur einmal testet, lediglich eine 50%ige Trefferquote. Und diese Einschränkung gilt auch für immunologische Testverfahren. Ich möchte noch auf die Diskrepanz hinweisen, die Sie bezüglich der Stadienunabhängigkeit zu den Testergebnissen erwähnen. In der Arbeit von Macrae hat dieser bei 46 Karzinomen nachgewiesen, daß die Blutmenge, die von Karzinomen aus dem rechten oder linken Kolon abgegeben wird, sich zwar nach der Lokalisation unterscheidet, aber nicht stadienabhängig ist. Der für mich wichtigste Punkt Ihrer Ausführungen ist der, daß Sie den Patienten empfehlen, bei der Probenentnahme dem Blut auszuweichen. Das halte ich für grundlegend falsch. Wir wollen die Patienten der weiterführenden Untersuchung zuführen, und deshalb sagen wir unseren Patienten, daß sie Proben gerade aus den Partien entnehmen sollen, die sie für blutvermengt halten.

Frühmorgen: Diesen Gedankengang kann ich nicht nachvollziehen. Wenn der Patient im oder auf dem Stuhl Blut bemerkt, dann scheint mir jeder Okkultbluttest überflüssig. Denn dieses makroskopisch bereits nachweisbare Symptom bedarf der weiteren Diagnostik durch gezielte Untersuchungen. Oder würden Sie bei einem zufälligen negativen Screeningtest nach makroskopisch gesehenem Blut auf weiterführende Untersuchungen verzichten?

Gnauck: Mit sichtbarem Blut im Stuhl ist der Patient natürlich nicht mehr asymptomatisch. Aber wenn Sie das so machen wie Herr Schüler, dann provozieren Sie doch falsch-negative Haemoccult-Tests.

Frühmorgen: Natürlich wollen wir das nicht, und deshalb erscheint mir bei makroskopisch sichtbarem Blut primär die weiterführende Untersuchung indiziert.

Ewe: Herr Gnauck, das macht Herr Schüler doch als Forscher und nicht als Tester. Er fragt nur jeden Patienten, um eben eine Kontrolle zu haben.

Schüler: Darf ich dazu noch etwas bemerken. Ich habe eine proktologische Praxis und ohnehin schon 6% positive Okkultbluttestfälle. Wenn ich die Leute nun noch auffordere, auch das sichtbare Blut auf die Testbriefe aufzubringen, dann werde ich 80% positive Befunde erhalten, da meine Patienten in der proktologischen Praxis ja überwiegend wegen Hämorrhoidal-Blutungen meine Praxis aufsuchen. Zum anderen bin ich im Gegensatz zu der vorhin geäußerten Ansicht der Meinung, daß hemo FEC und Haemoccult-Testbriefe gleichwertig sind, da ich über 1500 Fälle nebeneinander und gleichzeitig getestet habe. Dabei bin ich immer zu identischen Resultaten gekommen. Diese Untersuchungen habe ich im letzten Jahr nochmals bei etwa 500 Personen wiederholt und ein identisches Ergebnis erhalten.

Frühmorgen: Diese Aussage steht aber im Widerspruch zu den Ergebnissen, die Herr Kutter vorgetragen hat. Er hat in seinem Vortrag doch sichtbare Unterschiede herausgearbeitet.

Haemoccult-Screening im Krankenhaus

P. Otto und H. Czeszak[1]

Seit 1. 1. 1977 wird die Testung auf okkultes Blut im Stuhl zur Erfassung von kanzerösen und präkanzerösen Kolonläsionen im Rahmen der gesetzlichen Vorsorgeuntersuchungen eingesetzt. Die Vorsorgemaßnahmen werden entsprechend dem Gesundheitssystem in der Bundesrepublik Deutschland unter ambulanten Bedingungen durchgeführt.

Die Empfindlichkeit des Testes ist so eingestellt, daß bei Massenuntersuchungen mit 1–4% positiven Testergebnissen zu rechnen ist [1, 2, 4]. Bei praktischer Anwendung im Rahmen der Vorsorgeuntersuchungen wurden jedoch lediglich 1,5% positive Tests registriert [5]. Etwa 1/3 der positiven Haemoccult-Tests wird durch prämaligne oder maligne Kolonveränderungen verursacht. Es gelingt so, etwa 80% aller kolorektalen Karzinome und 40–50% aller kolorektalen Adenome von einer Größe ab 1 cm zu erfassen [2, 4].

Die Beteiligung der Bevölkerung an diesen Vorsorgeuntersuchungen auf freiwilliger Basis läßt jedoch zu wünschen übrig. So nehmen nur etwa 18% der teilnahmeberechtigten Männer und ca. 36% der teilnahmeberechtigten Frauen die Möglichkeiten zur Vorsorgeuntersuchung wahr. Auch die Ausbeute der entdeckten Karzinome war bisher enttäuschend [5].

Bei Anwendung des Haemoccult-Screenings im Rahmen einer stationären Patientenbetreuung müßten theoretisch Ergebnisse zu erreichen sein, die denen der vorgelegten Fallstudien nahekommen [2, 4].

In einer 5 Jahre laufenden Studie wurde deshalb der Frage nach der Verbesserung der Positivrate und der daraus resultierenden Zahl der entdeckten Kolonkarzinome nachgegangen und dabei die Möglichkeiten des Haemoccult-Screenings unter stationären Bedingungen geprüft.

Material und Methode

In der Zeit vom 1. 1. 1978 bis 31. 12. 1982 wurden in der Medizinischen Klinik eines Krankenhauses der Grund- und Regelversorgung mit schwerpunktmäßig gastroenterologischer Ausrichtung bei allen Patienten Haemoccult-Testungen durchgeführt. Ausgeschlossen wurden Patienten mit einer massiven akuten oberen Intesti-

1 Med. Klinik, Akad. Lehrkrankenhaus Burgwedel-Hannover, D-3006 Burgwedel 1

nalblutung mit Hämatemesis und Meläna. Letztere Gruppe wurde 10–12 Tage nach dem Blutungsereignis und Normalisierung der Stuhlfarbe nachgetestet.

Während der Aufnahmeuntersuchung wurden die Patienten durch die jeweils betreuenden Ärzte auf die Haemoccult-Testung hingewiesen und ihnen deren Durchführung erklärt. Später wurde jeder Patient noch einmal durch das Pflegepersonal auf die Testung angesprochen. Bei bettlägerigen oder hilfebedürftigen Kranken wurden die Briefchen durch das Pflegepersonal selbst beschickt.

Die Auswertung der Testbriefchen erfolgte zentral durch zwei auf die Methode eingearbeitete Endoskopieschwestern. Alle Haemoccult-positiven Patienten wurden möglichst koloskopiert. Die Patienten erhielten bewußt keine spezielle ballastreiche, ballastarme oder fleischfreie Kost, sondern wurden ihrer Erkrankung entsprechend normal ernährt.

Ergebnisse

Getestet wurden 11440 Patienten. Die Altersverteilung der getesteten Personen zeigt Abb. 1. Die Gruppe der über 60jährigen ist entsprechend dem Krankengut einer medizinischen Klinik der Grund- und Regelversorgung mit mehr als 50 % am stärksten repräsentiert.

Positive Haemoccult-Tests wurden bei 493 Patienten, das sind 4,3 %, gefunden. Berücksichtigt man die „Nachtestungen“ nach durchgemachter oberer Intestinalblutung nicht, so verringert sich der Prozentsatz der positiven Tests auf 3,1 %. Die Verteilung der positiven Testergebnisse auf die verschiedenen Altersgruppen ist in Abb. 2 dargestellt. Der mit Abstand höchste Prozentsatz positiver Stuhlproben fand sich bei der Gruppe der 70- bis 80jährigen. In dieser Altersstufe fanden sich auch mehr als die Hälfte der entdeckten Karzinome. Die prozentuale Verteilung der ermittelten Blutungsquellen bei positivem Test gibt Tabelle 1 wieder. Dabei fallen die relativ hohe Rate (33,8 %) der kolorektalen prämalignen und malignen Läsionen und der hohe Prozentsatz (22,9 %) akuter oberer Intestinalblutungen auf. Diese

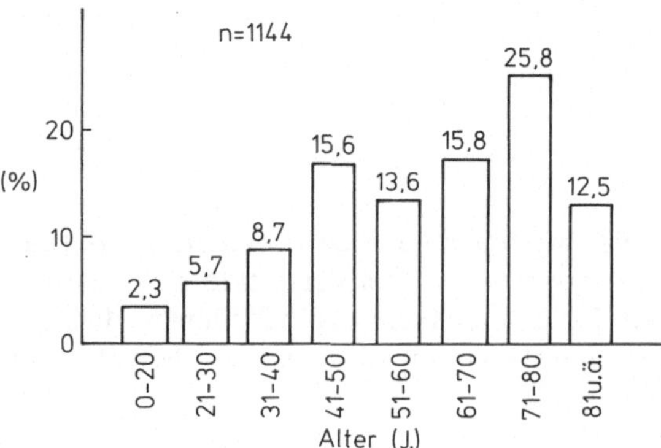

Abb. 1. Altersverteilung der Patienten der Medizinischen Klinik Burgwedel

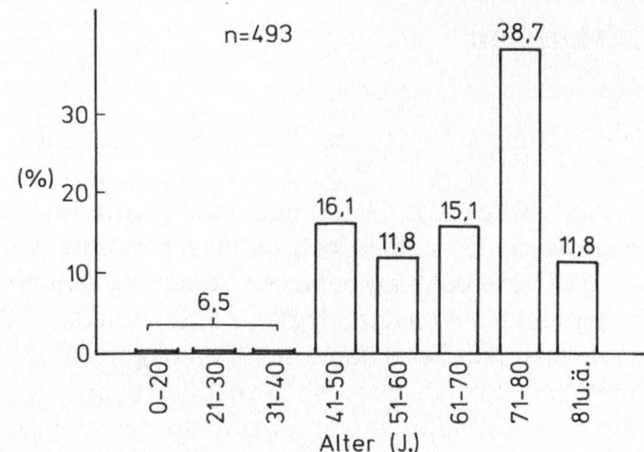

Abb. 2. Anteil der positiven Haemoccult-Tests bei verschiedenen Altersgruppen

Daten liegen in der schwerpunktmäßig gastroenterologischen Ausrichtung der medizinischen Klinik begründet. Werden die oberen Intestinalblutungen nicht berücksichtigt (Tabelle 2), so beträgt die Quote der entdeckten kolorektalen Adenome und Karzinome 43,7 %. Hämorrhoiden als Blutungsquelle wurden bei ca. $^1/_3$ aller positiven Tests gefunden.

Tabelle 1. Prozentuale Verteilung der Blutungsquellen bei Haemoccult-positiven Patienten[a]

Kolorektale Karzinome	9,3	} 33,8
Kolorektale Polypen	24,5	
Hämorrhoiden		21,7
Akute Ulzera in Duodenum oder Magen, Ösophagusvarizen		22,9
Andere Ursachen: Colitis ulcerosa, M. Crohn, Neoplasien im oberen Intestinaltrakt und nicht untersuchte Patienten		21,6

[a] ausgewertet werden konnten nur 323 Krankenakten

Tabelle 2. Prozentuale Verteilung der Blutungsquellen bei Haemoccult-positiven Patienten ohne akute obere Intestinalblutungen

Kolorektale Karzinome	12,0	} 43,7
Kolorektale Polypen	31,7	
Hämorrhoiden		28,2
Andere Ursachen: Colitis ulcerosa, M. Crohn, Neoplasien im oberen Intestinaltrakt und nicht untersuchte Patienten		28,1

Diskussion

Die Testung auf okkultes Blut im Stuhl hat bei konsequenter Durchführung Möglichkeiten zur Prävention und Früherkennung kolorektaler Karzinome eröffnet. Bisher vorliegende Daten aus dem Zentralinstitut der Kassenärztlichen Bundesvereinigung [5] sind jedoch enttäuschend. Es werden Positivraten von 1,5 % registriert. Diese beim ambulanten Screening ermittelten Raten liegen gegenüber den in den Feldstudien dargelegten Zahlen um die Hälfte niedriger. Die schlechte Ausbeute positiver Tests kann in nicht zeitgerechter Auswertung der beschickten Testbriefchen, im falschen Ablesen und nicht sachgerechter Beschickung der Tests durch die Teilnehmer oder aber in der schlechten Dokumentation der Vorsorgefälle gesucht werden. Insbesondere dürfte eine unsachgemäße Auswertung der Testbriefchen die minimale Positivrate bedingen, wie wir selbst feststellen konnten. Bei einer Vorstudie wurden die Tests dezentral auf der jeweiligen Station von wechselndem Pflegepersonal ausgewertet. Dabei betrug die Positivrate nur 1,9 % gegenüber 4,3 % bei zentraler Auswertung während der vorgelegten Studie. Die hohe Rate positiver Tests von 4,3 % mag ihre Ursache im hohen Altersdurchschnitt der Probanden - mehr als 50 % über 60jährige Patienten - haben. Zum anderen mag die 10-12 Tage nach akuter oberer Intestinalblutung durchgeführte Nachtestung auf die Höhe der Positivrate erheblichen Einfluß gehabt haben. Es zeigte sich nämlich, daß bei 21,7 % der Haemoccult-positiven Patienten nur die endoskopisch ermittelten Läsionen des oberen Intestinaltrakts als Blutungsquelle in Frage kommen konnten. Schloß man diese Gruppe aus der Ermittlung der Positivraten aus, so sank die Rate der positiven Tests auf 3,1 %. Das unter stationären Bedingungen durchgeführte Haemoccult-Screening führte zu einer fast 100%igen Rückgabe der beschickten Testbriefe und gleichzeitig zu einer optimalen Durchführung der Testung (ausreichend große Stuhlproben). Bei Betrachtung des Gesamtkollektives einschließlich der „oberen Intestinalbluter" lag die Rate der Adenome und Karzinome mit 34,8 % im Bereich der sonst gefundenen Prozentsätze. Schließt man die Haemoccult-positiven Probanden mit oberer Intestinalblutung aus, so liegt die Quote der gefundenen Neoplasien mit 43,7 % jedoch oberhalb des gewohnten Rahmens. Diese Tatsache ist durch den hohen Altersdurchschnitt des Kollektivs durchaus erklärbar. Karzinome fanden sich vorwiegend in der Gruppe ab 60 Jahre, wobei mehr als 80 % der malignen Neubildungen bei Patienten über 70 Jahre gesehen wurden. Bei diesen Patienten konnte anamnestisch keine eindeutige Differenzierung zwischen asymptomatischen und symptomatischen Karzinomen realisiert werden. Möglicherweise deutet das Fehlen von Karzinomen in den jüngeren Jahrgängen unseres Kollektivs darauf hin, daß in dieser Patientengruppe bereits durch ambulante Vorsorgemaßnahmen Karzinomträger ausgesondert wurden. Diese Vermutung wird auch durch die Beobachtung gestützt, daß die Teilnahmehäufigkeit der Vorsorgeuntersuchungen ihr Maximum zwischen dem 40. und 60. Lebensjahr hat (Schwartz, persönliche Mitteilung). Die entdeckten Karzinome ließen sich zu mehr als 65 % den Stadien Dukes A und B zuordnen.

Da die Aufgabe dieser Studie u. a. darin lag, die praktische Durchführbarkeit des Haemoccult-Screenings im stationären Bereich und seine Ergebnisse bezüglich der zu erzielenden Positivrate und der Entdeckung von Kolonneoplasien zu überprüfen, wurde im Rahmen dieser Arbeit bewußt auf eine Aussage bezüglich falsch-negativer Tests verzichtet. Die Erfassung von Karzinomen bei Menschen der Altersgruppe zwischen 60 und 80 Jahren ist Grund genug für das routinemäßige Haemoccult-Screening in internen Krankenhausabteilungen, zumal gerade diese Altersgruppe häufig an den angebotenen ambulanten Vorsorgemaßnahmen nicht teilnimmt. Dafür spricht auch die hohe Zahl von über 65 % entdeckter Dukes-A- und -B-Karzinome, da diese Kranken unter den heutigen Möglichkeiten der Anästhesie trotz des hohen Lebensalters noch mit Erfolg einer chirurgischen Therapie zugeführt werden können und ihnen so das schreckliche Los eines langsamen karzinombedingten Siechtums erspart werden kann. Der Einsatz des Haemoccult-Screenings beim Aufspüren asymptomatischer oder unerkannter symptomatischer kolorektaler Karzinome in frühen Stadien konnte durch die vorgelegten Daten bewiesen werden. Auch unter Berücksichtigung explodierender Krankenhausbehandlungskosten scheinen routinemäßige Haemoccult-Screeninguntersuchungen im Krankenhaus durch die Verminderung langer Krankenhausliegezeiten einen sinnvollen kostenreduzierenden Beitrag leisten zu können, wenngleich aufgrund der bisher vorliegenden Daten eine detaillierte Kosten-Leistungs-Bilanz zu dieser speziellen Problematik nicht erstellt werden konnte.

Literatur

1. Gilbertsen VA, McHugh R, Schumann L, Williams SF (1980) The earlier detection of colorectal cancers. A preliminary report of the results of the occult blood study. Cancer 45:2899
2. Gnauck R (1979) Screening and early detection of colorectal cancer. National Institutes of Health, Publication No. 802075
3. Gnauck R (1982) Screeningtests nach Darmkrebs - erneuter Vergleich von hemo Fec und Rückblick auf 9 Jahre klinische Erfahrung mit Haemoccult. Z Gastroenterol 20:84
4. Otto P (1982) Screening beim Dickdarmkarzinom. In: Barthelheimer H, Ossenberg FW, Schreiber HW (Hrsg) Der kranke Dickdarm. Witzstrock, Baden-Baden Köln New York
5. Schwartz FW, Hostein H, Brecht JG (1980) Preliminary report of fecal occult blood testing in Germany. In: Winawer S, Schottenfeld D, Sherlock P (eds) Colorectal cancer: Prevention, epidemiology and screening. Raven Press, New York 1980

Diskussion

Frühmorgen: Wo liegt nun der Unterschied in der stationären und ambulanten Testung auf okkultes Blut im Stuhl?

Otto: Wichtig erscheint mir bei den Ergebnissen, daß wir die Mehrzahl der positiven Tests in den Altersgruppen zwischen 60 und 80 Jahren gefunden haben. Eine Altersgruppe, die wir mit ambulanten Vorsorgemaßnahmen in der Regel nicht erfassen. Wichtig erscheint mir darüber hinaus auch, daß wir die Karzinome eben in dieser Altersgruppe sahen, während wir in der jüngeren Gruppe bis zum 50. Lebensjahr überhaupt kein Karzinom nachweisen konnten. Dieser Tatbestand rechtfertigt m. E., in Krankenhausabteilungen den sehr einfach durchzuführenden Test auf okkultes Blut bei der erwähnten Altersgruppe durchzuführen. In dieser Altersgruppe der 60- bis 80jährigen finden wir noch einen großen Prozentsatz von Dukes-Stadien A und B.

Eine Differenzierung zwischen symptomatischen und asymptomatischen Fällen ist bei den älteren Patienten oft schwierig. Ein Vorteil, den man aus den bisher vorliegenden Daten unserer Untersuchung schließen kann, ist der, daß wir zum einen eine sehr hohe Testausbeute haben und zum anderen eine fast 100%ige Rücklaufquote der Testbriefe erreichen. Dies ist sicher nicht zuletzt auf eine hohe Zuwendung des ärztlichen und des Pflegepersonals zum Patienten zurückzuführen. Außerdem steigert eine zentrale Auswertung durch erfahrenes Personal die Sicherheit der Testbeurteilung. Ich meine deshalb, daß sich die routinemäßige Haemoccult-Testung auch im Krankenhaus lohnt.

Rösch: Wenn man die Argumentation von Herrn Otto weiterführt, so müßte man Okkultbluttestungen in erster Linie im Altersheim durchführen. Da wird man sicher auf 10—15 % positive Testergebnisse kommen. Daß die Zahl testpositiver Probanden mit zunehmendem Alter ansteigt, ist ja zu erwarten und durch die Studie von Herrn Frühmorgen eindeutig belegt.

Frühmorgen: Darf ich nochmals die Frage nach dem Testalter stellen? Wo sollten wir die obere Grenze und wo die untere ziehen? Es gibt ja wohl kaum Argumente dafür, daß man 80- oder 90jährige Patienten noch einer Okkultbluttestung zuführt.

Gnauck: Bei amerikanischen Kollegen gibt es eine bestimmte Meinung: Sie führen ab dem 75. Lebensjahr keinen beschwerdefreien Patienten mehr der Vorsorgeuntersuchung zu. Sie sagen, daß das Operationsrisiko und der Gewinn für den Patienten ab diesem Alter fraglich ist.

Deyhle: Diesen Empfehlungen sollten wir nicht folgen, da es bei uns durchaus auch sehr rüstige und vitale Menschen mit einem Alter von 85 Jahren gibt, die nach einer erfolgreichen Operation durchaus auch 95 Jahre alt werden können. Man sollte hier eher eine biologische als eine kalendarische Grenze ziehen.

Frühmorgen: Herr Gnauck, würden Sie diese von Ihnen aus Amerika berichteten Verhältnisse auch auf Deutschland übertragen wollen?

Gnauck: Nein, nicht unbedingt. Auch ich würde es vom biologischen Alter abhängig machen.

Frühmorgen: Wir können also zumindest in diesem Kreis einstimmig festhalten, daß eine kalendarische Altersgrenze nach oben hin in Deutschland nicht wünschenswert ist. Wie sieht es nun aber mit der Altersbegrenzung nach unten hin aus, die bislang bei 45 Jahren liegt.

Gnauck: Von meinen 150 Karzinomfällen waren 20 % jünger als 50 Jahre. Es ist auch bekannt, daß es im Alter unter 45 Jahren Karzinome gibt, die sogar in letzter Zeit häufiger werden. Aber diese Patienten bekommen ihr Karzinom wirklich sehr früh und haben nicht selten eine familiäre Belastung. Wegen dieser insgesamt mit 1–2 % zu Buche schlagenden Fällen die Altersgrenze auf 40 Jahre zu verringern, halte ich für falsch. Eine Zeitlang habe ich selbst eine Altersgrenze von 40 Jahren gewählt und die Ergebnisse der Altersgruppe zwischen 40 und 45 Jahren ausgewertet. Unter ihnen hatten zwei Drittel der positiven Testpersonen entzündliche Darmerkrankungen, und die Ausbeute an Polypen und Karzinomen war zahlenmäßig außerordentlich gering, so daß die Altersgrenze 45 Jahre sicher sinnvoll ist.

Wagner: Auch ich würde mich diesen Altersgrenzen mit der Einschränkung anschließen, daß man bekannte Risikogruppen zusätzlich zu den starren Grenzen in Screeningprogramme hineinnimmt.

Fehr: In der hohen Altersgruppe, die uns interessiert, haben wir einen großen Prozentsatz von Patienten, die Antikoagulanzien erhalten. Haben Sie in dieser Gruppe eine vermehrte Positivität der Haemoccult-Tests festgestellt? Wir selbst haben diese Patienten in unserer Klinik als Risikogruppe mit in die Testung aufgenommen, und es war nicht selten, daß wir Polypen oder Karzinome entdecken konnten. Die okkulte Blutung unter Koagulanzien erscheint mir sehr häufig suspekt auf einen organpathologischen Befund.

Otto: Dieser Frage sind wir bisher nicht nachgegangen.

Frühmorgen: In unserer Studie zeigte lediglich jeder 10. unter einer Marcumar-Therapie stehende Patient ein positives Testergebnis. Unter den 3 guajak-positiven Patienten fand sich ein Karzinomträger und ein Patient mit multiplen Adenomen. Man darf wohl davon ausgehen, daß unter einer Antikoagulanzientherapie die Sensitivität des Tests erhöht, die Valizität jedoch vermindert ist. Marcumar-Patienten sollte man nicht vom Guajaktest ausschließen.

Zahl und Bedeutung falsch-negativer und falsch-positiver Okkultbluttestungen

W. Rösch[1]

Die Weltgesundheitsorganisation (WHO) hat für Screeningverfahren die folgenden Kriterien aufgestellt:

1. Das Krankheitsbild sollte Screeningverfahren rechtfertigen.
2. Aufgrund des Screeningprogramms sollte eine Verbesserung der Endresultate zustande kommen.
3. Durch einen positiven Screeningtest sollte die Behandlung und damit der natürliche Verlauf der Erkrankung beeinflußt werden.
4. Das Screeningverfahren sollte bei Zielgruppen mit entsprechend erhöhtem Risiko anwendbar sein.
5. Das Screeningverfahren muß eine hohe Sensitivität, Spezifität und Akzeptanz aufweisen.
6. Es sollten ausreichende diagnostische Resourcen für Patienten mit positivem Testergebnis zur Verfügung stehen.
7. Die Patientencompliance sollte hoch sein.
8. Eine Kosten-Nutzen-Analyse des Vorgehens sollte positiv ausfallen.
9. Die Vorteile für den Patienten sollten ein mögliches Risiko überwiegen.

Um alle diese Kriterien zu erfüllen, sind sicher noch eine Reihe von Studien, insbesondere prospektive Langzeitanalysen, für den Test auf okkultes Blut als Screeningverfahren erforderlich. Je höher die Sensitivität eines Testverfahrens, desto niedriger liegt die Zahl der falsch-negativen Befunde und je höher die Spezifität, desto niedriger sind falsch-positive Befunde.

$$\text{Sensitivität} = \frac{\text{Erkrankte Personen mit positivem Test}}{\text{Gesamtpopulation mit Erkrankung}}$$

$$\text{Spezifität} = \frac{\text{Gesunde mit negativem Test}}{\text{Gesamtpopulation ohne Erkrankung}}$$

Für ein ideales Screeningverfahren müssen deshalb Sensitivität und Spezifität hoch sein. Eine niedrige Sensitivität schadet dem Patienten; eine niedrige Spezifität macht einen Test wertlos [25, 27]. Um eine zu hohe Rate an falsch-positiven Testergebnissen, z. B. durch Nahrungshämoproteine, zu vermeiden, wurde die Sensitivität einiger chemischer Okkultbluttests absichtlich auf ein Viertel reduziert. Mit den empfindlichen alten Tests (Guajak, Hematest) wurden intestinale Blutverluste von über 5 mg/g Stuhl in über 90% der Fälle erfaßt. Der Haemoccult-Test ist dagegen

1 Medizinische Klinik, Krankenhaus Nordwest, Steinbacher Hohl 2-26, D-6000 Frankfurt 90

Tabelle 1. Sensivität von Okkultbluttests im Vergleich zur Isotopendiagnostik. (Nach Morris et al. [18])

^{51}Cr-Hb-Gehalt [mg/g Stuhl]	Anzahl der Stuhlproben	Positive Reaktion [%] Guajak	Hematest	Haemoccult
0- 2,0	149	72,3	76,5	12
2,1- 5,0	43	74,4	74,4	37,8
5,1-10,0	11	90,9	91,0	54,6
10,1-20,0	13	100	100	61,6
>20	23	95,8	95,8	91,3

4mal weniger empfindlich und entdeckt erst Blutverluste von mehr als 20 mg/g Stuhl in über 90 % der Fälle (Tabelle 1).

Große Feldstudien mit dem Haemoccult-Test zeigen, daß bei über 45jährigen, asymptomatischen Individuen in ca. 3 % der Fälle positive Resultate zu erwarten sind, wobei die Testpersonen in 0,3 % der Fälle ein Kolonkarzinom, in etwa 0,9 % Kolonadenome und in etwa 1,9 % keinen pathologischen Befund aufwiesen [2]. Jeder einzelne falsch-positive Test kann natürlich überflüssige Folgekosten in Höhe von DM 1000,- und mehr zeitigen und eine erhebliche Belästigung des Patienten durch die erforderlichen Folgeuntersuchungen beinhalten [9].

Wo liegen nun die Gründe für falsch-positive Resultate?

Nach den Untersuchungen von Morris et al. [18] sowie Stroehlein et al. [21] ist bei nichtblutenden Patienten durch eine Interferenz mit pflanzlichen und tierischen Hämoproteinen mit einer falsch-positiven Rate von 8-12 % zu rechnen. Diese Ergebnisse sind durch neuere Untersuchungen von Herzog et al. [11] in Frage gestellt worden, der bei einem Blutverlust von 0,62 ± 0,07 ml/Tag, gemessen am ^{51}Cr-Verlust, keine positive Reaktion sah, während der Test bei Patienten mit Kolonadenomen im Sigma-Descendens-Bereich und einem Blutverlust von 2,0-3,99 ml/Tag zu 86 % positiv ausfiel.

Jodhaltige Antiseptika, wie sie zur Desinfektion des Analbereichs Verwendung finden, können ebenfalls zu falsch-positiven Resultaten führen [7].

Auf optimale diätetische Bedingungen zur Vermeidung falsch-positiver Tests haben unlängst Macrae et al. [17] hingewiesen. Unter einer strengen Diät mit niedrigem Peroxidasegehalt (kein rotes Fleisch, reichlich ungekochtes Obst und Gemüse) waren nur 5 von 314 bzw. 2 von 310 Tests positiv.

Die Angaben über eine Interferenz des Testsystems mit Eisenpräparaten sind widersprüchlich, doch machen neue Untersuchungen von Lifton u. Kreiser [15] eine falsch-positive Reaktion nach Gabe von Eisensulfat und Eisenglukonat in 65 % bzw. 50 % wahrscheinlich.

Cimetidin scheint im übrigen bei der Analyse von Magensaft auf okkultes Blut eine falsch-positive Reaktion auszulösen, doch ist dieser Test im Rahmen der Streßulkusprophylaxe bei uns nicht üblich [8, 19]. Wie unterschiedlich die Zahl der falsch-positiven Guajak-Tests bei verschiedenen Präparationen ausfällt, zeigt Tabelle 2, die einer Arbeit von Feneyrou entnommen ist [6].

Bei strenger Anwendung des Begriffs falsch-positiv muß man unter dem Aspekt des Screenings bei asymptomatischen Patienten und der Zielsetzung Früherfas-

Tabelle 2. Ergebnisse der Okkultbluttests bei 75 Patienten (33 mit pathologischem Befund). (Nach FENEYROU et al. [6])

	HemoFec	Haemoccult II	Fecatest
positiv	12	15	38
falsch	2	4	18
negativ	63	60	37
falsch	23	22	13

sung von Kolonneoplasien alle potentiellen Blutungsquellen wie Hämorrhoiden, Colitis, M. Crohn sowie pathologische Befunde am oberen Verdauungstrakt außer acht lassen. Die Zahl der falsch-positiven Befunde dürfte sich dadurch auf 50–60 % erhöhen.

Gründe für falsch-negative Resultate:

Durch längere Lagerung scheint eine Reihe von Proben falsch-negativ zu reagieren. Nach MORRIS et al. [18] reagierten beim Haemoccult-Test nach 2tägiger Lagerung 14 % der Proben falsch-negativ und 2 % falsch-positiv, bei Lagerung der auf dem Haemoccult-Test verstrichenen Stuhlproben über 4–10 Tage sollen sogar bis zu 40 % der anfänglich positiven Proben falsch-negativ geworden sein [22]. Nach 7tägiger Lagerung waren 50 % der 2–4 ml Blut enthaltenden Stuhlproben Haemoccult-negativ geworden [21]. Durch Rehydrierung läßt sich dieses Problem offensichtlich lösen. Bei 92 % der zunächst positiven Testbriefchen konnte die positive Reaktion durch Zusatz eines Tropfen Wassers vor Aufbringen der Entwicklerlösung erhalten bleiben [24].

Schon ein geringer Gehalt an Vitamin C (15 mg/dl Stuhl) reicht aus, um die Oxidation des Guajaks zu hemmen und einen falsch-negativen Test zu induzieren [12]. Bei dem häufigen Zusatz von Ascorbinsäure als Konservierungsstoff zu Nahrungsmitteln kann hier eine Fehlerquelle für den Test zu suchen sein.

Das Hauptproblem bei falsch-negativen Testergebnissen scheint jedoch zu sein, daß Darmtumoren nur intermittierend bluten und daß es dabei zu einer inhomogenen Blutverteilung im Stuhl kommt. Der Zusatz von Ballaststoffen zur Nahrung scheint dabei die Rate der falsch-negativen Befunde kaum zu beeinflussen [5]. In Tabelle 3 sind einige Studien zusammengestellt, bei denen gezielte Haemoccult-

Tabelle 3. Falsch-negative Resultate bei bekannter Neoplasie des Kolons

Autoren	Karzinom	Polyp (Adenom)
DEYHLE et al. [3]	20 %	50 %
WARM et al. [23]	7[a]	55[a]
KRUIS et al. [14]	5,6 %	23,4 %
SCHEWE et al. [20]	35,7 %	58,5 %
WINAWER et al. [26]	2[a]	35[a]

[a] Keine Prozentangabe möglich

Tabelle 4. Haemoccult-negative Ergebnisse bei Karzinompatienten und Kontrollgruppe. (Nach Doran und Hardcastle, [4])

	Karzinome (n = 50)		Kontrollgruppe (n = 50)	
	n	%	n	%
3 Tage vor Aspirin (600 mg/Tag)	15	30	49	98
3 Tage nach Aspirin	9	18	49	98
alle 6 Tage zusammen	5	10	49	98

negative Patienten einer koloskopischen Diagnostik unterzogen wurden. Leider ist dabei zum Teil unter dem Begriff Polypen nicht zwischen hyperplastischen und adenomatösen Polypen differenziert worden, obwohl die erstgenannten kaum als Blutungsquelle in Frage kommen dürften.

Für praktische Belange besonders wichtig sind die Beobachtungen von Macrae et al. [16] sowie Herzog et al. [11], daß Adenome des linksseitigen Kolons und solche mit einem Durchmesser von über 2 cm wesentlich häufiger eine positive Haemoccult-Reaktion hervorrufen als entsprechende Adenome des rechtsseitigen Kolons bei gleicher Blutungsintensität (86% gegenüber 26%). Nachdem neuere Untersuchungen von Konishi u. Morson [13] belegen, daß Adenome mit schwerer Zellatypie und invasivem Karzinom bevorzugt im Sigma-Descendens-Bereich angesiedelt sind, würde die theoretisch hohe Zahl falsch-negativer Tests bei Adenomen durch die klinisch relevanten Daten, die Lokalisation sowie die Relation Größe zu Entartungsneigung relativiert werden.

Wichtig scheint auch die Beobachtung von Doran u. Hardcastle [4] zu sein, daß die Zahl der falsch-negativen Befunde durch die Einnahme des Thrombozytenaggregationshemmers Acetylsalicylsäure gesenkt werden kann (Tabelle 4). Dies entspricht der klinischen Beobachtung, daß der Haemoccult-Test bei Patienten, die unter einer Antikoagulation mit Marcumar stehen, auch bei kleinen Adenomen praktisch immer positiv ausfällt. Bei diesem Patientenkollektiv sollte deshalb die vermehrte Blutungsneigung aus kolorektalen Neoplasien gezielt genutzt werden.

Tabelle 5. Einfluß der Testperiode auf die Untersuchungsergebnisse bei 33 Patienten mit linksseitigen Kolonpolypen. (Nach Herzog u. Holtermüller [10])

		Dauer der Testperiode (Haemoccult) [Tage]				
		3	4	5	6	10
Positiver Test	n	21	28	28	28	31
	[%]	64	85	85	85	94
Minimal positiver Test in jeder Periode	n	13	16	20	22	27
	[%]	39	48	61	67	84

Ein weiterer Aspekt, der unseres Erachtens Aufmerksamkeit verdient, ist der Vorschlag von HERZOG u. HOLTERMÜLLER [10], die Zahl der falsch-negativen Testergebnisse durch eine Verlängerung der Untersuchungsdauer zu reduzieren (Tabelle 5). Ein ähnlicher Effekt ist wahrscheinlich auch durch eine Erhöhung der Zahl der Testfelder (von 2 auf 4) auf dem Testbriefchen zu erzielen.

AMMANN [1] ist sicher zuzustimmen, wenn er von einem Krebskreuzzug zwischen Wunsch und Wirklichkeit spricht. Man muß um die Fehlermöglichkeiten der Screeningverfahren wissen, vermeidbare korrigieren und letztlich hoffen, daß initial negative relevante Befunde bei wiederholtem Auswerfen des diagnostischen Netzes so rechtzeitig hängenbleiben, daß eine kurative Therapie noch möglich ist. Erste klinische Ergebnisse machen dies wahrscheinlich.

Literatur

1. Ammann R (1981) Kolonkarzinom: Frühdiagnose durch Occult-Stuhltests - Krebs-Kreuzzug zwischen Wunsch und Wirklichkeit. Schweiz Med Wochenschr 111:694
2. Deyhle P (1979) Das Dickdarmkarzinom - Diagnose, Vorsorge, Prophylaxe. Internist 20:39
3. Deyhle P, Nüesch HJ, Kobler E, Jenny S, Säuberli H (1976) Der Haemoccult-Test in der Vorsorge des Dickdarmkarzinoms. Schweiz Med Wochenschr 106:297
4. Doran J, Hardcastle JD (1982) Bleeding patterns in colorectal cancer: the effect of aspirin and the implications for faecal occult blood testing. Br J Surg 69:711–713
5. Feifel G, Männer C, Liebe S von (1978) Der Haemoccult-Test ohne diätetische Einschränkung. In: Goerttler K (Hrsg) Kolorektale Krebsvorsorge. Wachholz, Nürnberg, S 110
6. Feneyrou B, Bories P, Pomier-Layrargues G, Michel H, Gravagne G (1982) Discrepancy in results from three guaiacum resin tests. Br Med J 284:235
7. Hait WN, Snepar R, Rothmen C (1977) False-positive Hematest due to povidone-iodine. N Engl J Med 297:1350
8. Hauser A, Quigley ML, Driever CW, Montalvo AA, Robbins T (1981) More on false positive Hemoccult reaction with cimetidine. N Engl J Med 304:847
9. Heinrich HC (1982) Frühdiagnostik kolorektaler Polypen und Karzinome durch chemischen und/oder immunochemischen Okkult-Nachweis im Stuhl. Med Klin 77:797
10. Herzog P, Holtermüller KH (1982) Der Einfluß der Testdauer auf das Ergebnis der Untersuchungen auf okkultes Blut im Stuhl bei Patienten mit kolorektalen Polypen. Verh. Dt. Ges. Inn. Med. Bergmann, München, S 855–858
11. Herzog P, Holtermüller K-H, Preiss J, Fischer J, Ewe K, Schreiber H-J, Berres M (1982) Fecal blood loss in patients with colonic polyps: a comparison of measurements with ^{51}chromium-labeled erythrocytes and with the Haemoccult test. Gastroenterology 83:957
12. Jaffe RM, Karsten B, Young DS, MacLowry JD (1975) False negative stool occult blood tests caused by ingestion of ascorbic acid (vitamin C). Ann Intern Med 83:824
13. Konishi F, Morson BC (1982) Pathology of colorectal adenomas: a colonoscopic survey. J Clin Pathol 35:830
14. Kruis W, Weinzierl M, Eisenburg J (1979) Endoskopische Diagnose bei positivem und negativem Haemoccult-Test. Med Klin 74:1641
15. Lifton LJ, Kreiser J (1982) False-positive stool occult blood tests caused by iron preparations. A controlled study and review of the literature. Gastroenterology 83:860
16. Macrae FA, St John DJB (1982) Relationship between patterns of bleeding and Haemoccult sensitivity in patients with colorectal cancers or adenomas. Gastroenterology 82:891
17. Macrae FA, St John DJB, Caligiore P, Taylor LS, Legge JW (1982) Optimal dietary conditions for Hemoccult testing. Gastroenterology 82:899
18. Morris DW, Hansell JR, Ostrow JD, Lee CS (1976) Reliability of chemical tests for fecal occult blood in hospitalized patients. Am J Dig Dis 21:845

19. Norfleet RG, Rhodes RA, Saviage K (1980) False-positive Hemoccult reaction with cimetidine. N Engl J Med 302:467
20. Schewe S, Feifel G, Heldwein W, Weinzierl M, Wolf W, Bolte HD, Konrad E (1979) Sensitivität des Haemoccult-Tests bei kolorektalen Tumoren. Dtsch Med Wochenschr 104:253
21. Stroehlein JR, Fairbanks VF, Go VLW, Taylor WF, Thompson JH (1976) Hemoccult stool tests. False-negative results due to storage of specimens. Mayo Clin Proc 51:548
22. Stroehlein JR, Fairbanks VF, McGill DB, Go VLW (1976) Hemoccult detection of fecal occult blood quantitated by radioassay. Am J Dig Dis 21:841
23. Warm K, Blazek Z, Weithofer G, Bloch R (1977) Modifizierte Guajakprobe zur Früherkennung von Tumoren des Verdauungstrakts. MMW 119:285
24. Wells HJ, Pagano JF (1977) Hemoccult test-reversal of false-negative results to storage. Gastroenterology 72:1148
25. Winawer SJ, Fleisher M (1982) Sensitivity and specifity of the fecal occult blood test for colorectal neoplasia. Gastroenterology 82:986
26. Winawer SJ, Miller DG, Schottenfield D, Leidner SD, Sherlock P, Befler B, Stearns MW (1977) Feasibility of fecal occult-blood testing for detection of colorectal neoplasia. Debits and Credits. Cancer 40:2616
27. Winawer SJ, Fleisher M, Sherlock P (1982) Sensitivity of fecal occult blood testing for adenomas. Gastroenterology 83:1136

Diskussion

Gnauck: Herr Rösch, Sie haben am Anfang nochmals die Studie von Morris zitiert. Diese auch von Herrn Heinrich oft zitierte Studie steht im Widerspruch zu den Ergebnissen von Herrn Herzog. Hierin liegt ein Problem, auf das ich nachdrücklich hinweisen möchte. Bis zum Jahr 1976 wurden die alten Haemoccult-Testbriefe mit jeweils 1 Loch eingesetzt. 1977 und bei uns in Europa 1978 begann jedoch mit der Verdoppelung der Felderzahl eine neue Ära. Deshalb sind diese alten Studien mit den neuen nicht vergleichbar. Interessant ist übrigens, daß Gregor 1971 insgesamt 6 Testungen vorgeschlagen hat, auch Gilbertson nimmt nach wie vor 6 Testbriefe.

Frühmorgen: Herr Gnauck, sie würden jetzt, um es konkret zu erfragen, für 3 x 2, also 6 Testungen plädieren?

Gnauck: Das ist unabdingbar.

Ewe: In diesem Zusammenhang muß man auch noch einmal die Frage einer ballastreichen Kost ansprechen. Haben Sie, Herr Rösch, darüber etwas gefunden? Herr Feifel hat einmal eine Studie vorgelegt und darin nachgewiesen, daß eine ballaststoffreiche Kost die Positivität der Testergebnisse nicht beeinflußt. Auch wir haben bei 40 Patienten morgens und abends jeweils 2 Eßl. Weizenkleie gegeben und keinen Unterschied gegenüber einer Voruntersuchung ohne Kleie gefunden.

Frühmorgen: Eine ballaststoffreiche Kost im Screeningverfahren erscheint mir nicht notwendig, noch dazu weil denkbar ist, daß durch eine Vermehrung des Stuhlvolumens die Blutkonzentration weiter verdünnt wird. Wir haben im regelmäßigen Screening bei etwa 10 % aller positiven Befunde falsch-positive Ergebnisse, d.h., wir finden im Rahmen der Nachuntersuchung keine klinisch relevante Blutungsquelle. Diese Zahl ist nach meiner Meinung akzeptabel. Wenn wir diätetische Restriktionen empfehlen, dann müssen wird uns fragen, ob der zu erwartende Nutzen wirklich zu Buche schlägt oder ob wir die Akzeptanz des Tests weiter einschränken. Durch alle hier vorgetragenen Ergebnisse bin ich nicht überzeugt worden, daß wir unter Einführung diätetischer Maßnahmen die Zahl falsch-positiver Befunde wesentlich reduzieren können.

Rösch: Die Zahl von 10% falsch-positiven Befunden gilt summarisch für alle Blutungsquellen. Wenn wir jedoch alles als falsch-positiv werten, was nicht Adenom oder Karzinom ist, dann kommen wir auf insgesamt 50 oder 60% falsch-positive Befunde.

Heinrich: Ich muß den Bemerkungen von Herrn Rösch noch hinzufügen, daß bei Eisengaben 2 Gefahren bestehen. Einmal die Gefahr falsch-positiver Ergebnisse durch Einnahme von Eisenpräparaten und zum anderen falsch-negative Testergebnisse durch Ascorbinsäure. Jede Eisentherapie und die Einnahme von Ascorbinsäure müßten vor und während der Testung unterbrochen sein.

Ewe: Wie ist es mit dem oral aufgenommenen Hämoglobin? Gelangt dies in das Kolon oder wird es bereits im Dünndarm abgebaut und resorbiert?

Heinrich: Hämoglobin wird zu einem großen Teil nicht resorbiert, da die Hämstruktur lediglich eine Bioverfügbarkeit von 10% hat. Wenn Sie Schweinehämoglobin mit radioaktivem Eisen markieren, dann erscheinen 90% im Stuhl. Dies haben wir sehr genau gemessen.

Herzog: 10% der 1,5%, die einen positiven Haemoccult-Test haben, also 0,15% aller untersuchten Personen, wären durch entsprechende diätetische Maßnahmen zu eliminieren. Dies ist jedoch ein so geringer Prozentsatz, daß man nicht den anderen 99,85% diätetische Restriktionen auferlegen kann und damit die Akzeptanz des Tests gefährdet.

Ergebnisse des kolorektalen Screenings im Rahmen des gesetzlichen Krebsfrüherkennungsprogramms 1981

J. G. BRECHT[1], B.-P. ROBRA[2] und F.-W. SCHWARTZ[1]

1979 haben wir über erste Ergebnisse des 1977 initiierten Screenings auf okkultes Blut im Stuhl berichtet [2]. Im ersten Jahr dieses Screeningprogramms war für 72,1 % aller männlichen Teilnehmer an der Krebsfrüherkennung die Durchführung eines Okkultbluttests dokumentiert worden, bei den Frauen betrug dieser Anteil nur 37,7 %, was am hohen Anteil weiblicher Teilnehmer unter 45 Jahren liegt.

Bei 4,7 % der Frauen und bei 10,7 % der Männer aller Altersgruppen mit positivem Testausfall, bei denen ein Abklärungsergebnis dokumentiert war, ist 1977 ein Karzinom bestätigt worden.

Im Jahre 1981 war die Beteiligungsrate am gesetzlichen Krebsfrüherkennungsprogramm deutlich altersabhängig.

Sie überstieg bei Frauen mittleren Alters 40 %. Insgesamt nahmen 1981 31 % der anspruchsberechtigten Frauen und 14 % der anspruchsberechtigten Männer am Krebsfrüherkennungsprogramm teil (Tabelle 1). Die folgenden Screeningergebnisse beruhen auf einer Auswertung von Dokumentationsbögen des Jahres 1981. Bögen der KV-Bezirke in Bremen, Hessen und Rheinhessen konnten nicht verwertet werden, da dort das Ergebnis des Okkultbluttests üblicherweise nicht dokumentiert wird. Etwa 11 % der zur Teilnahme am Krebsfrüherkennungsprogramm berechtigten Männer und Frauen wohnen in diesen Bezirken. Auf den 3,8 Mill. Bogen des übrigen Bundesgebiets (2,7 Mill. Frauen, 1,1 Mill. Männer) war bei 91,1 % der Männer und bei 82,8 % der Frauen ab 45 Jahren eine Beteiligung am Screening auf okkultes Blut vermerkt. Es sind also etwa 500 000 Tests ausgefallen oder zumindest nicht dokumentiert worden. Bei den Männern waren 2,0 % aller durchgeführten Tests verdächtig, bei den Frauen 1,6 %. Die Prävalenz positiver Tests liegt 1981 also etwas höher als 1977. Damals betrug sie 1,5 % bei den Männern und 0,9 % bei den Frauen, doch sind in diesem Vergleich eventuelle Altersunterschiede der Teilnehmer noch nicht berücksichtigt.

Insgesamt wurden 1981 bei Männern 542 und bei Frauen 381 Krebse im Screening dokumentiert. Dies scheint angesichts der Zahl jährlich an Darmkrebs sterbender Menschen nur ein relativ kleiner „Ertrag" des Screeningprogramms zu sein. Er ist aber vor dem Hintergrund der gerade in den höheren Altersgruppen geringen Beteiligungsrate am Screening, einer vermutlich nicht 100%igen Dokumentation

1 Zentralinstitut für die kassenärztliche Versorgung in der Bundesrepublik Deutschland, D-5000 Köln 41

2 Institut für Epidemiologie und Sozialmedizin der Medizinischen Hochschule Hannover, D-3000 Hannover

Tabelle 1. Altersspezifische Beteiligungsraten am Krebsfrüherkennungsprogramm 1981

Alter [Jahre]	Frauen Berechtigte (in Tausend)	Frauen Teilnehmer (in Tausend)	Frauen Beteiligungsrate [%]	Männer Berechtigte (in Tausend)	Männer Teilnehmer (in Tausend)	Männer Beteiligungsrate [%]
20-24	2 145,2	602,5	28,1			
25-29	1 950,7	688,3	35,3			
30-34	1 858,4	777,8	41,9			
35-39	1 762,2	758,4	43,0			
40-44	2 228,8	1 021,2	45,8			
45-49	1 787,7	797,6	44,6	1 869,8	183,2	9,8
50-54	1 746,0	665,9	38,1	1 717,0	226,6	13,2
55-59	1 882,6	590,6	31,4	1 361,9	218,0	16,0
60-64	1 436,9	398,9	27,8	943,6	180,1	19,1
65-69	1 662,7	307,5	18,5	1 032,7	170,1	16,5
70-74	1 639,3	209,3	12,8	954,4	141,3	14,8
⩾75	2 297,8	118,6	5,2	1 108,9	105,7	9,5
Insgesamt						
⩾20	22 396,3	6 936,6	31,0			
⩾45	12 453,0	3 088,4	24,8	8 988,3	1 225,0	13,6

und schließlich der Nichtberücksichtigung von etwa 11 % der Anspruchsberechtigten in dieser Auswertung zu sehen.

Über die altersspezifischen Entdeckungsraten des Programms informiert Tabelle 2. Die Rate entdeckter Krebse steigt mit dem Alter an und ist bei Männern deutlich höher als bei Frauen. Bei positivem Ausfall des Stuhltests wird in allen Altersgruppen zusammengenommen bei den Männern 30mal häufiger, bei den Frauen 47mal häufiger ein Krebs entdeckt als bei negativem Stuhltest. Der Test erfüllt also seine Aufgabe als Filteruntersuchung gut.

Interessanterweise ist die absolute Zahl der dokumentierten Fälle bei testnegativen Personen größer als bei testpositiven Personen. Möglicherweise handelt es sich hier um symptomatische Patienten. Wir wissen aus früheren Auswertungen [1], daß das durchschnittliche Screeningkollektiv in unserem Programm, insbesondere die Männer, einen hohen Anteil bereits symptomatischer Patienten hat. Unser Dokumentationsbogen fragt deshalb ja auch gezielt nach beobachteten Blut- oder Schleimabgängen mit dem Stuhl und nach aufgetretenen Unregelmäßigkeiten im Stuhlgang. Eine entsprechende Zusatzauswertung der Anamnesefragen zur Abklärung des hier vermuteten Zusammenhangs ist in Arbeit.

Wird - soweit anhand des Dokumentationsbogens erkennbar - im Screening eine Abklärungsdiagnostik veranlaßt, so wird im Sinne eines „positiven Vorhersagewertes“ in 4-10% der Fälle mit Abklärungsdiagnostik ein Karzinom bestätigt (Tabelle 3). Die aufgetretenen, nicht abschließend zu beurteilenden Fälle haben wir durch zwei Schätzungen des Prädiktionswertes berücksichtigt. Der günstigste Fall bezieht sich auf Fälle mit eindeutig abgeschlossener Abklärungsdiagnostik, für den ungünstigsten Fall sind Fälle, in denen eine abschließende Beantwortung nicht möglich war, als negativ gewertet worden. Die Größenordnung dieses wichtigen Programmparameters ist gegenüber 1977 unverändert geblieben.

Tabelle 2. Kolorektales Screening: Teilnehmer, dokumentierte Krebsfälle und Entdeckungsraten

Alter [Jahre]	Teilnehmer insgesamt	Entdeckungsrate[a] pro 10 000 Teilnehmer[b] insgesamt		Entdeckungsrate[a] pro 10 000 Teilnehmer mit unverdächtigem Stuhltest		Entdeckungsrate[a] pro 10 000 Teilnehmer mit verdächtigem Stuhltest	
Männer							
45-49	161 914	1,8	(29)	1,1	(16)	22,6	(6)
50-54	200 036	3,6	(72)	2,1	(37)	77,7	(26)
55-59	191 008	2,8	(53)	1,8	(30)	39,6	(13)
60-64	157 968	4,9	(78)	2,8	(40)	85,0	(24)
65-69	149 745	7,5	(113)	4,2	(57)	131,2	(37)
70-74	124 413	8,3	(103)	4,8	(53)	133,3	(35)
75-79	66 262	8,8	(58)	4,7	(28)	135,5	(21)
≥80	27 016	13,3	(36)	8,5	(20)	178,0	(11)
Insgesamt	1 078 362	5,0	(542)	2,9	(281)	87,7	(173)
Frauen							
45-49	704 174	0,6	(39)	0,5	(24)	7,9	(6)
50-54	586 072	0,9	(50)	0,6	(29)	18,1	(12)
55-59	517 242	1,4	(71)	1,0	(42)	25,7	(17)
60-64	349 698	1,5	(51)	0,7	(22)	46,7	(23)
65-69	269 839	2,2	(59)	1,0	(23)	47,3	(20)
70-74	183 618	3,5	(65)	1,2	(19)	100,0	(32)
75-79	76 780	4,2	(32)	1,2	(8)	93,0	(13)
≥80	26 949	5,2	(14)	0,9	(2)	183,3	(9)
Insgesamt	2 714 372	1,4	(381)	0,8	(169)	37,7	(132)

[a] nur dokumentierte Fälle, Zahl der Krebsfälle in Klammern

[b] einschließlich solche ohne Stuhltest

Tabelle 3. Kolorektales Screening: Positiver Prädiktionswert des Stuhltests (in %) bei Teilnehmern mit positiv beurteiltem Test und dokumentiertem Abklärungsergebnis

	Männer		Frauen	
Alter [Jahre]	„best case"[a]	„worst case"[a]	„best case"	„worst case"
45-49	3,2	1,9	1,5	1,0
50-54	9,2	5,8	3,1	2,1
55-59	4,9	2,8	4,3	2,9
60-64	10,0	5,5	7,0	4,8
65-69	13,9	7,8	6,9	4,4
70-74	13,6	17,5	12,7	8,4
75-79	16,2	8,5	12,2	7,2
≥80	21,2	11,1	29,0	16,1
Insgesamt	10,3	5,9	6,7	4,0

[a] „best case": alle Fälle mit *eindeutig* positiv oder negativ dokumentiertem Abklärungsergebnis; „worst case": Fälle, bei denen eine abschließende Beurteilung des Abklärungsergebnisses nicht möglich war, werden als negativ bewertet

Tabelle 4. Kolorektales Screening: Entdeckungsraten insgesamt nach Untersuchungstyp, Männer 1981 (dokumentierte Fälle pro 10 000 Teilnehmer)

Alter [Jahre]	Erstuntersuchung	Wiederholungsuntersuchung		
		Intervall seit letzter Untersuchung		
		1 Jahr	2 Jahre	⩾ 3 Jahre
45-49	2,8	1,2	(0,9)[a]	(0,8)
50-54	6,0	2,5	3,0	3,9
55-59	4,6	2,2	1,9	3,3
60-64	9,0	2,9	4,6	8,4
65-69	13,3	5,4	8,0	7,5
70-74	10,6	6,7	8,1	12,3
75-79	16,1	4,5	(3,4)	21,4
⩾80	18,0	11,9	(12,0)	(8,1)

[a] Ergebnisse aus Untergruppen mit weniger als 5 Fällen in Klammern

Für die Wirksamkeit des gesamten kolorektalen Screenings als Filter spricht auch das Ergebnis einer Analyse, die die Entdeckungsraten für Ersttei lnehmer am Screening und für Wiederholungsuntersuchungen nach unterschiedlich langer Zeit aufschlüsselt (Tabelle 4).

In den Wiederholungsuntersuchungen nach einem und nach 2 Jahren liegen die Entdeckungsraten des Programms niedriger als bei Teilnehmern der Erstuntersuchung. Bei einer Wiederholungsuntersuchung nach 3 oder mehr Jahren liegen die Entdeckungsraten in einigen Altersgruppen niedriger, in anderen sogar wieder etwas höher als im Erstscreening. Wir können allerdings nicht ganz sicher sein, daß im vorherigen Screening tatsächlich auch ein Stuhltest durchgeführt wurde.

Beschränkt man die Analyse der Entdeckungsraten in Abhängigkeit von der Art der Untersuchung auf Teilnehmer, bei denen jeweils ein verdächtiger Stuhltest dokumentiert wurde, so liegt die Entdeckungsrate jetzt bei Personen mit einer

Tabelle 5. Kolorektales Screening: Entdeckungsraten bei verdächtigem Stuhltest nach Untersuchungstyp, Männer 1981 (dokumentierte Fälle pro 10 000 Teilnehmer mit verdächtigem Stuhltest)

Alter [Jahre]	Erstuntersuchung	Wiederholungsuntersuchung		
		Intervall seit letzter Untersuchung		
		1 Jahr	2 Jahre	⩾ 3 Jahre
45-49	(21,3)[a]	(21,6)	(56,8)	-
50-54	70,1	75,3	162,9	(41,0)
55-59	(22,2)	(45,1)	(30,8)	(148,7)
60-64	32,7	110,3	(73,0)	394,1
65-69	94,2	150,6	30,3	(96,2)
70-74	64,8	184,0	259,7	260,4
75-79	118,8	104,4	(85,5)	446,4
⩾80	(89,3)	266,0	(535,7)	-

[a] Ergebnisse aus Untergruppen mit weniger als 5 Fällen in Klammern

Wiederholungsuntersuchung nach nur einem Jahr höher als im initialen Screening (Tabelle 5). Dieser unerwartete Befund bedarf der Abklärung. Auch hier wird die Zusatzauswertung der Anamnesefragen klären, ob im Kollektiv der „frühen Wiederholer" der Anteil symptomatischer Fälle höher ist als bei den Erstuntersuchten.

Wir haben versucht, die Sensitivität des kolorektalen Screeningprogrammes mit Hilfe von Inzidenzdaten aus dem Hamburger Register abzuschätzen. Dazu haben wir die dort registrierten altersspezifischen Inzidenzen der beiden - veröffentlicht letztverfügbaren - Jahre 1976 und 1977 gemittelt, und zwar die Inzidenzen bösartiger Neubildungen des Mastdarms und des Dickdarms (ICD 153 und ICD 154). Die so in der Hamburger Bevölkerung jährlich erwarteten Fälle pro 10000 Einwohner der jeweiligen 5-Jahres-Altersgruppe haben wir den entsprechenden dokumentierten Entdeckungsraten bei Wiederholungsuntersuchungen nach einem Jahr und nach 2 Jahren gegenübergestellt. Diese Entdeckungsraten kommen der „Inzidenz" näher als die Entdeckungsraten bei Erstuntersuchung, die zum großen Teil „prävalente" Fälle abschöpft. Die Analyse beschränkt sich wegen der größeren Fallzahlen auf Männer. Der Vergleich zeigt, daß sich 17-55% der bei durchschnittlichen Hamburgern zu erwartenden Darmkrebse im Früherkennungsprogramm dokumentiert finden (Tabelle 6). Dieser Wert wäre noch um die in der Dunkelziffer der Dokumentation verschwundenen Fälle zu erhöhen. Es kann sein, daß ein Teil der entdeckten Kolonkarzinome allein deswegen nicht dokumentiert worden ist, weil der Bogen im Untersuchungsjahr nur nach Rektumkarzinomen fragte. Gegenläufig wäre auch eine Dunkelziffer des Hamburger Registers zu berücksichtigen. Natürlich gehen in die Entdeckungsrate bei Wiederholungsuntersuchungen auch Fälle ein, die bei der Erstuntersuchung übersehen wurden, sofern sie nicht zwischenzeitlich als Intervallfälle manifest geworden sind und nicht erneut übersehen werden. Insgesamt liegen die dokumentierten Entdeckungsraten des Programms aber in plausiblen Größenordnungen, v. a. auch deswegen, weil hier *jährliche* Inzidenzen der Entdeckungsrate eines *punktuellen* Screenings gegenüberstehen. Eine mög-

Tabelle 6. Kolorektales Screening: Abschätzung der Programmsensitivität mit Inzidenzdaten des Krebsregisters Hamburg

Alter [Jahre]	Darmkrebsinzidenz[a] im Krebsregister Hamburg 1976-1977, Männer, Fälle pro 10 000	Entdeckungsrate (Männer) im Programm bei Wiederholungsuntersuchungen nach		Programmsensitivität [%] bei Wiederholungsuntersuchung nach	
		1 Jahr (Fälle pro 10 000)	2 Jahren (Fälle pro 10 000)	1 Jahr	2 Jahren
45-49	2,2	1,2	0,9	55	20
50-54	5,5	2,5	3,0	45	27
55-59	5,5	2,2	1,9	40	17
60-64	11,9	2,9	4,6	24	19

[a] geometrisches Mittel der altersspezifischen Raten 1976 und 1977, Summe für bösartige Neubildungen des Dickdarms und des Mastdarms (ICD 153 + 154). Berechnet nach Daten des Gesundheitswesens 1980

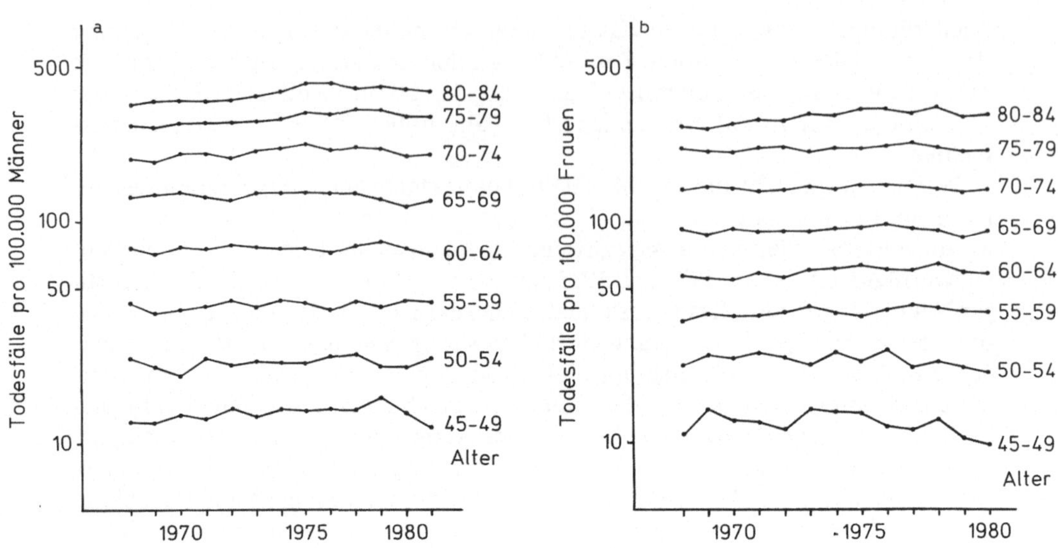

Abb. 1a, b. Altersspezifische Sterbeziffern an Darmkrebs, Bundesrepublik Deutschland 1968-1981, *a* Männer, *b* Frauen

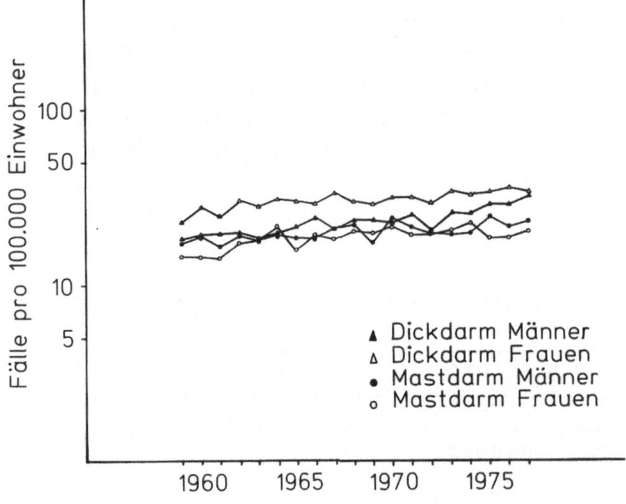

Abb. 2. Altersstandardisierte Neuerkrankungsziffern an Darmkrebsen, Krebsregister Hamburg (nach: Daten des Gesundheitswesens 1980)

lichst vollständige Dokumentation der Screeningergebnisse - eventuell auch über die Quartalsgrenze hinaus - liegt im Interesse eines fortlaufenden Wirksamkeitsnachweises des Programms.

Wenn wir uns schließlich fragen, ob das Okkultblutscreening uns trotz der kurzen Laufzeit dem Ziel einer Senkung der Sterblichkeit nähergebracht hat, so zeigt die Mortalitätsstatistik in jüngster Zeit eine Abnahme oder zumindest ein Stagnieren der Darmkrebssterblichkeit (Abb. 1), die sich bevorzugt in der Altersgruppe von 45-49 Jahren manifestiert. Vor dem Hintergrund steigender Inzidenzziffern für Rektum- und Kolonkarzinome (Abb. 2) läßt dies darauf schließen, daß wir die Darmkrebssterblichkeit langsam unter Kontrolle bekommen. Dabei bleibt offen, welchen direkten Anteil daran das gesetzliche Krebsfrüherkennungsprogramm hat. Es bleibt allerdings auch offen, inwieweit dieses Programm Schrittmacher für eine auch im kurativen Sektor intensivierte Frühdiagnose und Frühtherapie ist.

Literatur

1. Boschke WL, Blohmke M (1981) Die Häufigkeit von anamnestischen Angaben und ärztlichen Befunden bei Früherkennungsuntersuchungen und ihre Beziehung zueinander. In: Schwartz FW, Preetz-Kirchhoff G (Hrsg) Krebsbekämpfung in der ambulanten Versorgung. S 34-47. Deutscher Ärzte-Verlag Köln-Lövenich (Wiss. Reihe des Zentralinstituts für die kassenärztl. Versorgung in der Bundesrepublik Deutschland, Bd. 21)
2. Schwartz FW, Holstein H, Brecht JG. (1979) Kolorektale Krebsfrüherkennung mittels Nachweis von okkultem Blut im Stuhl - Erste Ergebnisse. Dtsch Aerztebl 76:1223-1228

Diskussion

Gnauck: Wenn nach dem zweiten positiven Test mehr Karzinome entdeckt werden als nach dem ersten Testergebnis, dann liegt der Schluß nahe, daß der erste positive Test nicht zu Folgeuntersuchungen von seiten des Arztes geführt hat. Das ist zumindest nicht auszuschließen, nicht wahr?

Robra: Es ist aber auch nicht beweisbar, daß der erste Test falsch-negativ war.

Gnauck: Zu den falsch-positiven Ergebnissen noch eine Bemerkung: Falsch-positiv müssen alle Tests genannt werden, bei denen keine kolorektalen Neoplasien gefunden werden. Eine andere Definition gibt es nicht. Das ist eine eindeutige Sprachregelung, an die wir uns halten sollten. Insgesamt sind es also, wie Herr Rösch vorhin schon ausführte, 60—70 % falsch-positive Testergebnisse.

Frühmorgen: Herr Robra, ergeben sich aus Ihren Untersuchungen irgendwelche Konsequenzen für die Dokumentation von seiten der kassenärztlichen Bundesvereinigung und könnte die Dokumentation verbessert werden?

Robra: Wir haben ja ab 1982 eine neue Dokumentation. Sicher wird man die weiteren Ergebnisse auch in dieser Hinsicht auswerten müssen. Art und Umfang der vom Arzt geforderten Dokumentation müssen jedoch praktikabel sein.

Wagner: Wir wissen, daß Männer und Frauen ungefähr gleich häufig an Dickdarmkrebs erkranken, und Sie haben auch in Ihren Tabellen gezeigt, daß die Altersverteilung der gescreenten Männer und Frauen ungefähr vergleichbar war. Deshalb wundert es mich, daß Sie bei den Männern 5 auf 10 000 Teilnehmer finden und bei Frauen nur 1,4 auf 10 000 Teilnehmer. Das ist weniger als ein Drittel dessen, was man eigentlich erwarten sollte.

Kosten-Nutzen-Analyse von Screening-Methoden zur Früherkennung kolorektaler Karzinome

V. F. ECKARDT[1]

Zahlreiche Untersuchungen haben nachgewiesen, daß die Prognose des Kolonkarzinoms vom Zeitpunkt der Erkennung dieser Erkrankung abhängig ist. Bei Patienten, bei denen sich der Tumor im Dukes-Stadium A befindet, beträgt die 5-Jahres-Überlebensrate 90–100% im Vergleich zu 50 % im Dukes-Stadium B und 20% im Dukes-Stadium C [1]. Diese Zahlen lassen die Erwartung berechtigt erscheinen, daß Früherkennungsuntersuchungen die Mortalität und Morbidität dieses Tumors günstig beeinflussen.

Früherkennung des Kolonkarzinoms durch Sigmoidoskopie

Nach Untersuchungen von GILBERTSEN [8] könnte die Inzidenz des Kolonkarzinoms auf 15 % der erwarteten Fälle gesenkt werden, wenn Personen jenseits des 50. Lebensjahres jährlich einmal proktologisch untersucht und dabei alle benignen Polypen entfernt würden. Darüber hinaus befinden sich Karzinome, die durch derartige Routinesigmoidoskopien nachgewiesen werden, in ihrer Mehrheit in einem frühen und damit prognostisch günstigen Stadium.

Aus diesen Ergebnissen ist vielfach die Schlußfolgerung gezogen worden, daß Vorsorgeuntersuchungen durch Sigmoidoskopie die Mortalität des Kolonkarzinoms deutlich vermindern. Bisher existiert jedoch nur eine einzige kontrollierte Untersuchung, in der dieser Frage nachgegangen wurde [5]. In dieser in Kalifornien durchgeführten Studie wurden mehr als 10000 Personen über 11 Jahre verfolgt. In der Hälfte der Fälle wurde eine 2jährliche Routineuntersuchung, die auch eine Sigmoidoskopie beinhaltete, forciert, in der anderen Hälfte den Personen freigestellt. Insgesamt war die Mortalität an Kolonkarzinomen bei der „untersuchten" Personengruppe 3mal niedriger als bei der Kontrollgruppe. Wenn die Daten jedoch für Risikofaktoren (präexistentes Kolonkarzinom), die vor Studienbeginn bestanden, korrigiert wurden, ließen sich zwischen beiden Gruppen keine signifikanten Unterschiede mehr nachweisen. Möglicherweise sind diese unbefriedigenden Ergebnisse durch die Tatsache bedingt, daß nur ein kleiner Personenkreis untersucht wurde und daß nur Rektum- und Sigmaneoplasien durch die Vorsorgeuntersuchung erfaßt wurden. Da die Suche nach okkultem Blut im Stuhl demgegenüber Neoplasien in allen Kolonabschnitten aufzudecken vermag [2, 4, 6, 7, 10–15, 17, 18] und darüber hinaus nicht invasiv ist, erscheint sie für eine Reihenuntersuchung erfolgversprechender und praktikabler.

1 Gastroenterologisch-internistische Fachpraxis, Dotzheimer Straße 14–18, D-6200 Wiesbaden

Früherkennung durch Suche nach okkultem Blut

Seit Einführung einer Screeningmethode für okkultes Blut im Stuhl ist durch zahlreiche Untersuchungen nachgewiesen worden, daß durch diesen Test benigne und maligne Kolonneoplasien frühzeitig erkannt werden. Diese unumstrittene Tatsache führte in der Bundesrepublik Deutschland 1977 zur Einführung des Tests in das Krebsfrüherkennungsprogramm. Seither wurden zwar keine zusätzlichen Daten über die Effektivität des Tests gewonnen, anhand der bisher zur Verfügung gestellten Daten ist jedoch in begrenztem Rahmen eine Kalkulation der mit einem derartigen Massenscreening verbundenen Kosten möglich.

Kosten

Für das Jahr 1977 können die Kosten des Haemoccultscreenings kalkuliert werden, wenn man die Zahl der am Screeningprogramm teilnehmenden Personen [16] und die internationalen Zahlen über positive und falsch-positive Befunde berücksichtigt [2, 4, 6, 7, 10–15, 17, 18]. Eine weitere Grundlage dieser Berechnung ist schließlich das bei positivem Haemoccult- bzw. Hemo-FEC-Test empfohlene diagnostische Vorgehen (Abb. 1) [19]. In jedem Fall würden ein Kolonkontrasteinlauf und eine Rektoskopie durchgeführt werden. Ergeben diese Untersuchungen keinen pathologischen Befund, dann müßte zusätzlich die Durchführung einer Koloskopie und bei negativem Ausgang dieser Untersuchung noch eine Magen-Darm-Passage veranlaßt werden.

Bei etwa 25 % aller Patienten mit positivem Test würden bei optimalen Untersuchungsbedingungen nur der Kolonkontrasteinlauf und die Rektoskopie zur Anwendung kommen. In den übrigen Fällen, die in ihrer Mehrheit falsch-positive Befunde darstellen, müßte das gesamte Untersuchungsprogramm durchlaufen werden.

An dem 1977 erstmals durchgeführten Massenscreening mit dem Okkultbluttest nahmen 3,5 Mill. Bundesbürger teil. Wie aus Abb. 2 zu entnehmen ist, ist die Hälfte der kalkulierten Kosten auf die Durchführung des Tests, die andere Hälfte auf die sich aus einem positiven Test ergebenden Untersuchungen zurückzuführen. Die Gesamtkosten der 1977 durchgeführten Kolonkarzinomvorsorge mit Hilfe

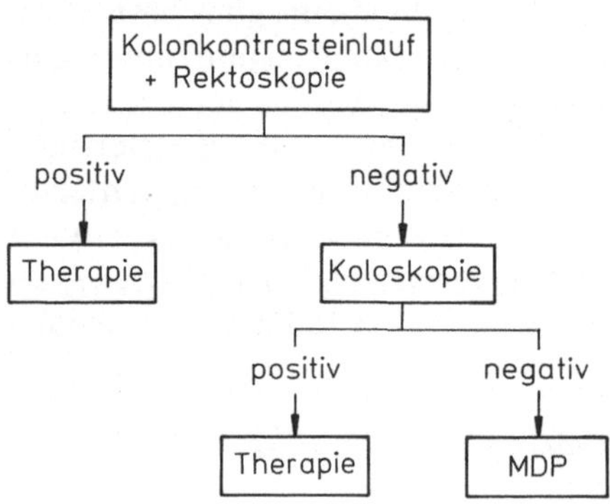

Abb. 1. Untersuchungsfolge beim positiven Haemoccult-Test

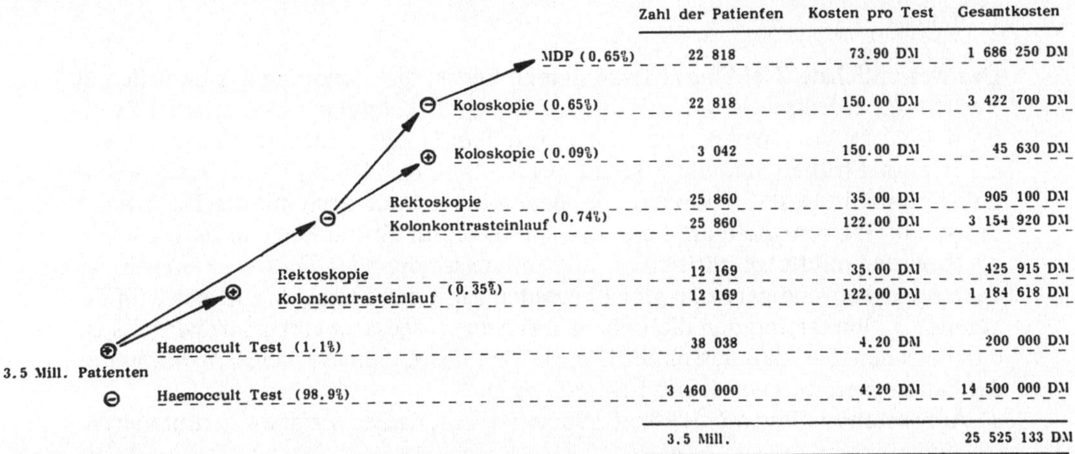

Abb. 2. Kalkulierte Kosten der Kolonkarzinomvorsorge 1977

des Haemoccult-Tests betrugen etwa 26 Mill. DM. 90% dieser Kosten entfielen dabei auf die Untersuchung gesunder Personen. Allein der falsch-positive Ausfall des Tests verursachte Kosten in Höhe von etwa 10 Mill. DM. Diese Zahlen gehen von optimalen Untersuchungsbedingungen aus, so z. B. von der Annahme, daß beim Kolonkontrasteinlauf nur 20% der Neoplasien nicht erkannt werden. Eine derartige Annahme muß jedoch als optimistisch angesehen werden, so daß die tatsächlichen Kosten des im Jahre 1977 durchgeführten Tests deutlich höher liegen werden.

Geht man von den internationalen Zahlen aus, daß 10% aller Patienten mit positivem Test ein Kolonkarzinom aufweisen und 30% eine benigne Neoplasie, dann kostete die Erkennung eines Kolonkarzinoms im Jahre 1977 durch diesen Test mindestens 7000 DM. Bezieht man in eine derartige Kosten-Nutzen-Analyse sämtliche Kolonneoplasien ein, dann wurden für jeden früh erkannten benignen und malignen Tumor etwa 2000 DM ausgegeben (Abb. 3). Sollte durch diese Ausgaben das Leben von Patienten mit Kolonkarzinom verlängert werden, dann erscheint die Früherkennung des Kolonkarzinoms mit Hilfe des Haemoccult- bzw. Hemo-FEC-Tests als eine wertvolle diagnostische Maßnahme.

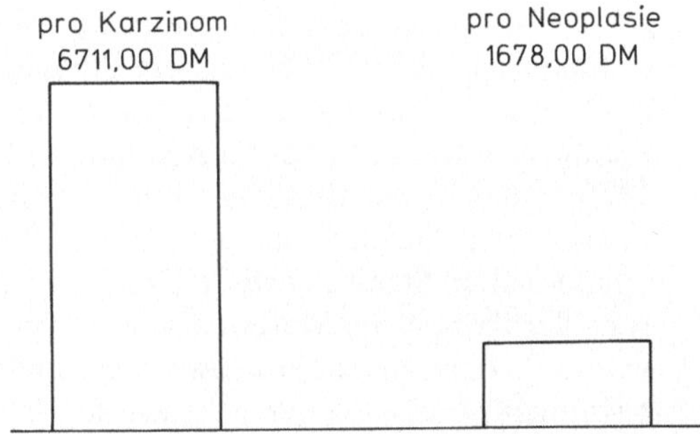

Abb. 3. Kosten der Früherkennung von Kolontumoren 1977

Nutzen

Das wesentlichste Ziel eines Massenscreenings ist die Änderung des natürlichen Verlaufs einer Erkrankung durch ihre frühzeitige Erkennung. Es steht außer Zweifel, daß durch Vorsorgeuntersuchungen mit dem Haemoccult-Test Kolonkarzinome in einem frühen Stadium erkannt werden [2, 4, 6, 7, 10–15, 17, 18]. Es ist ebenfalls unumstritten, daß Patienten, bei denen der Tumor noch auf die Darmwand beschränkt ist, vom Zeitpunkt des Erkennens dieser Erkrankung an länger leben als Patienten mit fortgeschrittenem Erkrankungsstadium [1]. Diese Fakten sind jedoch nicht notwendigerweise gleichbedeutend mit der Tatsache, daß bei früh erkannten Kolonkarzinomen die Lebenserwartung insgesamt verbessert wird. Es ist durchaus denkbar, daß ausschließlich die Zeit des Lebens verlängert wird, in der der Patient Kenntnis von seiner Erkrankung hat.

Am besten ist diese Möglichkeit an einem theoretischen Beispiel zu illustrieren:

Bei einem 65jährigen Patienten wird 1975 aufgrund eines positiven Haemoccult-Tests ein Kolonkarzinom im Dukes-Stadium A nachgewiesen. Der Tumor wird reseziert und der Patient stirbt 7 Jahre später im Alter von 72 Jahren. Entzieht sich der gleiche Patient einem Früherkennungsprogramm, dann wird der Tumor mit großer Wahrscheinlichkeit erst im Dukes-Stadium C erkannt werden. Es ist jedoch nicht auszuschließen, daß 5 Jahre vergehen, bis der anfänglich asymptomatische Tumor in ein symptomatisches Karzinom im Stadium C übergegangen ist. In diesem Fall würde der gleiche Patient 1980 operiert werden. Infolge später Erkennung des Kolonkarzinoms beträgt seine Lebenserwartung jetzt nicht mehr 7, sondern nur noch 2 Jahre. Trotzdem bliebe in diesem theoretischen Fall die Gesamtlänge des Lebens unbeeinflußt von der Tatsache, ob der Patient am Haemoccult-Screening teilgenommen hat oder nicht. Für ihn wurde lediglich die Zeit des Lebens verlängert, in der er Kenntnis von seiner Erkrankung hatte.

Selbstverständlich handelt es sich bei diesem Fall um eine reine Spekulation über den natürlichen Verlauf einer Erkrankung. Da diesbezügliche zuverlässige Daten jedoch kaum zu erhalten sein werden, muß ein derartiger Verlauf als möglich angesehen werden. Aus diesem Grunde können aus der Tatsache, daß durch den Haemoccult-Test Kolonkarzinome früh erkannt werden, nicht unmittelbare Schlußfolgerungen über eine mögliche Lebensverlängerung durch diesen Test gezogen werden. Ob die Lebenserwartung real verlängert wird, kann nur durch Mortalitätsstatistiken belegt werden. Für die Bundesrepublik Deutschland, die als einziges Land den Haemoccult-Test routinemäßig in die Krebsvorsorge aufgenommen hat, konnte seit Einführung des Tests noch keine Verringerung der Kolonkarzinommortalität nachgewiesen werden. Die in der Bundesrepublik gewonnenen Daten werden leider auch nie Aussagen darüber zulassen, ob mögliche Veränderungen der Mortalität beim Kolonkarzinom durch die Einführung des Tests oder andere Faktoren bedingt sind. Sichere Aussagen hierüber sind nur von kontrollierten Studien zu erwarten, die die Beobachtung eines durch Haemoccult getesteten und nichtgetesteten Personenkreises beinhalten. Eine derartige Untersuchung wurde 1975 an der Universität von Minnesota begonnen. Die bisher an 48000 Patienten gewonnenen Daten bestätigen, daß Testen auf okkultes Blut Kolonkarzinome in einem frühen Stadium erfaßt. Die Daten erlauben jedoch noch keine Schlußfolgerung darüber, ob die Mortalität dieses Tumors durch Einführung des Tests gesenkt wurde [3, 9]. Wahrscheinlich werden mindestens 5 weitere Jahre vergehen, bis diesbezügliche Aussagen gemacht werden können. Bis dahin kann der Nutzen dieses

Screeningprogramms als wahrscheinlich, nicht aber als gesichert angesehen werden.

Aus diesen Gründen sollte jede Anstrengung unternommen werden, um die Kosten des Haemoccult-Tests zu reduzieren und damit einen möglichen volkswirtschaftlichen Schaden so niedrig wie möglich zu halten, falls sich unsere hohen Erwartungen an eine derartige Krebsvorsorge nicht erfüllen.

Literatur

1. Ackermann LV, Regato J del (1970) Cancer diagnosis, treatment and prognosis, 4th edn. Mosby, St. Louis, p 519
2. Bertario L, Berrino F, Severini A, Sala P, Spinelli P (1981) The guaiac test – our experience and evaluation program of efficacy. In: Winawer SJ (ed) Second International Symposium on Colorectal Cancer, Washington D.C.
3. Cancer of the Colon and Rectum (1980) CA-A Cancer J Clin 30:208-215
4. Christodoupoulos J (1981) Screening on colorectal cancer in Greece: possibilities and limitations. In: Winawer SJ (ed) Second International Symposium on Colorectal Cancer. Washington, D.C.
5. Dales LD, Friedman GD, Collen MF (1979) Evaluating periodic multiphasic health checkups: a controlled trial. J Chron Dis 32:385-404
6. Fric P (1981) Changing frequency of colorectal cancer in Czechoslovakia and pilot studies of screening in asymptomatic subjects. In: Winawer SJ (ed) Second International Symposium on Colorectal Cancer. Washington, D.C.
7. Frühmorgen P, Demling L (1979) Early detection of the colorectal carcinoma with a modified guaiac-test. A screening examination in 6000 humans. In: Winawer SJ (ed) International Symposium on Colorectal Cancer. New York, N.Y.
8. Gilbertsen VA (1974) Proctosigmoidoscopy and polypectomy in reducing the incidence of rectal cancer. Cancer 34:936-939
9. Gilbertsen VA, McHugh R, Schuman L, Williams SE (1980) The earlier detection of colorectal cancers. A preliminary report of the results of the occult blood study. Cancer 45:2899-2901
10. Gnauck R (1982) Screeningtests nach Darmkrebs - erneuter Vergleich von Haemoccult mit hemoFEC und Rückblick auf 9 Jahre klinische Erfahrung. Z Gastroenterol 20:84-92
11. Jacobi D (1980) Darmkrebsfrüherkennungsstudie Mölln 1979. Krebsmedizin 1:5-9
12. Jesenski T, Miloseviv V, Poznic M (1981) Hemoccult test screening of an asymptomatic population in Zrenjanin, Yugoslavia. In: Winawer SJ (ed) Second International Symposium on Colorectal Cancer. Washington D.C.
13. Otto P, Bunnemann H (1979) Screening and diagnosis in Colorectal neoplasia. In: Winawer SJ (ed) International Symposium on Colorectal Cancer. New York, N.Y.
14. Pezzuoli G (1981) A mass screening for colorectal cancer: methods, results and costs. In: Winawer SJ (ed) Second International Symposium on Colorectal Cancer. Washington, D.C.
15. Samec HJ (1979) Hemoccult in colorectal carcinoma in Austria. In: Winawer SJ (ed) International Symposium on Colorectal Cancer, New York, N.Y.
16. Schwartz FW, Holstein H, Brecht JG (1979) Kolorektale Krebsfrüherkennung mittels Nachweis von okkultem Blut im Stuhl - erste Ergebnisse. Dtsch Aerztebl 76:1223-1228
17. Varro V (1981) Possibilities and perspectives of colorectal mass screening. In: Winawer SJ (ed) Second International Symposium on Colorectal Cancer. Washington, D.C.
18. Weiss W, Neumayr A (1981) Colon Cancer screening programs in Austria. Summary progress report. In: Winawer SJ (ed) Second International Symposium on Colorectal Cancer. Washington, D.C.
19. Winawer SJ, Sherlock P, Schottenfield D, Miller DG (1976) Screening for colon cancer. Gastroenterology 70:783-789

Diskussion

Frühmorgen: Zunächst eine Klarstellung. Wir haben nicht gesagt oder heute erfahren, daß die Mortalitätsrate in bezug auf das kolorektale Karzinom in der Bundesrepublik sinkt, sie stagniert. Es wurde erst recht nicht behauptet, daß dies eine Folge irgendeiner Vorsorgemaßnahme ist. Da waren wir uns alle einig. Was mich aber an Ihren Berechnungen noch interessieren würde, ist folgendes: Die Kosten beinhalten ja nicht nur das Haemoccult-Screening, sondern auch die Folgeuntersuchungen. Wenn wir keine Screeninguntersuchungen durchführen würden, kann man ja nicht davon ausgehen, daß dann keine Kosten entstehen. Auch das zu spät entdeckte Karzinom verursacht keine geringen Kosten. Hinzu kommt auch der volkswirtschaftliche Aspekt der Arbeitskraft und eventueller Rentenzahlungen. Diese Summen müßte man ja sicher noch von Ihren Berechnungen abziehen.

Eckardt: Richtig, ich stimme Ihnen vollkommen zu, daß diese Kosten für mich nicht kalkulierbar sind. Ich will meine Berechnungen auch nicht als Kosten-Nutzen-Analyse verstanden wissen, sondern als eine Kalkulation der Kosten und eine Spekulation über den Nutzen des Haemocccult-Screenings.

Gnauck: Wenn Sie von Kosten reden, sollten Sie klarmachen, daß Sie von Abrechnungskosten sprechen. Die tatsächlichen Kosten einer Koloskopie sind sehr viel höher. Darüber hinaus haben Sie etwas getan, was nicht korrekt ist. Sie haben nämlich bei gescreenten und nichtgescreenten Personen eine gleich lange Überlebenszeit postuliert. Dabei verschweigen sie, daß der Patient, der ein Karzinom im Dukes-Stadium A hat, das 7 Jahre vorher erkannt und behandelt wurde, dann 8 Jahre lang beschwerdefrei war und nicht an seinem Karzinom gestorben ist. Ihre Prämisse trifft nur zu, wenn beide, der Gescreente und der Nichtgescreente, an ihrer Krankheit sterben, z.B. bei Leukämiekindern. Ihre Voraussetzungen treffen aber nicht zu, wenn der eine an seinem Krebs stirbt und der andere an seiner Arteriosklerose, das ist ein großer Unterschied. Denn Karzinompatienten mit einem Dukes-Stadium A sind in etwa 90% der Fälle geheilt.

Eckardt: Ich möchte nochmals klar betonen, daß die Aussagen über den Nutzen des Haemoccult-Screenings eine Spekulation waren, da diesbezüglich keine harten Daten zur Verfügung stehen. Wir kennen noch nicht einmal den natürlichen Verlauf dieser Erkrankung.

Deyhle: Wir haben aber doch Einzeldaten, daß an einem Karzinom im Dukes-Stadium A operierte Menschen nach 20-30 Jahren noch gesund sind. Und wenn Sie jetzt dieses Beispiel, das Sie nur hypothetisch aufgestellt haben, veröffentlichen, dann ist die Folge Resignation und Abwarten, bis der Krebs symptomatisch wird. Das ist verhängnisvoll. Wir alle kennen Patienten, die 15 oder 20 Jahre nach einer Karzinomoperation noch völlig tumorfrei sind und auch bleiben. Diese Zahlen dürfen Sie nicht propagieren, nur weil Sie im Moment eine schöne Hypothese haben, die zugegebenermaßen interessant ist.

Weiss: Vielleicht muß ich meine Frage provokant formulieren, daß es besser verständlich wird. Herr Eckardt könne ja genausogut sagen, daß, wenn ein Patient nach einer Dukes-A-Operation an einer Lungenembolie stirbt, dieser dann 7 Lebensjahre verliert. Ich meine, dies wäre so ein hypothetischer Einzelfall. Aber ich gehe mit Herrn Deyhle konform. Wenn wir die Hypothese von Herrn Eckardt übernehmen, dann wäre Früherkennung gleichbedeutend mit Nichtstun. Das will doch sicher auch Herr Eckardt nicht.

Screeningverfahren beim kolorektalen Karzinom – Bibliographie 1971–1982

Zusammengestellt von G. WAGNER und U. WOLBER[1]

Alphabetische Titelliste

1. Abramson DJ (1978) Sigmoidoscopy in women: Comparison with breast and gynecologic examinations in 1.000 patients. CA 28:202–210
2. Allemand H, Dreyfus T, Deschamps JP, Vuitton D, Carbillet JP, Miguet JP, Carayon P (1981) Dépistage des polypes par pansigmoidoscopie pour la prévention des cancers rectocoliques. Etude prospective sur une population asymptomatique. Gastroenterol Clin Biol 5:742–746
3. Ammann R (1981) Kolonkarzinom: Frühdiagnose durch „Occult"-Stuhltests. Krebs-Kreuzzug zwischen Wunsch und Wirklichkeit. Schweiz Med Wochenschr 111:694–696
4. Anderson JM (1981) False-negative results of haemoccult test in colorectal cancer. Br Med J 283:1123–1124
5. Applegate WB, Spector MH (1981) Colorectal cancer screening. J Community Health 7:138–151
6. Aron E, Baroudi A (1981) Prévention et dépistage des tumeurs du colon et du rectum. Bull Acad Natl Med (Paris) 165:775–780
7. Auer I (1976) Die Aussagekraft der Konzentration des karzinoembryonalen Antigens im Plasma bei der Erstdiagnose von Malignomen des Verdauungstraktes. Z Gastroenterol 14:267–268
8. Aveni AO, Thomson DMP, MacFarlane JK, Daly D (1981) A comparison of tube leukocyte adherence inhibition assay and standard physical methods for diagnosing colorectal cancer. Cancer 48:1855–1862
9. Barrows GH, Burton RM, Jarrett DD, Russel GG, Alford MD, Songster CL (1978) Immunochemical detection of human blood in feces. Am J Clin Pathol 69:342–346
10. Bassett ML, Goulston KJ (1978) Colorectal cancer: the challenge of early detection. Med J Aust 1:489–493
11. Basu S (1975) Mass screening of gastro-intestinal tract to detect carcinoma of stomach. J Indian Med Assoc 64:327–329
12. Baumel H, Giraudon M, Deizonne B, Rey MH (1979) Dépistage des tumeurs colo-rectales. Intérêt du test clinique au guaiac. Med Chir Dig 8:307–312
13. Beart RW jun, Metzger PP, O'Connell MJ, Schutt AJ (1981) Postoperative screening of patients with carcinoma of the colon. Dis Colon Rectum 24:585–588
14. Bergoz R, Borgeaud P, Stuckelberg G, De Peyer R, Widgren S (1980) La polypectomie endoscopique dans le diagnostic précoce du carcinome colique. Schweiz Med Wochenschr 110:638–641
15. Betzler M, Herfarth C (1979) Kolorektale Karzinome. Auswirkung der Früherkennung auf die Therapie. MMW 121:616–618
16. Biffl H, Pristautz H, Pinl F, Friedl R, Leitner W (1979) Die diagnostische und therapeutische Bedeutung der Rektosigmoidoskopie bei der Früherfassung des Rektum-Kolonkarzinoms. Wien Med Wochenschr 129:176–179

---

1 Institut für Dokumentation, Information und Statistik des Deutschen Krebsforschungszentrums, Im Neuenheimer Feld 280, D-6900 Heidelberg 1

17. Bolt RJ (1971) Sigmoidoscopy in detection and diagnosis in the asymptomatic individual. Cancer 28:121-122
18. Bolt RJ (1980) Evaluation of screening tests for colorectal cancer. Primary Care 7:683-689
19. Brandstätter G, Kratochvil P (1978) Früherkennung des kolo-rektalen Karzinoms durch Nachweis von okkultem Blut im Stuhl. Wien Med Wochenschr 128:209-210
20. Breslow L (1978) Review and future perspectives of cancer screening programs. In: Nieburgs HE (ed) Prevention and detection of cancer, part II, vol 1. Dekker, New York, pp 1177-1211
21. Carroll RLA, Klein M (1980) How often should patients be sigmoidoscoped? A mathematical perspective. Prev Med 9:741-746
22. Carter HG (1981) Short flexible fiberoptic colonoscopy in routine office examinations. Dis Colon Rectum 24:17-19
23. Chambers KJ, Morgan BP (1980) Colorectal cancer and hemoccult. Aust N Z J Surg 50:464-467
24. Colin R, Paillot B, Geffroy Y (1978) Le dépistage de masse des polypes et cancers colorectaux est-il possible? Gastroenterol Clin Biol 2:3-6
25. Conen D, Gallati H, Stalder GA (1981) Haemoccult und Colorektal: Eine vergleichende prospektive Studie zum Nachweis von okkultem Blut im Stuhl. Schweiz Med Wochenschr 111:706-708
26. Costanza ME, Das S, Nathanson L, Rule A, Schwartz RS (1974) Carcinoembryonic antigen. Report of a screening study. Cancer 33:583-590
27. Crespi M, Di Matteo S (1973) Fréquence de l'hyperplasie de la muqueuse et de la polypose du rectosigmoide dans une population saine soumise à un dépistage: Importance des facteurs familiaux. Rev Med 14:2266-2270
28. Daron PB, Goldman LI (1981) Hemoccult screening in selected patients. Sth Med J 74:676-678
29. Dean TM (1977) Carcinoma of the colon and rectum. A perspective for practicing physicians, with recommendations for screening. West J Med 126:431-440
30. Deschner EE, Maskens AP (1982) Significance of the labeling index and labeling distribution as kinetic parameters in colorectal mucosa of cancer patients and DMH treated animals. Cancer 50:1136-1141
31. Deschner EE, Winawer SJ, Long FC, Boyle CC (1977) Early detection of colonic neoplasia in patients at high risk. Cancer 40:2625-2631
32. Deyhle P (1976) Zur Vorsorgeuntersuchung beim Dickdarmkarzinom. Dtsch Med Wochenschr 101:1226-1228
33. Deyhle P (1979) Das Dickdarmkarzinom - Diagnose, Vorsorge, Prophylaxe. Internist 20:39—43
34. Diehl AK (1981) Screening for colorectal cancer. J Fam Pract 12:625-632
35. Dobbins WO, Stock M, Ginsberg AL (1977) Early detection and prevention of carcinoma of the colon in patients with ulcerative colitis. Cancer 40:2542-2548
36. Drexler J (1974) Routine proctosigmoidoscopy: How often? Oncology 30:324-327
37. Durst J, Neumann G, Schmidt K (1976) Okkultes Blut im Stuhl. Ein Feldversuch im Rahmen der Krebsfrüherkennung. Dtsch Med Wochenschr 101:440-443
38. Dutton JJ (1978) Sigmoidoscopy as a periodic screening test. J Fam Pract 7:1041-1046
39. Eddy DM (ed) (1980) ACS report on the cancer-related health checkup. CA 30:194-240
40. Elwood TW, Erickson A, Lieberman S (1978) Comparative educational approaches to screening for colorectal cancer. Am J Public Health 68:135-138
41. Euler AR, Seibert JJ (1981) The role of sigmoidoscopy, radiographs and colonoscopy in the diagnostic evaluation of pediatric age patients with suspected juvenile polyps. J Pediatr Surg 16:500-502
42. Evers K, Laufer I, Gordon RL, Kressel HY, Herlinger H, Gohel VK (1981) Double-contrast enema examination for detection of rectal carcinoma. Radiology 140:635-639
43. Farrands PA, Griffiths RL, Britton DC (1981) The Frome experiment. Value of screening for colorectal cancer. Lancet I:1231-1232
44. Fedorov VD, Dedkov IP, Militarjov IM, Sybina MA, Simkina ES, Kikot WA, Artjuchov AS (1978) Früherkennung und Behandlungsergebnisse bösartiger Rektum- und Sigmatumoren. Zentralbl Chir 103:997-1001

45. Finan PJ, Grant RM, De Mattos C, Takei F, Berry PJ, Lennox ES, Bleehen NM (1982) Immunohistochemical techniques in the early screening of monoclonal antibodies to human colonic epithelium. Br J Cancer 46:9-17
46. Fletcher SW, Dauphinee WD (1981) Should colorectal carcinoma be sought in periodic health examinations? An approach to the evidence. Clin Invest Med 4:23-31
47. Frame PS, Kowulich BA (1982) Stool occult blood screening for colorectal cancer. J Fam Pract 15:1071-1075
48. Frexinos J, Escourrou J, Joffre F, Suduca P, Ribet A (1977) Problèmes posés par la prévention et le dépistage des cancers colo-rectaux. Sem Hop Paris 53:1462-1468
49. Frühmorgen P, Demling L (1978) Early detection of colorectal carcinoma with a modified Guaiactest. A screening examination in 6000 humans. Acta Gastroenterol Belg 41:682-687
50. Frühmorgen P, Rösch W, Demling L (1980) Krebsvorsorgeuntersuchungen und Frühdiagnose des Krebses. Dtsch Ärztebl 77:1974-1980
51. Fuchs HF, Stadler U, Reichert J (1979) Der Stellenwert der Röntgendiagnostik bei der Frühdiagnose des Coloncarcinoms im Vergleich zur Koloskopie. Radiologe 19:21-24
52. Gastard J, Gosselin M (1979) Diagnostic clinique et radiologique du cancer du colon gauche. Rev Prat (Paris) 29:1105-1117
53. Gilbert FI, Cherry JW, Downing DE, Anema RJ (1974) Allied health personnel in cancer detection. Utilization of proctosigmoidoscopic technicians in detecting abnormalities of the lower bowel. Cancer 33:1725-1727
54. Gilbertsen VA (1974) Proctosigmoidoscopy and polypectomy in reducing the incidence of rectal cancer. Cancer 34:936-939
55. Gilbertsen VA (1980) Colon cancer screening. The Minnesota experience. Gastrointest Endosc 26:31S-32S
56. Gilbertsen VA, Church TR, Grewe FJ, Mandel JS, McHugh RB, Schuman LM, Williams SE (1980) The design of a study to assess occult-blood screening for colon cancer. J Chronic Dis 33:107-114
57. Gilbertsen VA, McHugh R, Schuman LM, Williams SE (1980) The earlier detection of colorectal cancers: A preliminary report of the results of the occult blood study. Cancer 45:2899-2901
58. Gnauck R (1974) Okkultes Blut im Stuhl als Suchtest nach kolorektalem Krebs und präkanzerösen Polypen. Eine Feldstudie bei 815 Erwachsenen. Z Gastroenterol 12:239-250
59. Gnauck R (1977) Dickdarmkarzinom-Screening mit Hämoccult. Leber Magen Darm 7:32-35
60. Gnauck R (1978) Screening for colorectal cancer with haemoccult. In: Nieburgs HE (ed) Prevention and detection of cancer, part II, vol 1. Dekker, New York, pp 397-402
61. Gnauck R (1982) Screeningtests nach Darmkrebs - erneuter Vergleich von Hämoccult mit hemoFEC und Rückblick auf 9 Jahre klinische Erfahrung mit Hämoccult. Z Gastroenterol 20:84-92
62. Gnauck R, Thomas L (1980) Hämoscreen im Vergleich mit Hämoccult als Suchtest auf kolorektalen Krebs. Dtsch Med Wochenschr 105:1643-1646
63. Goerttler K, Köhler CO, Wagner G, Wanzek L (1975) War die „Woche der Krebsvorsorge" in Baden-Württemberg ein Erfolg? Versuch einer Kosten-Nutzen-Analyse. Med Welt 26:961-971
64. Gonvers JJ (1979) Le diagnostic précoce du cancer colo-rectal. Praxis 68:842-846
65. Goulston K, Davidson P (1980) Faecal occult blood testing in patients with colonic symptoms. Med J Aust 2:667-668
66. Goulston K, Dent O (1981) Colorectal cancer. A plea for early diagnosis. Aust Fam Physician 10:697-698
67. Greegor DH (1971) Occult blood testing for detection of asymptomatic colon cancer. Cancer 28:131-134
68. Greegor DH (1972) Detection of colorectal cancer using guaiac slides. CA 26:360-363
69. Greegor DH (1980) Detection of colon cancer in the asymptomatic patient. In: Nieburgs HE (ed) Prevention and detection of cancer, Part II, vol 2. Dekker, New York, pp 2111-2113
70. Greenlaw RH, Norfleet RG (1980) Evaluation of the patient with a positive hemoccult test. Wis Med J 79:17-18

71. Griffith CD, Turner DJ, Saunders JH (1981) False-negative results of hemoccult test in colorectal cancer. Br Med J 283:472
72. Gütz HJ (1979) Die Früherkennung bösartiger Tumoren im Magen-Darm-Kanal. Z Ärztl Fortbild (Jena) 73:662-664
73. Härter G (1979) Das Kolonkarzinom. Vorklinische Diagnostik. Z Allg Med 55: 1181-1186
74. Hardcastle JD, Balfour TW, Amar SS (1980) Screening for symptomless colorectal cancer by testing for occult blood in general practice. Lancet I:791-793
75. Hardcastle JD, Vellacott KD (1982) Colorectal cancer. Early diagnosis and detection. Recent Results Cancer Res 83:86-100
76. Hastings JB (1974) Mass screening for colorectal cancer. Am J Surg 127:228-233
77. Havey RJ (1977) Oncologic survey and clinical screening of religious sisters. J Am Osteopathol Assoc 76:61-66
78. Heeb MA, Ahlvin RC (1978) Screening for colorectal carcinoma in a rural area. Surgery 83:540-541
79. Heinrich HC (1979) Diagnostische Treffsicherheit der Okkultblut-Tests im Stuhl bei der Frühdiagnostik des kolorektalen Karzinoms im Rahmen der Krebsvorsorgeuntersuchung. Dtsch Med Wochenschr 104:1496-1497
80. Heinrich HC (1980) Occult blood tests. Lancet I:822-823
81. Heinrich HC, Benn HP (1982) Chemischer oder immunologischer Okkultblut-Nachweis im Stuhl bei der Frühdiagnostik des kolorektalen Karzinoms? Dtsch Med Wochenschr 107:307-310
82. Heinrich HC, Icagic F (1980) Comparative studies on the in vivo-sensitivity of four commercial pseudoperoxidase-based faecal occult blood tests in relation to actual blood losses as calculated from measured whole body-59FE-elimination rates. Klin Wochenschr 58:1283-1297
83. Herzog P, Ewe K (1979) Kolorektale Tumoren. Methoden und Indikation der Früherkennung. MMW 121:612-615
84. Herzog P, Holtermüller KH (1980) Frühdiagnostik des kolorektalen Karzinoms. Diagnostische Treffsicherheit des Okkultbluttests im Stuhl im Rahmen der Krebsvorsorgeuntersuchung. Dtsch Med Wochenschr 105:278-279
85. Herzog P, Ewe K, Holtermüller KH (1978) Die Zuverlässigkeit des Hämoccult-Tests. Dtsch Med Wochenschr 103:48-49
86. Herzog P, Holtermüller KH, Preiss J, Fischer J, Ewe K, Schreiber HJ, Berres M (1982) Fecal blood loss in patients with colonic polyps: A comparison of measurements with 51chromium-labeled erythrocytes and with the hämoccult test. Gastroenterology 83:957-962
87. Hight D, Kjartannsson S, Barillas AE (1973) Importance of early diagnosis in the treatment of carcinoma of the colon and rectum. Am J Surg 125:304-307
88. Huber A, Klose W, Spängler W, Erben W, Weiss W (1978) Effizienz diagnostischer Maßnahmen beim Dickdarmkarzinom. Onkologie 1:70-74
89. Jaco D (1977) Colon cancer: Etiological issues and prospects for early detection. Prev Med 6:535-544
90. Jorge AD, Sanchez D, Diaz M, Lorenzo J, Milutin C (1977) Deteccion precoz del carcinoma colo-rectal investigacion masiva con haemoccult. Acta Gastroenterol Latinoam 7:261-268
91. Joss R, Nothiger F, Greiner R, Goldhirsch A, Brunner KW (1981) Kolorektale Karzinome. Fortschritte und ungelöste Probleme. Schweiz Med Wochenschr 111:697-705
92. Kay AW (1976) Screening for colon cancer. Health Bull (Edinb) 34:112-115
93. Klingner R (1971) Ein Beitrag zur Früherfassung des Rektumkarzinoms. Z Ärztl Fortbild (Jena) 65:955-957
94. Knoch HG (1981) Tumorfrüherkennung beim Rektumkarzinom. Arch Geschwulstforsch 51:713-716
95. Kopelovich L (1981) The use of a tumor promoter as a single parameter approach for the detection of individuals genetically predisposed to colorectal cancer. Cancer Lett 12:67-74
96. Kopelovich L (1982) Hereditary adenomatosis of the colon and rectum: Relevance to cancer promotion and cancer control in humans. Cancer Genet Cytogenet 5:333-351

97. Kremer H, Schreiber MA (1979) Wertigkeit der Sonographie in der Früherkennung von Tumoren des Bauchraumes. In: Eimeren W van, Neiß A (Hrsg) Probleme einer systematischen Früherkennung, S 97-103. Springer, Berlin, Heidelberg, New York (Medizinische Informatik und Statistik, Bd 15)
98. Krentz K (1972) Zur Frühdiagnose des gastro-intestinalen Karzinoms. Leber Magen Darm 2:134-138
99. Kruis W, Weinzierl M, Eisenberg J (1979) Endoskopische Diagnosen bei positivem und negativem Hämoccult-Test: Zur Frage der Indikation und Wertigkeit dieses Tests. Med Klin 74:1641-1644
100. Kurnick JE, Walley LB, Jacob HH, Nakayama L (1980) Colorectal cancer detection in a community hospital screening programm. J Am Med Assoc 243:2056-2057
101. Lambert R (1979) Réalisation pratique de la prévention du cancer rectocolique. Concours Med 101:3190-3197
102. Lambert R, Olive C (1977) Prévention du cancer du colon. Intérêt de la recherche de sang dans les selles. Nouv Presse Med 6:3929-3931
103. Lambert R, Ribet A (1979) Comment améliorer le pronostic du cancer colo-rectal en France. Gastroenterol Clin. Biol. 3:609-614
104. Lee FI, Costello FT (1982) Assessment of fecatest and haemoccult for faecal occult blood testing. Br Med J 285:938
105. Lefall LD jun (1981) Colorectal cancer. Prevention and detection. Cancer [Suppl] 47:1170-1172
106. Leveson SH, Woodhouse LF, Giles GR (1981) Evaluation of the leucocyte adherence inhibition assay in the diagnosis of colorectal carcinoma. Clin Oncol 7:183-191
107. Linde F, van der (1978) Probleme der Krebsfrüherfassung aus epidemiologischer Sicht. Schweiz Med Wochenschr 108:1360-1368
108. Lipshutz GR, Katon RM, McCool MF, Mayer B, Smith FW, Duffy T, Melnyk CS (1979) Flexible sigmoidoscopy as a screening procedure for neoplasia of the colon. Surg Gynecol Obstet 148:19-22
109. Luckey RC (1979) Cancer of the rectum. N Engl J Med 301:1236-1237
110. Lusted LB (1980) Signal detection theory in the early diagnosis of cancer. In: Kessler II (ed) Cancer control. Univ. Park Press, Baltimore, pp 105-118
111. MacAdam DB (1980) Early diagnosis of gastrointestinal cancer. Bull Cancer 67:424-429
112. MacKay AM, Patel S, Carter S, Stevens U, Laurence DJR, Cooper EH, Neville AM (1974) Role of serial plasma CEA assays in detection of recurrent and metastatic colorectal carcinomas. Br Med J IV: 382-385
113. Macrae FA, StJohn DJ (1982) Relationship between patterns of bleeding and hemoccult sensitivity in patients with colorectal cancers or adenomas. Gastroenterology 82:891-898
114. Macrae FA, StJohn DJ, Caligiore P, Taylor LS, Legge JW (1982) Optimal dietary conditions for hemoccult testing. Gastroenterology 82:899-903
115. MacKusick KA, Froelich J, Callahan RJ, Winzelberg GG, Strauss HW (1981) 99m-TC red blood cells for detection of gastrointestinal bleeding: Experience with 80 patients. Am J Roentgenol 137:1113-1118
116. Martin EW jun, Cooperman M, King G, Rinker L, Carey LC, Minton JP (1979) A retrospective and prospective study of serial CEA determinations in the early detection of recurrent colon cancer. Am J Surg 137:167-169
117. Mateev B, Rotte KH (1975) Röntgenologische Frühdiagnostik der Dickdarmtumoren mit der Doppelkontrastmethode (Malmö-Modifikation nach Welin). Radiol Diagn (Berl) 16:779-784
118. Matek W, Frühmorgen P, Altendorf A, Hermanek P (1979) Entwicklungen in der Diagnostik des kolorektalen Karzinoms. Ein Vergleich verschiedener Diagnostikgruppen. Fortschr Med 97:65-68
119. Maurer H, Hammer B (1982) Okkultes Blut im Stuhl bei stationären und ambulanten Patienten — Resultate einer eigenen Hämoccult-Studie. Praxis 71:1134-1136
120. Michalek A, Mettlin C, Bockstahler E (1982) Hemoccult testing in a cancer screening clinic. Progr Clin Biol Res 83:259-263
121. Miller SF (1977) Colorectal cancer: Are the goals of early detection achieved? CA 27:338-343
122. Miller SF, Knight AR (1977) The early detection of colorectal cancer. Cancer 40:945-949

123. Million R, Howarth J, Turnberg E, Turnberg LA (1982) Faecal occult blood testing for colorectal cancer in general practice. Practitioner 226:659-663
124. Moertel CG, Schutt AJ, Go VL (1978) Carcinoembryonic antigen test for recurrent colorectal carcinoma. Inadequacy for early detection. J Am Med Assoc 239:1065-1066
125. Morton PC (1978) Proctosigmoidoscopy in asymptomatic men: A 24-month study. CA 28:211-217
126. Muller CA, Lopez JL (1978) Routine and periodic sigmoidoscopy in the detection and prevention of malignancies of the large bowel. In: Nieburgs HE (ed) Prevention and detection of cancer, Part II, vol 1. Dekker, New York, pp 1239-1243
127. Nägele E (1973) Die Röntgendiagnostik des Dünn- und Dickdarmes im Rahmen von Vorsorgeuntersuchungen. Z Allg Med 49:202-205
128. Naylor EW, Lebenthal E (1977) Early detection of adenomatous polyposis coli in Gardner's syndrome. Pediatrics 63:222-227
129. Nealon TF, Grossi CE (1979) Autoscreening for colorectal cancer. Cancer Detect Prev 2:367-371
130. Nivatvongs S, Gilbertsen VA, Goldberg SM, Williams SE (1982) Distribution of large-bowel cancers detected by occult blood test in asymptomatic patients. Dis Colon Rectum 25:420-421
131. Nöthiger F (1979) Kolorektales Karzinom. Onkologie 2:156-161
132. Otto HF, Gebbers JO (1976) Epitheldysplasien bei Colitis ulcerosa. Histologische Möglichkeiten zur (Früh-)Erfassung der sog. „Colitis"-Carcinome. Langenbecks Arch Chir 341:99-110
133. Otto HF, Gebbers JO (1978) Das Kolitis-Karzinom. Möglichkeiten der Früherkennung. Dtsch Med Wochenschr 103:1966-1972
134. Otto HF, Gebbers JO (1978) Präcanceröse Epitheldysplasien bei Colitis ulcerosa. Untersuchungen über die bioptischen Möglichkeiten der Früherfassung von Colitis-Carcinomen. Virchows Arch Pathol Anat 377:259-276
135. Otto P (1979) Erfahrungen mit dem Hämoccult-Test. Praxis 68:1559-1561
136. Otto P, Helmstaedt D (1977) Endoskopie und Polypektomie zur Früherkennung des Rektum- und Colonkarzinoms (Methodik, Bedeutung und Grenzen). Röntgenblätter 30:400-407
137. Paffenbarger RS jun (1974) Value in the early diagnosis of cancer. Cancer 33:1712-1719
138. Pant KD, Shochat D, Nelson O, Goldenberg DM (1982) Colon-specific antigen-P (CSAP). I. Initial clinical evaluation as a marker for colorectal cancer. Cancer 50:919-926
139. Penfold JC, Renney JT (1977) Early detection of colonic cancer by colonoscopy. Dis Colon Rectum 20:85-88
140. Phlippen R (1978) Die gastroenterologische Endoskopie in der Frühdiagnostik maligner Tumoren. Verh Dtsch Ges Inn Med 84:548-556
141. Pistolesi GF, D'Attoma N, Guien C (1980) Considerations sur le cout-benefice dans la radiologie du colon. Intérèt du double contraste. J Radiol 61:447-449
142. Plane D, Weber F, Lamouliatte H, Quinton A (1980) Comment améliorer le pronostic du cancer colorectal en France? Bordeaux med 13:1405-1410
143. Plauchu H, Bigay D, Casteu JG (1978) Les polyposes intestinales adénomateuses: Maladies génétiques. Un dépistage intrafamilial nécessaire. Lyon med 239:21-30
144. Polk HC, Spratt JS (1971) Recurrent colorectal carcinoma: Detection, treatment, and other considerations. Surgery 69:9-23
145. Potet F (1979) Lésions coliques précancereuses. Rev Prat (Paris) 29:1067-1073
146. Pugliese V, Bruzzi P, Aste H (1982) Left-sided colonoscopy in screening programs. What preparation? Endoscopy 14:85-88
147. Ribet A (1982) L'utilisation recommandable actuellement de l'hémoccult dans le dépistage des tumeurs recto-coliques. Sem Hop Paris 58:1877-1879
148. Ribet A, Frexinos J, Escourrou J, Delpu J (1979) Etude controlée de l'hémoccult dans le diagnostic des tumeurs colorectales. Gastroenterol Clin Biol 3:309-312
149. Ribet A, Escourou J, Frexinos J, Delpu J (1980) Screening for colorectal tumors - results of two years experience. Cancer Detect Prev 3:449-461
150. Richardson JL (1977) Colorectal cancer: A mass screening and education program. Geriatrics 32:123-131

151. Riddell RH, Morson BC (1979) Value of sigmoidoscopy and biopsy in detection of carcinoma and premalignant change in ulcerative colitis. Gut 20:575-580
152. Rodney WM, Quan MA, Johnson RA, Beaber RJ (1982) Impact of flexible sigmoidoscopy on physician compliance with colorectal cancer screening protocol. J Fam Pract 15:885-889
153. Roschke W, Krause H (1972) Erweiterte Krebsvorsorge mit der Routinerektoskopie. Z Allg Med 48:1332-1334
154. Ruettenauer K, Belohlavek D, Fleig W (1979) Wertigkeit der diagnostischen Verfahren beim Kolonkarzinom. 1. Wertigkeit der Screening-Verfahren. Aktuel Probl Chir Orthop 10:13-15
155. Rumi G, Solt I, Molnar L (1977) Fiberscopic diagnosis of gastric carcinoma: Results of a two-stage screening. Acta Med Acad Sci Hung 34:199-211
156. Salmon R, Deschner EE, Winawer SJ (1981) Intérêt des marqueurs dans le dépistage et la prévention des cancers colo-rectaux. Nouv Presse Med 10:3061-3064
157. Schewe S, Feigel G, Heldwein W, Weinzierl M, Wolf W, Bolte HD, Konrad E (1979) Sensitivität des Hämoccult-Tests bei kolorektalen Tumoren. Dtsch Med Wochenschr 104:253-256
158. Schottenfeld D, Mirchandani R, Gibbons JM jun, Koven BJ, Houde RW (1971) An evaluation of periodic screening of breast cancer patients. Med Clin North Am 55:527-544
159. Schottenfeld D, Winawer SJ, Miller DG (1978) Screening and early diagnosis of large bowel cancer. In: Miller AB (ed) Screening in cancer. UICC, Geneva (UICC Techn Rep Ser, vol 40, pp 308-327)
160. Schueler HO, Braungardt H (1979) Kontrollierte Studie zur Aussagekraft des Tests auf okkultes Blut im Stuhl. MMW 121:1465-1468
161. Schwartz FW, Holstein H, Brecht JG (1979) Kolorektale Krebsfrüherkennung mittels Nachweis von okkultem Blut im Stuhl. Erste Ergebnisse. Dtsch Ärztebl 76:1223-1228
162. Schwartz MK (1977) An evaluation of markers in the early detection of large bowel cancer. Cancer 40:2620-2624
163. Senn HJ, Hammer B (1982) Abklärungsschema zur Früherfassung kolorektaler Karzinome bei asymptomatischen und symptomatischen Personen. Praxis 71:1158-1162
164. Sherlock P, Winawer SJ (1974) Modern approaches to early identification of large bowel cancer. Prospects for newer methodologies. Am J Dig Dis 19:959-964
165. Sherlock P, Winawer SJ (1977) The role of early diagnosis in controlling large bowel cancer. Cancer 40:2609-2615
166. Sherlock P, Winawer SJ (1981) Colon and rectal cancer: Etiology and screening. Compr Ther 7:28-35
167. Sherlock P, Lipkin M, Winawer SJ (1980) The prevention of colon cancer. Am J Med 68:917-931
168. Skibba RM, Gourley WK, Klotz AP (1976) Early detection and prevention of colon cancer. The role of colonoscopy. Arch Intern Med 136:890-892
169. Smeltzer C, Vrba P (1979) Hemoccult screening: the nurses' role. Cancer Nurs 2:475-479
170. Songster CL, Barrows GH, Jarrett DD (1980) Immunochemical detection of fecal occult blood - the fecal smear punch-disc test: A new non-invasive screening test for colorectal cancer. Cancer [Suppl] 45:1099-1102
171. Steinberg D (1982) Redefining the major risk factors and improving prognosis in colorectal carcinoma. Prog Clin Biol Res 83:301-309
172. Sterchi JM (1979) Screening for colorectal cancer. Sth Med J 72:1144-1146
173. Stewart HL, Wiens E (1979) Hemoccult test as a routine screening procedure for colorectal disease in the private clinic setting. Can J Surg 22:572-574
174. Strun WB (1980) Surveillance of the tumor-prone colon. Gastrointest Endosc 26:38-40
175. Sugarbaker PH, Zamcheck N, Moore FD (1976) Assessment of serial carcinoembryonic antigen assays in postoperative detection of recurrent colorectal cancer. Cancer 38: 2310-2315
176. Thoeni RF, Petras A (1982) Detection of rectal and rectosigmoid lesions by double-contrast barium enema examination and sigmoidoscopy: Accuracy of technique and efficacy of standard overhead views. Radiology 142:59-62
177. Thoeni RF, Petras A (1982) Double-contrast barium-enema examination and endoscopy

in the detection of polypoid lesions in the cecum and ascending colon. Radiology 144:257-260

178. Thomas L, Gnauck R (1981) Nachweis von occultem Blut im Stuhl. Internist (Berl) 22:364-368
179. Thompson JS, Pearlman N (1982) Cancer of the colon and rectum in high-risk patients. Dis Colon Rectum 25:461-463
180. Thorpe CD, Grayson DJ, Wingfield PB (1981) Detection of carcinoma of the colon and rectum by air contrast enema. Surg Gynecol Obstet 152:307-309
181. Uhlig K, Lampe J, Jacobasch KH, Wiedemann FH (1978) Nachweis von okkultem Blut im Stuhl zur Früherkennung von Kolon-Rektum-Tumoren. Übersicht und Ergebnisse einer Feldstudie mit o-Toluidin als Nachweisreagens. Dtsch Gesundheitsw 33:2359-2364
182. Uhlig K, Jacobasch KH, Lampe J (1981) Hämoccult als Screening zur Früherkrankung von Kolon-Rektum-Tumoren. Dtsch Gesundheitsw 36:911-915
183. Uhlig K, Jacobasch KH, Lampe J, Wiedemann FH, Schoenberner H (1981) Screening auf kolorektalen Krebs mit einem Suchtest auf okkultes Blut im Stuhl. Arch Geschwulstforsch 51:717-720
184. Vellacott KD, Baldwin RW, Hardcastle JD (1981) An immunofluorescent test for faecal occult blood. Lancet I:18-19
185. Vellacott KD, Groom G, Balfour TW, Baldwin RW, Hardcastle JD (1982) Tumour associated products in colonic lavage fluid. Clin Oncol 8:61-67
186. Verres R, Berghoff A (1979) Ergebnisse rektoskopischer Untersuchungen an unausgewähltem Patientengut. Beitrag zum Thema Vorsorgeuntersuchungen. Med Klin 74:449-452
187. Walsh TH, Spiro M (1981) How accurately do we diagnose tumours at the rectosigmoid junction? Practitioner 225:1317-1320
188. Wanderman SE (1979) Variant method for obtaining stool for hemoccult testing. Am J Proctol Gastroenterol Colon Rectal Surg 30:9-10
189. Warm K, Balzek Z, Weithofer G, Bloch R (1977) Modifizierte Guajakprobe zur Früherkennung von Tumoren des Verdauungstraktes. MMW 119:285-288
190. Weill JP, Baumann R, Lacroute J, Weill-Bousson M (1978) Les deux étapes de la prévention du cancer colorectal. J med Strasbourg 9:523-526
191. Weiss W, Hanak H, Huber A (1977) Effizienz der rektal-digitalen Untersuchung zur Früherkennung des Dickdarmkarzinoms. Wien Klin Wochenschr 89:654-660
192. Weiss W, Samec HJ, Gulz W, Ortner H, Rüdiger E, Neumayr A (1981) Erfahrungen mit dem Hämoccult-Test bei 8784 Patienten. Wien Klin Wochenschr 93:291-296
193. Weissman A, Grellet J (1977) Le rôle prépondérant du radiologiste dans la prévention du cancer recto-colique par le dépistage des polypes. J Radiol 58:193-198
194. Wherry DC (1981) Screening for colorectal neoplasia in asymptomatic patients using flexible fiberoptic sigmoidoscopy. Dis Colon Rectum 24:521-522
195. Whitney LW (1979) Colorectal cancer-screening and detection. Del Med J 51:67-68
196. Wienert V (1972) Die Rectosigmoidoskopie in der ambulanten proktologischen Praxis. Zur Früherkennung des Rectum- und Sigmakarzinoms. Hautarzt 23:363-365
197. Winawer SJ (1979) Colorectal neoplasia. Current techniques for early diagnosis. N Y State J Med 78:1892-1984
198. Winawer SJ (1979) Screening for gastrointestinal cancer. Front Gastrointest Res 5:35-43
199. Winawer SJ (1979) Screening for gastrointestinal cancer. In: Rozen P, Eidelman S, Gilat T (eds) Gastrointestinal cancer: Advances in diagnostic techniques and therapy. Karger, Basel, pp 35-43 (Frontiers of gastrointestinal research, vol 5)
200. Winawer SJ (1980) Screening for colorectal cancer: An overview. Cancer 45:1093-1098
201. Winawer SJ, Fleisher M (1982) Sensitivity and specificity of the fecal occult blood test for colorectal neoplasia. Gastroenterology 82:986-991
202. Winawer SJ, Sherlock P (1976) Approach to screening and diagnosis in colorectal cancer. Semin Oncol 3:387-397
203. Winawer SJ, Sherlock P, Schottenfeld D, Miller DG (1976) Screening for colon cancer. Gastroenterology 70:783-789
204. Winawer SJ, Fleisher M, Green S, Bhargava D, Leidner SD, Boyle C, Sherlock P,

Schwartz M K (1977) Carcinoembryonic antigen in colonic lavage. Gastroenterology 73:719-722

205. Winawer SJ, Miller DG, Schottenfeld D, Leidner SD, Sherlock P, Befler B, Stearns MW (1977) Feasibility of fecal occult-blood testing for detection of colorectal neoplasia. Debits and credits. Cancer 40:2616-2619
206. Winawer SJ, Miller DG, Schottenfeld D et al. (1979) Screening for colorectal cancer with fecal occult blood testing. In: Rozen P, Eidelman S, Gilat T (eds) Gastrointestinal cancer: Advances in diagnostic techniques and therapy. Karger, Basel, pp 28-34 (Frontiers of gastrointestinal research, vol 5)
207. Winawer SJ, Andrews M, Flehinger B, Sherlock P, Schottenfeld D, Miller DG (1980) Progress report on controlled trial of fecal occult blood testing for the detection of colorectal neoplasia. Cancer 45:2959-2964
208. Winawer SJ, Schottenfeld D, Miller D et al. (1980) Detection of early colon cancer and colonic polyps. In: Nieburgs HE (ed) Prevention and detection of cancer, Part II, vol 2. Dekker, New York, pp 2103-2110
209. Winawer SJ, Fleisher M, Baldwin M, Sherlock P (1982) Current status of fecal occult blood testing in screening for colorectal cancer. CA 32:100-112
210. Winawer SJ, Fleisher M, Sherlock P (1982) Sensitivity of fecal occult blood testing for adenomas. Gastroenterology 83:1136-1141
211. Winchester DP, Shull JH, Scanlon EF et al. (1980) A mass screening program for colorectal cancer using chemical testing for occult blood in the stool. Cancer 45:2955-2958
212. Withers JN, James WC (1978) Colon cancer detection using guaiac screening. Hawaii Med J 37:363-365
213. Wright HK, Higgins EF (1982) Natural history of occult right colon cancer. Am J Surg 143:169-170

Sachliche Gliederung

Radiologische Diagnostik

1, 10, 16, 17, 21, 36, 38, 48, 51, 53, 54, 72, 76, 83, 87, 88, 93, 98, 101, 107, 108, 117, 122, 125, 126, 127, 132, 136, 137, 139, 140, 143, 151, 153, 159, 165, 167, 168, 186, 190, 191, 193, 196, 200, 208, 209, 210

Hämoccult-Test und andere Okkultbluttests

9, 10, 19, 31, 33, 34, 37, 40, 46, 49, 59, 60, 61, 66, 67, 68, 72, 73, 75, 76, 78, 83, 84, 90, 94, 101, 102, 103, 105, 107, 108, 109, 118, 122, 128, 139, 148, 149, 150, 154, 157, 159, 160, 161, 162, 165, 166, 183, 189, 190, 199, 200, 201, 206, 207, 208, 209, 210

Sonstige Methoden; Übersichten

7, 8, 9, 11, 15, 20, 24, 26, 27, 29, 31, 32, 35, 39, 44, 63, 75, 77, 79, 80, 81, 82, 83, 89, 92, 94, 97, 110, 114, 116, 118, 121, 124, 128, 132, 133, 134, 136, 144, 151, 154, 159, 162, 165, 167, 170, 174, 175, 191, 195, 197, 198, 200, 209, 210, 213

Zusammenfassung

Das erste Ludwigsburger Symposium mit dem Thema „Früherkennung des kolorektalen Karzinoms - Illusion oder Wirklichkeit" hat qualifizierte Referenten im Rahmen einer Arbeitssitzung an einem Tisch vereint. In sachlichen Gesprächen wurden bekannte Fakten im Lichte neuer Erkenntnisse gewürdigt und neue Anschauungen vorgetragen. Bestandsaufnahme und Ausblick zum Leitthema waren das Ziel dieser Veranstaltung. Die eingangs gestellten Fragen wurden ausgiebigst abgehandelt, wobei naturgemäß nicht immer eine definitive Antwort gegeben oder Einstimmigkeit erzielt werden konnte. Dies geht aus den Diskussionen eindrucksvoll hervor. Dennoch lassen sich die eingangs gestellen Fragen wie folgt zusammenfassen:

1. Das kolorektale Karzinom stellt ein wichtiges Problem der Volksgesundheit dar, zumal angesichts der Zunahme von Morbidität und Mortalität in den letzten Jahren.

2. Es gibt eine allgemein anerkannte Behandlung durch chirurgische Maßnahmen, deren Effektivität jedoch in Zukunft nicht wesentlich zu steigern sein dürfte. In besonders gelagerten Ausnahmefällen kann auch die endoskopische Polypektomie das adäquate und definitive therapeutische Vorgehen darstellen.

3. Während Einrichtungen zur chirurgischen Therapie entdeckter Karzinomfälle in erforderlichem Umfang zur Verfügung stehen, ist die Qualität und Quantität diagnostischer Verfahren verbesserungsbedürftig. Dies gilt insbesondere für die Koloskopie, für die keine ausreichenden Ausbildungs- und Trainingsplätze zur Verfügung stehen.

4. Das kolorektale Karzinom hat in Form der Adenome ein erfaßbares Vor- und Frühstadium. Die Adenom-Karzinom-Sequenz ist unstrittig und liegt in einem außerordentlich hohen Prozentsatz der Ätiopathogenese kolorektaler Karzinome zugrunde.

5. Röntgenuntersuchungen und Koloskopie sind elektive Verfahren. Bei ausgewählten Patienten, insbesondere Risikogruppen, können beide Verfahren in der Hand des Geübten unter Einsatz einer optimalen Technik als geeignete Untersuchungsmethoden betrachtet werden. Es ist auch heute noch zu bemängeln, daß rektosigmoidoskopische Untersuchungen mit starrem Instrumentarium, die effektivsten endoskopischen Methoden, nicht häufiger zum Einsatz kommen.

Die Screeninguntersuchungen zum Nachweis okkulter Blutungen im Stuhl, die uns zur Verfügung stehen, sind unterschiedlich zu beurteilen. Selbst die besten auf dem Markt befindlichen Testbriefe sind keine optimale Lösung dieses so wichtigen Problems. Ihr Einsatz hat jedoch die etwa 20%ige Trefferquote rektal-digitaler

Austastungen auf ca. 70% gesteigert. Es ist zu erwarten, daß durch Methoden des immunologischen Blutnachweises im Stuhl eine weitere Verbesserung der Suche nach okkulten Blutungen erreicht wird. Guajakscreeningmethoden haben einige Probleme, die nicht als gelöst gelten können. Sie sind jedoch, insbesondere so lange keine besseren Methoden verfügbar sind, ein begehbarer Weg.

6. Screeninguntersuchungen in Form von Testbriefen sind der Bevölkerung zumutbar. Es ist zu beklagen, daß trotz des Angebots von Früherkennungsmaßnahmen diese von der Bevölkerung nicht in höherem Maße genutzt werden. Fachverbände, die Deutsche Krebshilfe und öffentliche Medien könnten durch gezielte Aufklärung und Information weiterhelfen. Die Techniken radiologischer und endoskopischer Untersuchungsverfahren haben einen solch hohen Standard erreicht, daß diese Methoden bei Risikopatienten oder Patienten mit okkulten peranalen Blutungen routinemäßig bei vertretbarer Belästigung eingesetzt werden können.

7. Bezogen auf das Karzinom ist der natürliche Verlauf der Erkrankung vorhersehbar. Am Ende steht ohne Therapie ausnahmslos der Tod. In der Karzinomentwicklung wie auch in der Frage einer verspäteten Karzinomdiagnose sind im Einzelfall weiterhin einige Fragen offen, wobei Kosten-Nutzen-Analysen nur in Modellen und unvollständig dargestellt werden können.

8. Trotz der niedrigen Inanspruchnahme von Vorsorgemaßnahmen gibt es ausreichend viele Stellen in Praxis und Klinik, welche Kranke behandeln. Eine Spezialisierung und Konzentrierung von Früherkennungsmaßnahmen ist denkbar und sollte insbesondere unter qualitativen Aspekten dann diskutiert werden, wenn die Vorsorgemaßnahmen in weitaus höherem Ausmaß in Anspruch genommen werden.

9. Die Forderung nach einer vernünftigen Relation zwischen den Kosten für die Filteruntersuchung und den Aufwendungen für die Behandlung manifester Fälle ist wenig konkret. Was vor 5 Jahren beispielsweise vernünftig war, kann schon heute unvernünftig oder volkswirtschaftlich nicht mehr tragbar sein. Kosten-Nutzen-Analysen, welche alle Faktoren uneingeschränkt berücksichtigen, sind kaum zu erstellen. Die Beantwortung der Frage unter rein materiellen Gesichtspunkten interferiert im Einzelfall mit menschlichen und ethischen Fragestellungen. Die Beschränkung von Vorsorgemaßnahmen auf eine untere Altersgrenze von 45 Jahren bei einer nach oben offenen, sich jedoch nach dem biologischen Alter richtenden Grenze erscheint derzeit vertretbar.

10. Früherkennungsmaßnahmen (Suchaktionen) nach kolorektalen Karzinomen können nur dann erfolgreich sein, wenn sie zu Dauereinrichtungen werden. Bezüglich des kolorektalen Karzinoms scheinen solche Suchaktionen in jährlichen Intervallen sinnvoll und praktikabel.

Interdisziplinäre Gastroenterologie

Herausgegeben von **J. R. Siewert und A. L. Blum**

Für die Fortentwicklung der Gastroenterologie ist es notwendig, die Indikation zur Behandlung nicht als Trennlinie, sondern als Nahtstelle konservativer und operativ-therapeutischer Prinzipien zu betrachten. Dazu bedarf es des interdisziplinären Gesprächs. Voraussetzung für ein solches Gespräch sind Fakten, z. B. klinisch kontrollierte Studien. In der vorliegenden Reihe sollen derartige Fakten gesammelt, bewertet und in klinisches Handeln umgesetzt werden. Die Gastroenterologie ist unteilbar und interdisziplinär. Dies gilt nicht nur für die Pathogenese und Diagnostik, sondern im besonderen Maße auch für die Therapie gastrointestinaler Erkrankungen.

Entzündliche Erkrankungen des Dickdarms

Herausgeber: **R. Ottenjann, H. Fahrländer**
Unter Mitarbeit von zahlreichen Fachwissenschaftlern
1983. 165 Abbildungen, davon 49 farbig. XIX, 330 Seiten.
Gebunden DM 98,–. ISBN 3-540-12375-X

Notfalltherapie

Konservative und operative Therapie gastrointestinaler Notfälle

Herausgeber: **J. R. Siewert, A. L. Blum, E. H. Farthmann, P. G. Lankisch**
Unter Mitarbeit zahlreicher Fachwissenschaftler
1982. 111 Abbildungen. XX, 692 Seiten.
Gebunden DM 78,–. ISBN 3-540-11362-2

Postoperative Syndrome

Herausgeber: **J. R. Siewert, A. L. Blum**
Unter Mitarbeit zahlreicher Fachwissenschaftler
1980. 45 Abbildungen, 50 Tabellen. XXII, 385 Seiten.
DM 49,–. ISBN 3-540-09137-8

Refluxtherapie

Gastrooesophageale Refluxkrankheit: Konservative und operative Therapie

Herausgeber: **A. L. Blum, J. R. Siewert**
Unter Mitarbeit zahlreicher Fachwissenschaftler
1981. 182 zum Teil farbige Abbildungen. XXIX, 549 Seiten.
DM 74,–. ISBN 3-540-10179-9

Ulcus-Therapie

Ulcus ventriculi und duodeni: Konservative und operative Therapie

Herausgeber: **A. L. Blum, J. R. Siewert**
Unter Mitarbeit zahlreicher Fachwissenschaftler
2., völlig neubearbeitete Auflage. 1982. 156 Abbildungen.
XVII, 740 Seiten.
Gebunden DM 78,–. ISBN 3-540-11336-3

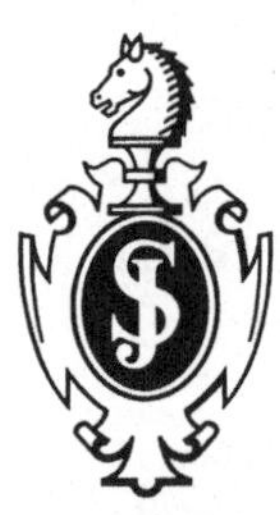

Springer-Verlag
Berlin
Heidelberg
New York
Tokyo